中西医结合诊疗与康复系列丛书

总主编 李 冀 于 波 吴树亮

肾脏疾病诊疗与康复

主编 于 梅 张雪枫

科学出版社
北京

内 容 简 介

本书是"中西医结合诊疗与康复系列丛书"之一。本书从西医角度阐述肾脏病的基本概念、病因病机、病理、临床表现、诊断、鉴别诊断、治疗及预后,再用中医理论阐述肾脏疾病的定义、病因病机、辨证分型,对各种肾脏病进行分析研究以指导临床,充分发挥中医与现代医学结合治疗的优势。最后从康复角度来阐述,其中包括多种康复体系,康复疗法分别为饮食疗法、运动疗法、按摩疗法、针刺疗法、耳压疗法、刮痧疗法、穴位贴敷疗法、灌肠疗法、药浴疗法、心理疗法等。就康复治疗肾脏疾病进行了具体而全面的阐述。

本书适合从事中医肾病、中西医结合肾病及康复科治疗的临床医生、研究生及其他医务人员、医疗科研人员、医学生参考阅读。

图书在版编目(CIP)数据

肾脏疾病诊疗与康复/于梅,张雪枫主编. —北京:科学出版社,2022.4
(中西医结合诊疗与康复系列丛书/李冀,于波,吴树亮总主编)
ISBN 978-7-03-071927-0

Ⅰ.①肾⋯ Ⅱ.①于⋯ ②张⋯ Ⅲ.①肾疾病-诊疗 ②肾疾病-康复
Ⅳ.①R692

中国版本图书馆 CIP 数据核字(2022)第 046295 号

责任编辑:刘 亚/责任校对:申晓焕
责任印制:徐晓晨/封面设计:蓝正设计

科学出版社 出版
北京东黄城根北街 16 号
邮政编码:100717
http://www.sciencep.com

固安县铭成印刷有限公司 印刷
科学出版社发行 各地新华书店经销
*

2022 年 4 月第 一 版 开本:787×1092 1/16
2022 年 4 月第一次印刷 印张:13 3/4
字数:326 000
定价:88.00 元
(如有印装质量问题,我社负责调换)

中西医结合诊疗与康复系列丛书

编 委 会

肾脏疾病诊疗与康复

编 委 会

总　序

中医被誉为"古老的东方智慧"，它蕴含着中国古代人民同疾病作斗争的过程中积累的临床经验和理论知识，是在古代朴素的唯物论和辩证法思想指导下，通过长期医疗实践逐步形成并不断发展的医学理论体系。近年来，随着理论研究的不断深入和技术的不断发展，中医学焕发勃勃生机，尤其是在新冠肺炎疫情以来，中医药抗疫效果显著，中医药的疗效日益得到公众的认可，人们深刻认识到中医药的独特地位。

中西医结合是中国传统医学与现代医学现实并存的必然结果，是科学发展和科学研究走向交叉、综合、系统化、国际化和多元化的必然趋势。旨在互相取长补短、提高临床疗效、发展新的医疗模式、创新医学理论、弘扬中华传统医药文化，以丰富世界医学，贡献全人类。

2021年6月30日，国家卫生健康委、国家中医药局、中央军委后勤保障部卫生局联合发布《关于进一步加强综合医院中医药工作推动中西医协同发展的意见》，给中西医结合带来了前所未有的发展契机，这也必将带来对中西医结合人才培养和知识储备的巨大需求。鉴于此，我们集合了中医和西医领域的专家学者，从中西医结合的角度，精心编写了这套"中西医结合诊疗与康复系列丛书"，以飨读者（分册书名见下页）。希望本丛书能为广大医疗工作者解决中西医结合领域的诸多问题提供思路和方法，能对我国中西医结合事业的发展有所裨益。

丛书编委会

2021年7月

中西医结合诊疗与康复系列丛书

目　录

第一章

绪　论

第一节　肾脏的解剖和形态

肾脏是人体重要的排泄器官，属于泌尿系统的一部分，它能够分泌各种生物活性物质及激素，如前列腺素、肾素、促红细胞生成素等，还能够通过尿液的排出，达到体内酸碱及水、电解质的平衡，使体内的代谢产物排出体内。

一、肾脏的大体解剖

（一）肾脏的形态

肾脏是成对的暗红色实质性器官，状如蚕豆，肾脏表面光滑，长约 10~12cm，厚约 3~4cm，宽约 5~6cm，重量约为 135~150g，女性略小于男性。左肾比右肾稍大。肾脏可分为上下两端、内外两缘、前后两面，肾脏外缘凸，内缘凹，内缘凹面中间是肾门。所有的神经、肾盂、血管，包括肾动脉、肾静脉和淋巴管都从肾门进入肾脏。而这些所有出入肾门的结构都被结缔组织所包围，称作肾蒂，左侧肾蒂略长于右侧肾蒂，从上往下依次为肾动脉、肾静脉、输尿管，从前往后肾蒂结构排列为肾静脉、肾动脉、输尿管。肾门向肾实质内凹陷而形成的腔隙称肾窦，其内含肾盂、肾大盏、肾小盏、淋巴管、肾动脉分支、肾静脉属支、神经和脂肪组织等。

（二）肾脏的位置

肾脏位于脊柱两侧，腹膜后间隙内，左右各一，因右肾上邻肝脏，左肾略高于右肾 1~2cm，第 11 胸椎下缘与左肾上极相平，第 12 胸椎与右肾上极相平，第 2 腰椎下缘与左肾下极相平，第 3 腰椎与右肾下极相平。体位和呼吸能够影响肾脏位置。肾脏出现病变时，肾区常有压痛、触痛或者震痛。

（三）肾脏内部大体结构

肾实质在冠状切面上分为皮质和髓质，肾实质的表层是肾皮质，大概厚 1cm，含有丰富的血管，呈红褐色，肉眼能看到细小的密布的颗粒，叫作肾小体。肾髓质则位于深部，颜色较淡，血管不多，由肾小管构成，分髓质外带和内带。肾皮质新鲜时呈红褐色，由 100 多万个肾单位组成。每个肾单位由肾小球和肾小管所构成，部分皮质伸展至髓质锥体间，成为肾柱。肾髓质由多个底部向肾凸面、尖端向肾门的锥体组成，在切面上肾锥体为三角形。锥体的尖端朝向肾窦称肾乳头，有的相邻的两三个肾锥体合成为一个肾乳头，每个肾脏大概有 7～15 个肾乳头，每个乳头有 10～20 个乳头管，开口于肾小盏的漏斗部。肾窦内漏斗形的围绕肾乳头的膜状小管称肾小盏，肾小盏和肾锥体相连接。肾乳头顶端有很多小孔称作乳头孔，尿液由此流入肾小盏。肾叶是肾脏的结构单位，由肾锥体和包绕周围的肾实质构成。每侧肾脏包含七八个肾小盏，邻近的两三个肾小盏合成为一个肾大盏。每侧肾脏包含两三个肾大盏，肾大盏汇合成扁漏斗状的肾盂。肾盂出肾门后逐渐缩窄变细，移行为输尿管。

（四）肾脏的 3 层被膜

肾的被膜由外向内依次为肾筋膜、脂肪囊和纤维囊，共有 3 层。

二、肾单位组成、肾小球基底膜和细胞成分

（一）肾单位的组成概述

肾单位指肾的功能单位，是肾结构与功能的基本单位，每个肾脏包含 100 多万个肾单位。肾单位包括肾小体和肾小管，是尿液形成的主要功能单位，和集合管一起完成泌尿功能。肾小球和肾小囊组成了肾小体。肾小管是细长迂回的上皮性管道，共分为三个部分：第一部分为近端小管，与肾小囊相连，根据走行的曲直，分为曲部和直部，近端小管在皮质表面的弯曲行走部分为近曲小管或者曲部，后面垂直下行的部分是垂直部；第二部分为细段，管壁薄，管径细；第三部分为远端小管，分为曲部和直部，曲部的末端与集合管相连。近端小管的直部、细段和远端小管的直部连成"U"字形，称为髓袢，也称肾单位袢或者 Henle 袢。肾单位储备非常强大，1/3 数量的肾单位就能够满足正常人的排泄功能所需，能够保证单侧肾移植的基础，因此单侧肾移植也是允许的。虽然肾单位的代偿能力如此强大，但如果功能性肾单位数量减少，数量小于 30%，会出现肾衰竭；小于 10%，会出现生命危险。如果发生急性肾小球肾炎，肾小球毛细血管管腔则会堵塞，降低其滤过的功能，则会出现少尿甚至无尿的症状。如果肾小管以及集合管对水重吸收发生障碍，抗利尿激素分泌减少，每天的尿量超过 10L，会导致尿崩症。

（二）肾小体

肾小体外形近似于球形，位于皮质迷路。肾小体包含两个极，血管极及尿极，血管极是小动脉出入肾小体的区域，而尿极是对侧与肾小管相连的部分。肾小体是过滤尿液的生理单位，当血液流经肾小体时，血管球壁和囊壁内层析滤出血浆中的某些成分，最终形成原尿。

1. 肾小球

肾小球是血液的过滤器，是由毛细血管网构成的毛细血管丛，由内皮细胞、基底膜和上皮细胞构成的肾小球毛细血管壁共同构成过滤膜。系膜细胞在肾小球血管极处与小球外系膜细胞

相连，系膜细胞中间充满了基质。正常人的肾小球毛细血管总表面积大于 $1.5m^2$。肾小球滤过器由 20～40 个毛细血管祥和覆盖上面的肾球囊内层构成。循环血液在肾小球毛细血管内流经时，除蛋白质分子外的血浆成分包括水、小分子溶质以及少量分子量较小的血浆蛋白，被滤过进入肾小囊囊腔形成超滤液，此过程称作肾小球的滤过。

肾小球滤过屏障由四部分组成：①足细胞裂孔隔膜；②肾小球基底膜；③肾小球毛细血管内皮细胞；④多糖蛋白质复合物，肾小球内皮细胞表面的细胞衣。肾小球滤过屏障的功能是选择性地滤过血浆，进行电荷选择和分子大小选择。免疫球蛋白分子量在150～200的则不能通过，分子量为69的白蛋白可以通过少量，分子量小于70的葡萄糖、电解质、多肽、水以及尿素等物质可以通过滤过膜。基膜内带负电荷的硫酸乙酰肝素蛋白聚糖、足细胞表面和毛细血管内皮表面带负电荷的唾液酸糖蛋白都能阻止血浆内带负电荷的物质通过，阻止滤出血浆蛋白。如果破坏滤过膜，则血浆中的蛋白质等大分子物质或红细胞能够经过滤过膜漏出，导致蛋白尿或血尿的形成。

2. 肾小囊

肾小囊是肾单位的一个重要组成部分，也称 Bowman 囊，是肾小管盲端扩大并且内陷形成的杯状双层球状囊，包绕在肾小球外。肾小囊分两层，囊的内层称脏层，外层为壁层，两层间的裂隙称肾小囊腔，与肾小管的管腔相通。肾小球的脏层上皮细胞构成脏层，系上皮在血管极处返折而成，并紧包在毛细血管祥的外面。肾小囊基底膜及壁层上皮细胞构成壁层。

3. 肾小球旁器

肾小球旁器是位于肾小球血管极的一个具有内分泌功能的特殊结构。位于出球小动脉、入球小动脉和远端肾小管之间的区域，由球旁细胞、致密斑、肾小球外系膜细胞和极周细胞组成。功能主要有调节合成及分泌肾素，维持肾小管-肾小球反馈。

（三）肾小管

肾小管是肾单位的重要组成部分，占80%～90%的肾皮质体积，在维持机体酸碱平衡和体液平衡、排泄代谢产物等方面起着重要的作用，还具有重吸收的作用，能够重吸收99%的肾小球滤出原尿。按不同的分布位置、形态结构及功能，肾小管主要可分为近端小管、髓祥和远端小管三部分。醛固酮、甲状旁腺激素、抗利尿激素、心房钠尿肽等药物和激素能够导致肾小管功能的改变。感染、缺血及毒物能够导致肾小管上皮细胞变性坏死，导致肾功能障碍。

（四）集合管

集合管根据所在部位可以分为皮质集合管、髓质外带集合管和髓质内带集合管。集合管具有重吸收、分泌及排泄功能，与肾小管的功能密切联系，对尿的生成和浓缩起重要作用。

（五）肾间质

肾间质区是指肾单位和集合管间的间叶组织，由疏松的结缔组织组成，细胞之间有丰富的基质。肾间质中除了包含结缔组织，还包含一种特殊的细胞，叫作间质细胞，间质细胞中最多的是成纤维细胞，再者是巨噬细胞。细胞间质含量丰富，有助于渗透扩散，网状纤维分布于肾血管周围，起到支持的作用。肾髓质中的间质细胞能够分泌前列腺素，并分泌形成间质内的基质和纤维，还具有吞噬功能。

（六）肾盏、肾盂和输尿管

肾盂附着并占据肾窦内侧，肾小盏是肾窦内 8～9 个呈漏斗状的组织，肾小盏呈杯状，包绕着肾乳头，2～3 个肾小盏能够合成一个肾大盏，2～3 个肾大盏汇合成一个漏斗形的、前后扁平的肾盂。出肾门后肾盂移行于输尿管，成人肾盂的容积约为 3～10ml（平均 7.5ml）。尿道逆行感染容易导致肾盂炎症、储脓，最终导致肾盂肾炎；肾结石易于聚集于肾盂处。肾盂的表面投影在竖脊肌（骶棘肌）外缘和第 12 肋形成的夹角处，患者在这个部位能够出现叩击痛或者触压痛。腹膜外的细长肌性管道是输尿管，平均管径为 0.5～1.0cm，最狭窄部位的口径仅仅 0.2～0.3cm，左右各一，长约 20～30cm，起始于肾盂的末端，大概与第 2 腰椎上缘相平，终于膀胱。输尿管有 3 处狭窄：一个在进入膀胱壁的内部，一个在跨过骨盆入口处，一个在肾盂和输尿管移行处（输尿管起始处）。血块、结石和坏死组织容易留滞在这 3 个狭窄部位。女性输尿管则越过子宫颈外侧到达膀胱。输尿管和膀胱连接处有瓦耳代尔鞘，它的结构特殊，能够有效地防止膀胱里的尿液反流到输尿管。输尿管的主要功能是把肾脏排泄的尿液排入膀胱。

参 考 文 献

王海燕，1996. 肾脏病学[M]. 2 版. 北京：人民卫生出版社：1-17.

张菁，2010. Nephrin 在阿霉素肾病大鼠肾组织中的表达以及霉酚酸酯对其的影响 [D]. 沈阳：中国医科大学.

郑健，吴竞，2011.中西医结合肾脏病学[M]. 北京：科学出版社：13-20.

（周　旋　岳晓龙）

第二节　肾脏疾病的概念及范畴

肾脏疾病是一种严重危害人类肾脏健康常见病的统称，主要包括不同类型的肾炎、肾衰竭、肾结石、肾囊肿等。

慢性肾脏病（chronic kidney disease，CKD）已逐渐成为威胁人类健康的主要疾病之一。美国、挪威等发达国家的全国性调查显示 CKD 是常见的慢性疾病，成年人群中 CKD 的患病率为 10.2%～13.0%。2012 年，王海燕团队在 *The Lancet* 杂志上公布了中国首个多中心 CKD 调查结果，结果显示中国成年人 CKD 的患病率为 10.8%。人们对于 CKD 的认识还非常不足，多数 CKD 患者是在出现临床症状、肾功能受损或终末期肾病时才被发现，消耗大量的社会资源，极大地加重了家庭经济负担。加强疾病筛查，进行早期人为干预就显得尤为重要。作为肾脏病工作者有义务担起责任，大力宣传慢性病相关健康信息。提高 CKD 的认知率和防治率，积极控制 CKD 的发生、发展，已成为各国政府、卫生部门和全社会的重要公共卫生任务之一。

在美国肾脏病基金会肾脏病预后倡仪建议（K/DOQL）专家组制定的 CKD 定义及诊断标准的基础上，国际肾脏病组织明确提出了 CKD 的定义：CKD 是指肾脏发生的病变或损伤，包括以下两种情况：①肾功能异常或肾结构异常等肾损伤时间超过 3 个月，伴或不伴肾小球滤过率（GFR）下降，肾结构异常（影像学检查异常或者肾组织病理异常）或肾功能异常（血或尿组成成分异常）。②GFR<60ml/（min·1.73m²）持续时间超过 3 个月，伴或不伴肾损伤。根据 GFR 的不同，将 CKD 分为 5 期，1 期有肾损伤，但 GFR 正常[>90ml/（min·1.73m²）]；2 期 GFR 轻度下降[60～89ml/(min·1.73m²)]；3 期 GFR 中度下降[30～59ml/（min·1.73m²)]；4 期 GFR 重度下降[15～29ml/(min·1.73m²)]；5 期为肾衰竭期[GFR<15ml/（min·1.73m²）]，准备进行或需要进行肾脏替代治疗。

一、肾脏的功能

了解肾脏疾病，首先要了解肾脏具有哪些维持人体正常基本生理活动的功能，如果这些功能出现异常则会导致肾脏疾病。

（一）生成尿液，维持水液平衡

肾脏的主要功能就是生成尿液。当血液流经肾小球时，在压力作用下原尿被滤出，原尿成分与血浆成分一样但是不包括蛋白质。当原尿流经肾小管时肾小管重新吸收所有的糖、绝大部分的水以及少量的盐，并将其运送至血液，而大部分氮则不会被重新吸收。尿液是所有剩余物质的浓缩液体，大概是原尿的 1%。一个正常人每天尿量大概是 1000～2000ml，颜色是淡黄色，比重为 1.003～1.030。比重固定不变或者过高、过低，尿量过多或者过少都有可能导致肾功能不全。

（二）排出进入体内的有害物质和人体内代谢的产物

肾脏具有排出有毒物质从而保留营养物质的功能，新陈代谢的过程中产生一些对人体有害或者不需要的物质，都通过肾脏排出体外。某些药物或者化学制剂中毒会导致肾脏的损伤，正是由于排出这些毒素需要通过肾脏。还有一小部分通过胃肠道排出体外，来维持人体的正常生理活动。倘若肾功能出现问题，那么排泄有害物质的功能也会遭受影响，废物在体内积聚，而导致各种病症的发生。

（三）维持体内电解质和酸碱平衡

肾脏能够调节体内的各种电解质，如钠、钾、钙、镁、磷、氯等离子。电解质的平衡能够维持体液的渗透压稳定。此外肾脏还能调节体内的酸碱平衡，肾脏通过尿液将代谢过程中产生的酸性物质排出体外，还能够调控酸性和碱性物质排出的比例，而且肾脏还能排泄尿酸及氨，使得酸碱平衡得以保持和调节。肾脏患者如果失去了维持体内酸碱平衡的功能，则可能会出现酸中毒。

（四）调节血压

由肾脏分泌的肾素可使血压升高，当限制钠的摄入或者钠缺乏，血浆容量减少和肾脏血液灌注压力降低，以及直立体位时，肾素从细胞中分泌出来，即具有活性，可使血浆中的血管紧张素原脱肽而成为血管紧张素 I，再经转换酶的作用而成为血管紧张素 II，通过血管紧张素 II 和醛固酮的作用，使血压升高。同时肾脏分泌的前列腺素又具有使血压下降的功能，前列腺素主要通过增加肾皮质血流量，促进利尿排钠，减少外周血管的阻力，扩张血管而发挥降压的作用。

（五）促进红细胞生成

肾脏可分泌促红细胞生成素，作用于骨髓造血系统，促进原始红细胞的分化和成熟，促进骨髓对铁的摄取利用，加速血红蛋白、红细胞生成，促进骨髓网织红细胞释放到血中。贫血的程度与肾衰竭程度成正比，其血、尿中的促红细胞生成素均降低，而用外源性促红细胞生成素可以纠正肾性贫血。

（六）促进维生素 D 的活化

维生素 D 在体内必须经肾脏转变为 1,25-二羟维生素 D_3 才能发挥其生理作用。肾脏的皮质细胞含有 1 位羟化酶，维生素 D 先在肝脏 25 位羟化酶的作用下，转化为 25-羟维生素 D_3，最后在肾脏 1 位羟化酶作用下，转化为 1,25-二羟维生素 D_3，即活化的维生素 D_3。维生素 D_3能促进胃肠道钙磷吸收；可促使骨钙转移、促进骨骼生长及软骨钙化；促进肾小管对磷的重吸收，使尿磷排出减少；还可抑制甲状旁腺激素（PTH）的分泌。

二、肾脏疾病的主要检验指标

（一）肌酐（CR）

正常参考值：45～104μmol/L。

临床意义：如急慢性肾功能不全、急慢性肾小球肾炎等肾脏疾病能够导致血清肌酐浓度升高。人体肌肉量和血清肌酐浓度成正比，因此肌肉萎缩的患者血清肌酐浓度降低，反之巨人症及肢端肥大症患者的血清肌酐浓度升高。在透析治疗前后，血清肌酐值可以作为判断是否透析的指标，以及作为判断透析治疗效果的指标。

（二）尿素氮（BUN）

正常参考值：2.5～7mmol/L。

临床意义：肾前性氮质血症指产生过多的尿素氮。饥饿状态、高热、糖尿病性酸中毒、脓毒血症以及某些癌症等能加快蛋白质的代谢分解，胃肠出血后重吸收消化掉的蛋白质能够增加血浆尿素浓度。如果尿素的排泄发生障碍，比如患有导致肾实质损伤的疾病，如肾盂肾炎、肾小球肾炎、肾病综合征、肾间质性肾炎等，也能够引起尿素氮升高；烧伤、休克、心功能不全、脱水等导致肾脏供血不足时，会导致尿素氮升高；前列腺增生、泌尿生殖肿瘤、尿路结石等引起的排尿受阻都能够导致血清尿素氮浓度升高。如果患有重症肝脏疾病，则会减少尿素氮的产生，降低血浆尿素氮的浓度。

（三）尿酸（UA）

正常参考值：155～428μmol/L。

临床意义：乳糜血、恶性贫血以及使用肾上腺皮质激素等药物治疗以后容易出现尿酸降低。而痛风、多发性骨髓瘤、氯仿和铅中毒、重症肝病、子痫、白血病、急慢性肾小球肾炎、红细胞增多症等疾病容易出现尿酸增高。

三、肾脏疾病的早期征兆

肾脏疾病的早期征兆有腰痛、水肿、尿量过多或过少（正常人每天的尿量平均为1500ml，大约为1000～2000ml）、高血压、尿常规异常、乏力、食欲下降、贫血、尿有泡沫、尿路感染、糖尿病、痛风、高尿酸血症。

四、肾脏病的防治措施

（一）CKD的自我管理

慢性疾病管理，是在应对慢性疾病的过程中发展起来的一种管理能力。CKD患者的健康知识和自我管理显得尤为重要。通过症状、治疗、营养、生理和心理，以及生活方式改变等，达到缓解病情的目的。慢性疾病管理的最终目标不是治愈疾病，而是努力将慢性疾病患者维持在一个满意的状态，过上独立的生活，回归社会、家庭，做力所能及的工作。目前已有很多国家和地区，如美国、加拿大、英国和中国台湾地区，启动了CKD管理项目，但如何有效管理及理想的管理模式也都在探索中。通过医护人员的教育、培训，让患者通过学习，掌握自我管理疾病的知识，掌握改变生活方式的技巧，促进和提高患者的自我管理能力，CKD管理宗旨是减缓肾病进展，防止并发症的发生。

（二）健康的饮食习惯

宜清淡饮食，根据病情适当调整每日钠、钾、磷的摄入。

1. 减少钠的摄入

减少味精、咸菜、食盐、蚝油、榨菜、梅菜、酱制品等含钠高的调味品的摄入，可用低钠调味品如五香粉、醋、酒、糖、陈皮、胡椒、花椒、辣椒、八角、姜、葱、蒜等替代。

2. 血磷高的患者减少磷的摄入

少吃黄豆、冬菇、动物内脏（猪心、肾、肝、脑）、紫菜、奶粉、鱿鱼干、肉松、麦片等含磷高的食物。肉类的含磷量要高于植物，为减少肉类中的含磷量，可以用开水煮一下，并把肉切成片，只吃肉而不喝汤。

3. 血钾高的患者限制含钾高的饮食

尽量不吃含钾量高的蔬菜，冬菇、紫菜是含钾最高的蔬菜；其次有菜花、韭菜、马铃薯、藕、黄豆芽、菠菜、鸡、芹菜等；而苦瓜、丝瓜、鲜蘑菇等含中等量钾的蔬菜需要少吃。含钾的蔬菜最好是在大量水中浸泡半小时后再煮，丢掉汤汁，然后再食用。水果应该每天少量吃，不可过多食用。

4. 增加纤维素

适当多吃蔬菜。

5. 减轻口渴症状

少进食或者不进食高盐食物，可以在饮品中加入柠檬片或薄荷叶。也可以将饮品制成冰块含化，少饮或者不用咖啡、浓茶，也可以嚼口香糖以减轻口渴症状。

6. 减少热量的摄入

少吃葡萄糖、块糖、冰糖、果汁、汽水，以及限制高淀粉食品如西米、粉丝的摄入。

（三）控制体重

肥胖患者患 CKD 的风险比正常体重患者高出 2～3 倍。因此要控制肥胖患者摄入过多的热量，提倡健康减肥，坚持适当的体育锻炼，使体重平稳下降，不要盲目节食，以避免过度减肥导致的神经性厌食以及营养不良等疾病，特别注意不要盲目滥用减肥药物，以防止肾脏受损。

（四）控制血压水平

如果血压超过 140/90mmHg，则应在专业医生指导下规律服用降压药物，不能擅自停药，以防导致严重的心脑肾等病变的发生。

（五）慎用药物

在医生指导下使用药物，多种镇痛药（如布洛芬、吲哚美辛、阿司匹林等）、各种血管造影剂、某些抗生素以及某些中草药（如雷公藤、广防己、关木通等）都有可能导致肾脏损害，应谨慎使用。

（六）适量饮水不憋尿

尿液如果长时间潴留在膀胱，就好比下水道阻塞后容易繁殖细菌一样，细菌会经由输尿管感染肾脏。

（七）勿暴饮暴食

摄入过多的盐分和蛋白质，会加重肾脏负担。此外，运动饮料含有额外的电解质与盐分，有肾病的人这类饮料需要控制。

（八）冬天注意保暖和预防感冒

调查发现，不管是肾功能恶化还是透析的新患者，在冬季都远远超过其他季节，主要是由于血管在低温下收缩，血压飙升，小便量减少，血液凝结力变强，故而容易出现肾脏问题。若感冒复发或是感冒以后出现高血压、水肿、尿有泡沫，最好立即前去肾病科就诊。

感染是 CKD 病程中的常见并发症，CKD 患者存在多种机制导致的免疫功能受损，因而感染性疾病高发，感染性疾病是 CKD 患者仅次于心血管疾病的第二位住院和死亡原因，占 CKD 患者全因死亡的 35%。

CKD 患者发生感染时，常处于糖皮质激素、免疫抑制剂治疗过程中，基础疾病和上述治疗均导致患者免疫力缺陷，所以临床上常需要及时调整。若基础疾病控制较好可采用立即停用免疫抑制剂，逐渐下调糖皮质激素用量的策略。感染基本控制后，可依据 CKD 原发疾病状态，判断是否继续应用免疫抑制剂和（或）糖皮质激素，通常建议免疫抑制剂逐渐加量的策略，对于糖皮质激素则说法不一，值得进一步探讨。但对于肾移植患者，有研究发现，骤停免疫抑制剂或可能导致严重急性排异反应，甚至出现肾移植失败的后果。对于感染程度不重的病例，可暂时保持原有免疫抑制剂和（或）糖皮质激素治疗，及时广谱强力抗生素（覆盖可能感染的所有病原）治疗，随时判断感染是否得到及时控制。如果患者感染严重、有血液感染甚至休克，或经治疗后感染未能及时控制，则应立即停用免疫抑制剂，下调糖皮质激素用量至维持量。随着 CKD 的进展感染的概率升高，特别是达到终末期肾病（ESRD）时，感染的概率最高；感染以肺部感染、血路感染及静脉导管感染多发；病原菌种以革兰氏阴性菌多见。因此，感染的早期预测、准确诊断、病情的合理评估对于延缓 CKD 进展、提高生存率、生活质量和减轻经济负担具有重要意义。

（九）定期检查

最好每半年做一次尿常规和肾功能检查，尤其是女性在怀孕时会加重肾脏负担，应该定期监测肾脏功能，以免发生妊娠毒血症最终变成尿毒症。

参 考 文 献

马汴梁，2013. 肾脏疾病饮食调养[M]. 北京：金盾出版社：2.

王海燕，2008. 肾脏病学[M]. 3 版. 北京：人民卫生出版社：1247.

尚德师，2016. 肾脏疾病诊治自学入门[M]. 北京：金盾出版社：11.

左小霞，张晔，2010. 肾病患者科学饮食方案[M]. 北京：金盾出版社：3.

（周 旋 于 梅）

第三节 中西医结合康复医学概述

随着社会及科技的迅速发展，人们对健康的要求不断提高，康复医学逐渐被人们重视，已不仅停留在更好地治病，而是越来越重视生存质量。中西医结合康复医学在中西医结合国策的指导下，大力挖掘整理、研究整合起源于有数千年历史的传统中医康复学，结合现代西方康复医学，逐渐形成完整的理论和实践体系，它是在传统中医学、养生学、现代康复学的基础上创立出的一门新学科。

一、现代康复医学的形成与发展

西医的康复医学是一门比较年轻的学科，初创期在 20 世纪 20 年代之前，又经历了建立期、成熟期，80 年代后为发展壮大期。古罗马、希腊就有采用电、光、运动、海水等治疗疾病的记载，是朴素的物理治疗的前身，后期又陆续有对瘫痪患者使用滑轮悬挂肢体进行治疗的记载。16 世纪出现了早期的作业治疗，19 世纪运动疗法开始系统化，采用抗阻力训练、体操、步行等方式，直流电和感应电开始用于治疗，出现了离子透入疗法，20 世纪进入飞速发展阶段，尤其在两次世界大战后更是快速发展，1947 年美国物理医学和康复学会成立，康复作为一个医学专门名词开始正式使用。

二、中国传统康复医学的形成与发展

中医康复学早在古代即有记载，于战国至南北朝时期创立和发展，汉简《引书》记载了落枕的复位法，是已知最早的脊柱复位法。马王堆汉墓出土的帛书记载了治疗伤、外、妇、儿等多种疾病的推拿方法，其中《导引图》已开始通过锻炼腰背部肌肉和活动关节的方法治疗腰痛及关节活动困难的病症。《黄帝内经》在论述中风、痹证、痿证等病症时，提倡使用针灸、按摩、导引、熨等治疗方式，汉末名医华佗创编了"五禽戏"，通过模仿动物的动作达到强身治病的作用。此外还根据五行相克理论，提出了以情治情的心理行为疗法。隋代巢元方的《诸病源候论》记载了多种疾病的康复疗法，并提出了康复治疗的适应证及禁忌证。唐代孙思邈的《备急千金要方》、王焘的《外台秘要》均重视食疗在治疗中的作用，后多家论著中均有众多康复实践的记载。明代首次提出了推拿的名称，体现了对手法治疗的认识的提高。经过千年的医疗实践，形成了中医特色的康复治疗学。

三、中西医结合康复医学定义及核心观念

西医的康复医学体系以功能为核心，具有功能评价、功能训练的理论和技术体系，围绕功能开展医学评估、训练和治疗，通过改善结构的异常或缺损状况、功能锻炼来达到功能的恢复或代偿，具有明确定位、精确定量、确切定性的特点。

中医康复学的基本理念认为人是天人合一和形神合一的整体，生理和心理活动互相影响，通过整体状态的改善来促进疾病的治愈和功能康复。

状态是决定性内因，功能是外在表现，状态引导功能，功能影响状态，中西医结合康复医学提倡将二者有机结合，大量临床实践发现，心身状态好的患者，意志力坚强，依从性好，身体功能好转的概率高。而心身状态不好的患者，意志力薄弱，容易情绪动摇，身体功能降低的概率高，甚至出现疾病复发或再发的情况，所以二者相互补充、相互促进。因此，中西医结合后的康复医学重视以状态为主的核心作用，调动一切手段和积极因素，改善心身关系的状态，调整、完善、激活生命潜能，启动自愈力为主的自我康复系统，以更好地促进功能重组和功能恢复。

康复医学的服务对象主要为急性伤病后及手术后的患者、各类残疾者、各种慢性疾病患者及年老体弱者，而本书主要讨论 CKD 患者的康复治疗。

四、西医康复学功能治疗

现代康复医学以功能观为核心，其主要的功能治疗项目有物理治疗、作业治疗、言语治疗、心理治疗、文体治疗、康复工程等。

物理治疗大致可以分为三大类：一类以功能训练为主，称为运动治疗或运动疗法；一类以各种物理因子如电、光、声、磁、冷、热、水等为主要手段，称为理疗；另一类是手法治疗。本节简单介绍肾病科常用的几种康复治疗。

（一）红外线治疗

红外线治疗是指应用电磁波谱中红外线部分治疗疾病的方法,适合于各种亚急性及慢性损伤和炎症等,但对于急性损伤、化脓性炎症、局部皮肤感觉障碍、血栓性深静脉炎、认知功能障碍、恶性肿瘤、水肿及有出血倾向、老弱年幼患者等禁用。在使用过程中还应注意头面部、肩部、胸部,治疗时应用墨镜或布、纸等覆盖患者眼部,嘱患者诊疗过程中不得随意挪动身体或拉动灯头,以免烫伤。如出现出汗过多、头晕、心慌等症状,应加大灯距;如治疗部位有伤口,应先予清洁处理;对于神志昏迷或局部感觉障碍、血液循环障碍和有瘢痕的患者,应适当加大灯距或关闭部分灯泡,以免烧伤。多次治疗后皮肤可能在治疗部位出现网状红斑和色素沉着。

（二）中频电疗法

一般将频率为 $1\sim100kHz$ 的脉冲电流称作中频电流,用中频电流治疗疾病的方法即为中频电疗法。此法可促进血液循环、消炎止痛、兴奋神经肌肉、软化瘢痕、松解粘连,适用于各种扭挫伤、颈腰椎病、各种关节损伤与疾病、尿潴留等,有出血倾向、局部金属异物、心脏起搏器、心前区、孕妇腰腹部等均是禁忌证。使用时的注意事项为治疗前先将正常感觉和异常感觉告知患者,使其有心理预期,能更好地配合,消除焦虑,治疗时保证电极不滑落。

（三）心理治疗

心理治疗又称为精神治疗,是应用心理学的理论和方法治疗患者心理疾病的过程,主要目的为解决患者心理障碍,减少焦虑、抑郁、恐惧等,起到排忧解难、降低心理痛苦的作用。

肾脏病的康复不仅需要加强躯体功能,更应重视心理及行为方面的康复,长期的精神压力和焦虑、抑郁等紧张情绪是导致肾脏疾病的重要原因之一。人一旦觉察到自己失去健康的时候,尤其是患有严重损害功能或威胁生命的疾病时,都会产生不同程度的心理应激或精神症状,心理的变化又可明显影响康复的过程及结果。这就要求患者作出心理调整,此时心理治疗就非常重要,主要目的是帮助患者正视患病的现实,并在此基础上重新认识自身价值,培养积极的人生态度,更好地适应社会、创建自己的新生活。一般心理治疗可解除患者精神上的痛苦,或帮助其解决自己无法解决的心理冲突,增加对环境的耐受性,提高心理承受力,增加应付环境和适应环境的能力,使之更好地适应社会,帮助患者理解自己、分析自己的情绪冲突原因,重塑人格系统,从根本上改变患者的病态心理和不良行为方式。必要时还可以采取心理咨询与疏导、支持疗法、音乐疏泄、催眠暗示、行为纠正、放松训练和生物反馈等心理治疗。还应避免纵欲过劳,保持良好心态,以提高机体免疫力。

五、中医康复学状态治疗

中医康复学体系,以状态为核心,状态融合了自然、社会对人的影响,以及人体脏腑的整体联系与形神统一。中医康复学调动一切治疗手段和积极因素,改善心身关系的状态,激活生命状态、调动潜能、启动自愈力为主体的自我康复系统,进而促进功能重组和恢复,状态治疗和功能治疗的结合成为中西医结合康复的核心。

本部分介绍常用于 CKD 的治疗技术。

（一）运动疗法

我国古代先民在长期与疾病、衰老斗争的实践中，创造、积累、总结出的一套行之有效的方法，是古代体育与医学相结合的宝藏。传统的运动疗法有太极拳、五禽戏、八段锦等，动静结合、刚柔并济、内外兼修，静以养神，动以养形，可起到舒筋活血、调整阴阳、祛病强身的作用。提高机体免疫力，提高生活质量。能够保持心境宁静，使精神和躯体放松、消除疲劳、调节情绪、改善焦虑抑郁症状，进而恢复身心健康。此外还可竞走、慢跑、游泳等。在实际运用中要注意运动量也要适量，运动量太小达不到治疗目的，太大超过机体耐受量，会造成劳损或耗气伤血，另外贵在坚持，只有持之以恒才能收到良好的效果。

下面介绍强肾健身操的做法。

1）端坐，左臂屈肘放于两腿上，右臂屈肘，手掌向上，做抛物动作3～5遍。做抛物动作时，手向上空抛的动作可略快，在上抛时吸气，复原时呼气。此种动作能够使气归于丹田，达到畅达经脉、活动筋骨的效果，而且对于气短、体弱和年老者有缓解作用。

2）端坐，两腿自然分开，与肩同宽，手指伸向上，双手屈肘侧举，与两耳平齐。然后，双手上举，以两肋部感觉有所牵动为度，随后复原。双手上举时吸气，复原时呼气，且力不宜过大、过猛。连续做3～5次为一遍，每日可酌情做3～5遍。做动作前，全身需放松。此种动作同样可以活动筋骨、畅达经脉，使气归丹田，缓解年老、体弱、气短的症状。

3）双脚并拢，两手交叉上举过头，弯腰，然后双手触地，继而下蹲，双手抱膝，默念"吹"但不发出声音。如此，可连续做10余遍。经常练习以上功法，以达到补肾、固精、通经络、壮腰膝的作用。

4）端坐，宽衣，松开腰带，将双手搓热，置于腰间，上下搓磨，直到感觉腰部发热为止。该法能够温肾健腰，腰部有督脉之命门穴，以及足太阳膀胱经的大肠俞、气海俞、肾俞等穴，搓后会感觉全身发热。具有舒筋活血、温肾强腰等作用。

5）端坐，两腿自然下垂，先缓缓左右转动身体3～5次。然后，两脚向前摆动10余次，可以根据个人体力，酌情增减。做动作时要自然、缓和、全身放松，转动身体时，不宜俯仰，躯干要保持正直。此动作能够益肾强腰，活动腰膝，常练此动作，能够锻炼腰膝，有益于肾脏。

（二）针灸疗法

针灸疗法是中医康复治疗中的重要组成部分。它的双向良性调节作用，能够调节机体特异性和非特异性免疫功能，改善肾脏泌尿功能和微循环，从而防治肾脏疾病，可以选取足三里、气海、关元、中极、肾俞、三阴交等穴位进行针刺治疗。针灸治疗具有清热解毒、温经散寒、补虚泻实、治病求本、三因制宜的作用。针灸时有些事项仍需注意，如患者处于饥饿、疲劳、精神过度紧张时，不宜针刺，身体瘦弱、气血亏虚者手法不宜过重。怀孕妇女慎行针刺：下腹部、腰骶部、三阴交、至阴等穴位禁刺，有皮肤感染、溃疡、瘢痕、肿瘤的部位，不宜针刺，有自发性出血或出血不止的患者不宜针刺。对于胸背部的腧穴，要掌握好进针的角度与深度，以免刺伤内脏。观察患者对针刺的反应，若出现晕针症状，及时采取相应措施，将患者头放低平卧，休息片刻或饮适量温开水或糖水。

灸法是依靠灸的热力及药物的作用，通过经络传导达到温经通络、散寒止痛的目的。临床上多用于躯体冷痛、肢体麻木、脘腹冷痛、便溏泄泻、痛经等虚寒性疾病的治疗，亦可用于慢性虚弱性疾病的康复治疗，是临床常用且有效的康复手段。灸法的注意事项，首先注重先后顺序，一般是先灸上部，后灸下部，先灸背部，后灸腹部，次数是先少后多，艾炷是先小后大，但特殊情况下可酌情变动。对于实热及阴虚发热者不宜施灸，颜面、五官、头部、阴部、大血管处及关节活动处不宜使用瘢痕灸，孕妇的腹部及腰骶部不宜施灸，极度疲劳、过饥、过饱、大怒、情绪不稳定时慎用灸法。施灸后，局部皮肤出现灼热、微红属正常反应，若施灸过度，可在局部皮肤形成小水疱，不可擦破，可自然吸收，若水疱较大，可用消毒针刺破水疱，放出水液，并外涂碘伏消毒，再以纱布包敷，瘢痕灸者，在灸疮未愈合时应注意休息，保持局部卫生，也可用敷料保护灸疮，防止感染，使其自然愈合，一旦出现感染，可用消炎药膏涂抹患处。

（三）拔罐法

拔罐法是以罐为工具，利用燃烧排出空气导致的负压，使罐体吸附于腧穴或应拔部位体表，产生温热刺激并造成瘀血现象的一种治疗方法，可达到祛风散寒除湿、活血化瘀止痛的作用。拔罐时应注意选择合适的体位及位置，防止掉罐，还需根据所拔部位面积的大小选择大小适宜的罐，操作时避免灼伤或烫伤皮肤，若有水疱，处理方式同灸法。皮肤过敏、溃疡、水肿、心脏、大血管分布部位，高热抽搐，周身高度水肿，孕妇的腹部、腰骶部均不宜拔罐。起罐时若吸附力过强，切不可硬行上提或旋转提拔，以免擦伤皮肤。

（四）推拿疗法

推拿疗法也是在经络学说的指导下，通过手、肘或辅助器械在人体体表施以各种手法，达到治病、促进康复的治疗方法。在临床中具有治病求本、三因制宜的特点和扶正祛邪的作用，具体操作又分为单式手法和复式手法，还应根据患者情况控制好强度，才能取得良好的效果，对于骨折、局部皮肤软组织关节感染、开放性伤口、急性传染病、急性软组织损伤、血液病、恶性肿瘤等疾病患者禁用，妊娠期妇女腰骶部及腹部慎用。

1. 腰部按摩操

1）两手握拳，手臂向后用两拇指掌关节的突出部位，向内环形旋转按摩腰眼，逐渐用力，以达到酸胀感为好，持续按摩 10min 左右，早、中、晚各按摩 1 次。腰为肾之府，常常按摩腰眼，能够防治因肾亏所致的腰酸背痛、慢性肌肉劳损等症。

2）两手掌先对搓，待手心热后，分别放至腰部，上下按摩腰部，直到达到热感为止。可早晚各一遍，每遍约 200 次。该手法能够补肾纳气。

2. 脚心按摩法

中医认为，脚心的涌泉穴直通肾经，是浊气下降的地方。经常按摩涌泉穴，能够补肾益精，强身健体，预防早衰，还能改善睡眠，疏肝明目，对肾亏导致的失眠、眩晕、头痛、鼻塞、耳鸣、咯血等具有一定的疗效。脚心按摩的方法是每晚临睡前用温水泡脚，再用手互相搓热后，用右手心按摩左脚心，左手心按摩右脚心，每次按摩不少于 100 下，以搓热双脚为宜。该按摩方法能够强肾滋阴降火，尤其治疗虚热证为佳。

（五）中药外治疗法

中医文化博大精深，在肾病的治疗上，除了中药内服治疗，中药外治法也是一个重要的组成部分，可弥补内治法的不足，外治法可使药物直达病位，局部组织内的药物浓度高，见效迅速。常用的外治法有耳穴压豆、穴位贴敷、灌肠、离子导入、中药蒸气浴等，均可运用于肾病的治疗，根据患者临床表现辨证选用外治法，以达到通经活络、扶正祛邪之作用，促进机体康复。

1. 中药药浴疗法

西医认为人体皮肤是天然的透析膜，经分析汗中的 BUN 比血中的高出 2 倍，当肾功能障碍时，汗液中尿素含量增多，因此，汗腺有类似肾脏的排泄功能，体内的水分及部分代谢产物可通过汗腺排出，对肾脏起到了辅助作用。此外，随着外界温度的升高，皮肤的吸收能力随之增强，因为温度升高后皮肤血管扩张，血流加速，物质弥散速度加快，药物被不断转移至血循环中或直达病灶。早在《黄帝内经》中即有对水气病的治疗描述："平治于权衡，去宛陈莝……开鬼门，洁净府……"即通过药物和温热效应促进患者发汗和利小便，使多余的水分和机体内蓄积的毒物排出体外，同时中药有效成分通过肌肤透皮吸收，达于经脉脏腑，使肾的气化功能恢复正常，阴阳气血平衡，疾病向愈。

常用的药浴有全身沐浴及足浴两种方式，因其治疗方式的特殊性，故要求有专用的浴室及更衣休息室，室内温度应保持在 30～32℃，还应通风、防滑。常用物品做到定期消毒，同时备有急救药品箱和氧气，有专职医护人员随时观察，足浴可在病房内进行。此治疗的禁忌证为重度高血压、低血压、血容量不足、心动过速、心功能不全、饥饿、皮肤感染、溃烂、皮肤病。

2. 中药灌肠疗法

中药灌肠疗法是肾病治疗中常用的外治法之一，具有疗效可靠、副作用小、简便易行等特点。直肠给药与静脉给药在吸收总量上无差异，且直肠给药其生物利用度较口服给药增加一倍，具有吸收快、药效发挥迅速、维持时间长、避免有效成分被胃液分解破坏、不通过肝脏即可进入血循环、不增加肝脏毒副作用的优点。对于肾功能不全患者，中药灌肠可使体内毒素从肠道直接排泄。临床上常用清洁灌肠和保留灌肠两种，清洁灌肠更适用于便秘，粪便干燥不易排出者。保留灌肠适用于慢性肾衰竭之氮质血症期、肾衰竭期、尿毒症期的治疗。严重痔疮、肠道出血、疝气、严重心脏病、贫血等为灌肠的禁忌证。

3. 中药穴位贴敷

穴位贴敷为在中医辨证基础上，选择相应药物组方，外贴于体表腧穴的方法。清代徐大椿曾说："汤药不足尽病……用膏药贴之，闭塞其气，使药性从毛孔而入其腠理，通经活络，或提而出之，或攻而散之，较服药尤为有力。"贴敷药物直接作用于体表腧穴，可使局部血管扩张，血液循环加速，皮肤含水量增加，使药物通过皮肤孔窍、腧穴进入体内经络血脉，输布周身，直达病位，以调和阴阳、扶正祛邪，达到治疗肾病的目的。禁忌证为妊娠、对药物过敏、严重皮肤病、局部破损、疾病发作期、热性疾病、阴虚火旺、严重心肺功能不全。

4. 中药离子导入

中药离子导入是指利用直流电将药物离子导入体内，使其通过完整的皮肤或黏膜进入体内以达到治疗疾病目的的治疗方法。人体皮肤最外层的角质层结构致密，不易被离子透过，但皮肤表面有大量毛孔、皮脂腺、汗腺导管的开口，药物离子通过直流电通过以上开口进入人体内，较长时间存留于皮肤表层，然后逐渐进入血流，不同的药物离子在皮肤留存时间不等，有的为数小时，有的为数十天。药物离子进入体内，可与局部组织发生反应，经直流电进入皮肤内的一部分离子失去原本的电荷，变成原子或分子，并保留该药物原有的药理性能，与体内某些组织起化学作用。药物离子进入组织间隙，可被血流和淋巴流带至其他部位及全身，有些药物能够选择性地停留在对该药物有亲和力的脏器内。本疗法具有直流电和药物的综合作用，直流电可对机体产生一系列复杂反应，导入体内的药保持其原有的药理特性，发挥治疗作用。并具有不破坏皮肤完整性、不引起疼痛、不刺激胃肠道、避免口服或注射给药而产生不良反应的特点。有出血倾向、戴有心脏起搏器、孕妇、恶性肿瘤、感染性炎症、高热、急性湿疹、皮肤破损者禁用离子导入治疗。

（六）饮食疗法

饮食疗法是指有针对性地选择食物，通过调节饮食促进人体身心康复的方法。《黄帝内经》中对食疗有非常卓越的理论，为后世食疗学的发展奠定了基础。治疗原则为辨证施食、辨病施食、三因制宜，此外不可偏嗜五味中的某一味或某几味，因可导致脏腑功能失调、正气受损，不但不利于康复，更有可能加重病情。一般应用于临床的食疗分为补益正气类、健脾和胃类、生津止渴类、养心健脑类、化湿利水除痹止痛类、止咳祛痰平喘类、润肠通便类、温肾固涩类、行气活血类、潜阳息风类。如肾病患者常吃山药、百合、桑椹子，用枸杞子、黄芪泡茶；肾结石患者可用金钱草作茶饮；肝肾阴虚、两目干涩者饮菊花茶；尿路感染患者用蒲公英作茶饮等。

参 考 文 献

郭培恒，2018. 中西医结合论治肾系疾病［M］. 北京：人民卫生出版社：146-190.

王诗忠，2011. 中西医结合发展康复医学［C］//中国中西医结合学会养生学与康复医学专业委员会. 中国中西医结合学会养生学与康复医学专业委员会委员会议暨第七次学术研讨会论文集. 大连：中国中西医结合学会养生学与康复医学专业委员会：4.

余瑾，2017. 中西医结合康复医学［M］. 北京：科学出版社：1-201.

（张雪枫 宋兰艳）

第二章

肾脏系统疾病

第一节 急性肾小球肾炎

一、西医认识

急性肾小球肾炎（简称急性肾炎）是以急性肾炎综合征为主要临床表现的一组原发性肾小球肾炎。其特点为急性起病，血尿、蛋白尿、水肿和高血压，可伴一过性氮质血症，本病常见于感染后，有多种病因，常于咽部或皮肤链球菌感染后 1～3 周发病。任何年龄均可发病。急性肾炎是可以治愈的，多数急性肾炎自然痊愈，少数患者病程迁延或转为慢性肾炎，个别病例可因疾病早期发生严重合并症而死亡。本节主要介绍链球菌感染后急性肾炎。

二、病因与发病机制

链球菌感染后肾小球肾炎（poststreptococcal glomerulonephritis，PSGN）为一类免疫介导性疾病，迄今多项研究致力于揭示该病的致病抗原性质、作用部位及其在自身免疫反应中所起作用，但尚不明确。多年来，认为多种链球菌抗原成分可致肾炎。主要致病菌为 A 族乙型溶血性链球菌 12 型，此外，最近研究发现 M 蛋白 1、2、4、12、25、49、57、59、60、61 型以及兽疫链球菌均可导致 PSGN。A 族乙型溶血性链球菌感染在儿童中极为常见，据统计，每年全世界有超过 47 万例 PSGN，97%在发展中国家，大约 5000 例最终死亡。曾有研究发现，人类白细胞抗原（HLA）与 PSGN 也存在一定的相关性。

通常认为本症是链球菌抗原-抗体复合物（循环免疫复合物或原位复合物）介导的免疫性肾小球疾病。此复合物激活补体后产生趋化物质和血小板衍生的炎症介质，引发肾小球局部免疫性炎症而发病。急性肾炎起病急，呈一过性，血清检测可检出高水平循环免疫复合物。目前研究较多的两种抗原是肾炎相关链球菌纤溶酶受体（NAPIR）和链球菌热源性外毒素 B（SPEB），通过可能的途径，被链球菌激活后，结合于肾小球，捕获纤溶酶，从而造成肾小球基底膜的损害。

三、临 床 表 现

急性肾炎多见于儿童，男性多于女性。本病起病较急，临床表现轻重不一。通常于前驱感染后1~3周起病，潜伏期相当于致病抗原初次免疫后诱导机体产生免疫复合物所需的时间，呼吸道感染者的潜伏期较皮肤感染者短。轻者全无临床症状而检查时发现无症状镜下血尿，典型者呈急性肾炎综合征表现，重症者可发生急性肾衰竭。本病大多预后良好，常可在数月内临床自愈。

（一）潜伏期

大部分患者有前驱感染史（咽部或皮肤）。轻者可无感染的临床表现，仅抗链球菌溶血素O滴度上升。通常于前驱感染后1~3周（平均10天左右）起病，潜伏期相当于致病抗原初次免疫后诱导机体产生免疫复合物所需的时间，呼吸道感染者的潜伏期较皮肤感染者短。不马上发病的主要原因是急性肾炎并不是链球菌直接感染肾脏而是变态反应的结果。

（二）一般表现

1. 血尿

几乎全部患者均有肾小球源性血尿，约40%患者可有肉眼血尿，尿色呈洗肉水或浑浊深茶色，无血块，持续1~2周，肉眼血尿消失后一般仍有镜下血尿，常为起病首发症状和患者就诊原因。

2. 蛋白尿

大部分患者有轻、中度蛋白尿，蛋白尿一般不重，在0.5~3.5g/d之间，约20%患者呈肾病综合征范围的蛋白尿。多为成年患者，常常病程迁延和（或）预后不良。大部分患者蛋白尿于数日至数周内转阴。

3. 水肿

水肿常为起病的初发表现，80%以上患者均有水肿，典型表现为晨起眼睑水肿或伴有下肢轻度凹陷性水肿，少数严重者可波及全身。大部分患者于2周左右自行利尿、消肿。

4. 高血压

多数患者出现一过性轻、中度高血压，常与其水钠潴留有关，老年人更多见。利尿治疗后血压可逐渐恢复正常。少数患者可出现严重高血压，甚至高血压脑病。

5. 少尿

大部分患者起病时尿量<500ml/d。可由少尿引起氮质血症。2周后尿量渐增，肾功能恢复。

6.肾功能异常

患者起病早期可因肾小球滤过率下降、水钠潴留而尿量减少，少数患者甚至少尿（<400ml/d）。常有一过性氮质血症，血肌酐及尿素氮轻度升高，1~2周后尿量渐增，肾功能于利尿后数日

可逐渐恢复正常。仅有极少数患者可表现为急性肾衰竭,需要与急进性肾炎相鉴别。

7. 免疫学检查异常

一过性血清补体 C3 下降,多于起病 2 周后下降,8 周内渐恢复正常,对诊断本病意义很大。患者血清抗链球菌溶血素 O 滴度可升高。

8. 全身表现

患者常有疲乏、厌食、恶心、呕吐、嗜睡、头晕、视物模糊及腰部钝痛。

(三)尿异常

几乎全部患者均有肾小球源性血尿,约 40% 患者可有肉眼血尿。可伴有轻、中度蛋白尿,少数患者可呈肾病综合征范围的大量蛋白尿。尿沉渣除红细胞外,早期还可见白细胞和上皮细胞增多,并可有颗粒管型和红细胞管型等。

(四)并发症

1. 急性充血性心力衰竭

程度不等的心力衰竭,见于半数以上有临床表现的急性肾炎患者,以成年人尤其是老年人为多见,可能有一定程度的心脏病,如冠心病,有肺瘀血、肝瘀血等左右心力衰竭的典型表现,心脏扩大,可有奔马律。

2. 脑病

儿童患者较多见,发生率为 5%~10%。表现为剧烈头痛、呕吐、嗜睡、神志不清、黑矇,严重者有阵发性惊厥及昏迷。常常因此而掩盖了急性肾炎本身的表现。由于患者血压并不特别高,而且持续时间较短暂,因此眼底改变一般都不明显,仅有视网膜小动脉痉挛表现。

3. 急性肾功能衰竭

由于重视限盐及利尿措施,目前心力衰竭及脑病的发生率下降、救治成功率较高。因此急性肾炎的主要严重并发症为 55 岁以上的患者中约 60% 出现 GFR 下降,常伴高血钾,而儿童及青年中发生率较低。

4. 继发感染

急性肾炎常因上呼吸道感染或心功能受影响致肺部充血、水肿,而并发支气管炎或肺炎,加重病情。

(五)实验室检查

1. 尿液检查

血尿是急性肾炎的重要表现,80% 以上的红细胞是变形的多形性红细胞。尿蛋白通常阳性,可以从微量到肾病综合征范围的大量蛋白尿。

2. 血常规检查

常见轻度贫血,待利尿消肿后恢复。白细胞计数大多正常,但感染灶未愈时,白细胞总数及中性粒细胞常增高。

3. 肾功能

约半数患者可有暂时性 GFR 减退，一般只表现血 BUN 升高及内生肌酐清除率降低，而血肌酐一般正常。

4. 补体

一过性的血清补体降低是本病重要的诊断依据之一。疾病早期大部分患者血中总补体 C3 都明显降低，在 6～8 周恢复正常。当毛细血管内增生明显时，C3 下降明显。如存在持续性低补体血症，则应疑及膜增生性肾小球肾炎。

5. 抗链球菌溶血素 O

50%～80%患者抗链球菌溶血素 O 滴度增高。抗链球菌溶血素 O 滴度升高只表明近期有链球菌感染，提示急性肾炎的病因可能与链球菌感染有关，但滴度高低与肾炎的严重程度及预后无关。

四、诊 断 要 点

根据链球菌感染后 1～3 周、肾炎综合征表现、一过性血清 C3 下降，可临床诊断本病。大多数预后良好，一般在数月内自趋痊愈，但也有的镜下血尿迁延半年或更久。若 GFR 进行性下降或病情于 2 个月尚未见全面好转应及时行肾活检确诊。

五、病 理

肾脏体积可较正常增大，病变主要累及肾小球。病理变化以肾小球毛细血管内皮细胞、系膜细胞增生性变化为主。

（一）免疫荧光

沿肾小球毛细血管壁或系膜区有颗粒状的 IgG、C3 沉着，C3 沉积度大于 IgG，有时也可以见 IgM 和 IgA。此外在系膜区或肾小球囊内可见纤维蛋白，免疫荧光改变分为三型：星空型、系膜型及花环型。①星空型：约占 30%，以 IgG 和（或）C3 弥漫、不规则、细颗粒状在肾小球毛细血管里和系膜区沉淀为特征，很少或罕见大沉淀物沉积于毛细血管壁。这种类型见于发病初 2 周时，常伴有光学显微镜下肾小球内皮细胞、系膜细胞增生和白细胞浸润。②系膜型：约占 45%，主要为 IgG 和（或）C3，在肾小球毛细血管连续排列，细胞增生局限于系膜区，此型见于年轻人、病情轻或疾病处于静止期者，长期预后良好。③花环型：约占 25%，IgG 和（或）C3，沿肾小球毛细血管壁周边连续排列，系膜区沉积物相对少，光学显微镜下肾小球呈小叶状改变。花环型沉淀多见于成年男性，临床表现持续大量蛋白尿，于疾病后期行重复肾穿刺可见肾小球节段硬化，C3 沉积比 IgG 密集，毛细血管壁周边沉淀在电子显微镜下表现为不典型驼峰。少数情况下 C3、IgG 沿肾小管基膜呈线形沉积，其导致特殊免疫异常的发病机制尚不清楚。

（二）光镜

急性肾炎肾小球损害分为以下三方面：①毛细血管内细胞增生、内皮细胞和系膜细胞增生，主要在小叶中央区，呈弥漫性分布，程度轻重不一。当细胞增生明显时，肾小球体积增大，血管袢肥大，毛细血管内有不同程度阻塞，偶有小血栓形成。②毛细血管内存在许多多形核白细胞浸润，主要为中性粒细胞浸润，称为渗出性急性肾炎。每个小球可有数个到十余个甚至数十个中性粒细胞，阻塞毛细血管腔。③异常沉淀物：可见驼峰样或锥形的上皮下异常沉淀物，呈嗜酸性，PAS 阳性，Masson 染色下呈深绿色，沉淀物嵌入上皮细胞胞质内，被红色光晕包围，数量不一。当驼峰小、数量少时，应使用油镜观察。

基本病变主要是弥漫性内皮细胞及系膜细胞增生伴细胞浸润（中性粒细胞、单核细胞、嗜酸性粒细胞等）。急性期可伴有中性粒细胞和单核细胞浸润。病变严重时，增生和浸润的细胞可压迫毛细血管袢使管腔狭窄或闭塞。肾小管病变多不明显，但肾间质可有水肿及炎症细胞浸润。

（三）电镜

与光学显微镜所见相似，肾小球系膜细胞和内皮细胞增生、多形核白细胞浸润。细胞增生以系膜细胞为主，其被膜样物质包裹，细胞大，核多，边缘不规则，胞质色淡，含大量高尔基体，胞质内细纤维结构看不清。内皮细胞肿胀，胞质淡染，细胞小孔和小泡节段消失。多形核白细胞浸润皱缩的毛细血管腔，部分胞质直接与基膜接触，某些呈轻度脱颗粒外形。单核细胞很难区分，有时与变性的内皮细胞相混淆。疾病早期可见电子致密物沉积及细胞增生、浸润。上皮下电子致密物形成驼峰（camel hump）及膜内沉积为本病电镜表现的特点。驼峰见于疾病早期，一般病后 4～8 周消退。如驼峰样沉积物多而不规则且弥漫分布并有中性粒细胞附于其上，称为"不典型驼峰"。起病 4～8 周后，驼峰状沉淀物吸收，使基膜薄厚不均，并遗留虫蚀状透亮区。驼峰亦可见于其他感染后、感染性心内膜炎、过敏性紫癜、膜增生性肾小球肾炎（Ⅰ、Ⅱ），临床需加以鉴别。电子致密物分布与荧光显微镜下沉积类型有关。

六、鉴 别 诊 断

（一）以急性肾炎综合征起病的肾小球疾病

1. 其他病原体感染后急性肾炎

许多细菌、病毒及寄生虫感染均可引起急性肾炎。病毒感染后急性肾炎多数临床表现较轻，常不伴血清补体降低，少有水肿和高血压，肾功能一般正常，临床过程自限。

2. 系膜毛细血管性肾小球肾炎

临床上除表现急性肾炎综合征外，常伴肾病综合征表现，病变常持续。50%～70%患者有持续性低补体血症，8 周内不恢复。

3. 系膜增生性肾小球肾炎（IgA 肾病及非 IgA 系膜增生性肾小球肾炎）

部分患者有前驱感染可呈现急性肾炎综合征，患者血清 C3 一般正常，病情无自愈倾向。

IgA 肾病患者疾病潜伏期短，可在感染后数小时至数日内出现肉眼血尿，血尿可反复发作，部分患者血清 IgA 升高。

（二）急进性肾小球肾炎

起病急，病情重，进展迅速，多在发病数周或数月内出现较重的肾功能损害。一般有明显的水肿、血尿、蛋白尿、管型尿等，也常有高血压及迅速发展的贫血，可有肾病综合征表现。重症急性肾炎呈现急性肾衰竭者与该病相鉴别困难时，应及时做肾活检以明确。

（三）全身系统性疾病肾脏受累

如狼疮性肾炎、过敏性紫癜肾炎、细菌性心内膜炎肾损害、原发性冷球蛋白血症肾损害、血管炎肾损害等可呈现急性肾炎综合征表现；根据其他系统受累的典型临床表现和实验室检查可区别，必要时做肾活检鉴别。

七、治 疗 方 案

本病治疗以休息及对症治疗为主。急性肾衰竭者应予透析，待其自然恢复。本病为自限性疾病，不宜应用糖皮质激素及细胞毒药物，应对症治疗，预防致死性并发症。

（一）非药物治疗

急性期应卧床休息，待肉眼血尿消失、水肿消退及血压恢复正常后逐步增加活动量。急性期应予低盐（每日 3g 以下）饮食。肾功能正常者不需限制蛋白质入量，但氮质血症时应限制蛋白质摄入，并以优质动物蛋白为主。明显少尿的急性肾衰竭者需限制液体入量。水肿和高血压的患者应当限制钠的摄入。

（二）对症治疗

1. 消除感染灶

对尚留存于体内的前驱感染如咽峡炎、扁桃体炎、脓疱疮、副鼻窦炎、中耳炎等应积极治疗，使其痊愈。可选用青霉素类抗生素治疗 2 周。

2. 降压

经休息、限盐、利尿剂治疗而血压仍高者应给予降压药。血管紧张素转化酶抑制剂（ACEI）、血管紧张素Ⅱ受体拮抗剂（ARB）、钙通道阻滞剂（CCB）、β受体阻断剂、利尿剂均可依据病情选用。

3. 利尿剂的应用

经控制水盐入量仍有水肿、血压高、尿少者应给予利尿剂。可选用氢氯噻嗪、袢利尿剂呋塞米 20～40mg 口服或注射。禁用保钾利尿剂。

4. 高血压脑病的治疗

常需迅速降压。可选用硝普钠静脉滴注。还可用乌拉地尔，重症先静脉注射，12.5mg，以生理盐水稀释后缓慢静脉注射,其后可静脉滴注维持。高血压脑病除降压外还需注意防止惊厥、吸氧,还常需应用袢利尿剂以减轻水钠潴留、降压和减轻脑水肿。

5.充血性心力衰竭

主要应给予利尿、降压及减轻心脏前后负荷治疗。临床上常用袢利尿剂,再配合酚妥拉明或硝普钠。因急性肾炎的心力衰竭主要不是心肌收缩力下降而致,故一般不用洋地黄类强心剂。如经药物保守治疗无效则可应用透析或血滤纠正。

(三)透析治疗

少数发生急性肾衰竭而有透析指征时,应及时透析治疗帮助患者度过急性期。或急性肾功能衰竭合并肺水肿、脑水肿或高血钾患者应行紧急血液透析、血液滤过或腹膜透析。尤其对水钠潴留引起急性左心衰竭者,血液超滤治疗可使病情迅速缓解。

(四)避免加重肾损害的因素

感染、低血容量、劳累、肾毒性药物(氨基糖苷类抗生素、非甾体抗炎药、造影剂、矿物类药物、含有马兜铃酸的中药等)、妊娠、理化因素、代谢因素等,均有可能损伤肾脏,加重肾功能恶化,应注意避免。

八、中 医 认 识

(一)辨证要点

急性肾炎根据其临床表现,与《黄帝内经》所载之"风水""肾风""水气"等病证相似。急性肾炎常见外感风寒、风热或风湿引起。外邪犯肺,肺失宣降以致三焦水道不利,是急性肾炎的主要病机。《素问·汤液醪醴论》提出的"去宛陈莝……开鬼门,洁净府"的水肿治疗原则,可适用于急性肾炎的水肿。

(二)中医治疗

1.急性肾炎发作期

(1)风水初起证

主症:水肿常从头面部开始,至周身浮肿,舌淡,苔白,脉浮。

次症:伴有咳嗽、喘息、畏寒、周身肢节酸痛等肺卫之证。

治法:宣肺清热,温肾利水。

代表方:麻辛附子桂甘姜枣汤加减。

常用药:麻黄、附子、生石膏、苍术、细辛、桂枝、鲜姜、红枣。

(2)三焦水热证

主症:周身浮肿,头面肿甚,喘息口渴,咽喉肿痛,舌质红,舌苔白厚,脉沉数或沉滑有力。

次症:或小便不利,大便秘结,脘腹胀满,咽干咽痛。

治法：清利湿热。

代表方：疏凿饮子加减。

常用药：羌活、秦艽、槟榔、商陆、椒目、大腹皮、海藻、茯苓皮、泽泻、赤小豆、生姜皮、牵牛子。

（3）湿热中阻证

主症：腹部胀满，腹水明显，小便不利，大便秘，五心烦热，舌质红苔白厚腻，舌体胖大，脉见弦滑或弦数。

次症：或恶心呕吐，胃脘胀满，口干食纳减少，舌红苔黄腻。

治法：健脾清热，除湿利水。

方药：中满分消丸加减。

常用药：黄芩、黄连、草果仁、川连、槟榔、半夏、干姜、陈皮、姜黄、茯苓、干晒参、白术、猪苓、泽泻、知母。

2. 急性肾炎恢复期

（1）气阴两虚证

主症：周身乏力，腰酸腰痛，面色㿠白，头晕心悸，舌质红或舌尖红，苔白，脉滑或兼有数象。

次症：或有轻度水肿，手足心热，口干咽干。

治法：益气滋阴，清热秘精。

方药：清心莲子饮加减。

常用药：黄芪、党参、地骨皮、麦冬、茯苓、柴胡、黄芩、车前子、石莲子、甘草、白花蛇舌草、益母草。

（2）脾胃虚弱证

主症：体重倦怠，面色萎黄，饮食无味，舌质淡，苔薄黄，脉弱。

次症：或口苦而干，肠鸣便溏，尿少。

治法：补气健脾胃，升阳除湿。

方药：升阳益胃汤加减。

常用药：黄芪、党参、白术、黄连、半夏、陈皮、茯苓、泽泻、防风、羌活、独活、白芍、生姜、红枣、甘草。

（3）肾气不固证

主症：腰痛腰酸，倦怠乏力，头晕耳鸣，夜尿频多，舌质淡红，舌体胖，脉沉或无力。

次症：或遗精滑泄，尿清长。

治法：补肾益气，固摄精气。

方药：参芪地黄汤加减。

常用药：熟地黄、山药、茯苓、泽泻、牡丹皮、肉桂、附子、黄芪、党参、菟丝子、金樱子。

（三）康复

急性肾炎是一种常见肾脏病，该病好发于儿童，多数患者有溶血性链球菌感染史，发病后会出现血尿、水肿、高血压、蛋白尿、一过性氮质血症等，在积极药物治疗的基础上配合康复治疗尤为重要。

1. 生活指导

告知患儿及家属应适当卧床休息，避免劳累，养成规律的生活习惯，保证足够的睡眠时间，保持病室内温湿度适宜，空气新鲜，注意休息，劳逸结合，增强自身免疫力。监测血压、水肿及每日尿量情况，保持良好心态，积极对抗疾病。

2. 饮食指导

限制水钠摄入，急性肾炎患者尿量减少，水湿聚集在皮下，引发水肿。若患者水肿严重，同时又合并高血压，则减少钠盐的摄入，限制蛋白质的摄入，急性肾炎患者的蛋白质供给量需要根据病情摄入，降低患者的肾脏负担，可选择优质蛋白进行食用，包括牛奶、鸡蛋和鱼类，禁止使用豆类及其制品。限制钾的摄入，急性肾炎患者常无尿或少尿，需要严格控制钾的摄入，避免使用豆类、红枣、蘑菇和紫菜等高钾食物，利于病情康复。多食用新鲜蔬菜水果，恢复期间可食用滋补性的食物，可适当摄入维生素 A、B 族维生素、维生素 C，预防贫血的发生。急性肾炎的饮食治疗能有效缩短病程。

3. 耳穴压豆

在常规治疗的基础上，联合耳穴压豆能够提高急性肾炎的治疗效果。选穴包括肾、脾、输尿管、膀胱、肝、耳背肾、皮质下。

4. 穴位贴敷

选穴包括肾俞、脾俞、命门、足三里、关元、神阙、双涌泉。

参 考 文 献

吕俊，陈平，2011. 儿童急性链球菌感染后肾小球肾炎的发病机制及其诊治进展[J]. 临床儿科杂志，29（2）：192-195.

STRATTA P，MUSETTI C，BARRECA A，et al，2014. New trends of an old disease：the acute post infectious glomerulonephritis at the begin ning of the new milenium [J]．J Nephrol，27（3）：229-239.

（董云英　郭小芳）

第二节　慢性肾小球肾炎

一、西 医 认 识

原发性肾小球疾病包括急慢性肾小球肾炎、急进性肾小球肾炎、无症状性血尿和（或）蛋白尿、肾病综合征几种，而慢性肾小球肾炎（简称慢性肾炎）是 CKD 最常见的疾病之一。

慢性肾炎，指以蛋白尿、血尿、高血压、水肿为基本临床表现，可伴随不同程度的肾功能减退，其起病方式不尽相同，病变缓慢进展，病情迁延难愈，最终将会发展成为慢性肾衰竭的一组疾病。

二、发病机制

慢性肾炎属于肾小球疾病的一大类，下面我们从肾小球疾病的角度阐述其发病机制。目前为止肾小球疾病的发病机制尚未能完全阐明，一般认为与免疫因素密切相关，且以此为始发，加之补体、活性氧、细胞因子等炎性介质以及高血压、脂质代谢紊乱等的共同参与，最终导致了肾小球的损伤。

（一）免疫反应

肾小球疾病的发病过程中，免疫反应以体液免疫为主，细胞免疫次之。

（二）炎症反应

研究显示，免疫反应需要引起一定的炎症反应才可以导致肾小球疾病的发生。该炎症介导系统包括炎症细胞和炎症介质两部分，炎症细胞被激活后，可产生多种炎症介质。另外，在炎症反应发生时，炎症介质反过来又可以聚集、激活炎症细胞，放大这种效应并使之持续化。

（三）非免疫、非炎症性因素

肾小球疾病发展过程中，在上述免疫炎症性因素的始动作用下，肾单位长期处于高灌注、高压力、高滤过状态，加之凝血功能紊乱、氧自由基损伤、微血栓形成等多种因素共同作用，最终促使肾小球硬化与纤维化。

三、临床表现

本病多见于中青年，男性多于女性，任何年龄均可发病。临床表现多样化，起病常较为隐匿，以蛋白尿、血尿、水肿、高血压为特点，可以伴有不同程度的肾功能减退。

患病初期患者的临床症状常不明显，部分患者可见到眼睑和（或）下肢水肿、腰痛、乏力、血压可正常或升高，很多患者是通过健康体检发现患病的。

（一）蛋白尿

生理情况下，肾小球滤过的原尿中主要为小分子蛋白质，肾小球滤过膜具有分子屏障以及电荷屏障两方面的屏障作用，一定程度上有效阻止了蛋白尿的漏出。当肾小球滤过膜的屏障作用被破坏后，即可发生蛋白尿，肾小球性蛋白尿以白蛋白为主。当尿蛋白排泄量超过 150mg/d 时，为检测结果阳性，即可称为蛋白尿。

（二）血尿

正常人的尿液中常无红细胞或偶见红细胞。当肾小球基底膜断裂时，红细胞通过裂缝时受到挤压而受损，受损后的红细胞后续在肾小管不同渗透压以及 pH 的作用下，即形成了变形红细胞尿，同时红细胞容积变小，甚至发生破裂。该过程是肾小球肾炎血尿发生的主要原因。

血尿包括肉眼血尿和镜下血尿两种。前者尿的外观可见鲜红色、酱油色、茶色，或呈洗肉水样；后者外观颜色无异常，但于离心后沉渣检查时，每高倍视野红细胞超过 3 个，称为镜下血尿。肾小球肾炎引起的血尿常为无痛性，间断发生。

（三）水肿

水肿多从眼睑及颜面部开始，由水钠潴留导致组织间隙液体积聚过多引起。慢性肾炎出现水钠潴留的原因与"球-管失衡"和肾小球滤过分数下降有关。前者指的是 GFR 下降而肾小管重吸收功能基本正常，后者指的是 GFR 与肾血浆流量的比值下降。另外，高血压及毛细血管通透性增加等因素也会加重水肿。

（四）高血压

慢性肾炎可以发生高血压，其原因有水钠潴留、肾素分泌增多、肾内降压物质分泌下降几方面。另外部分患者的难治性高血压与肾脏局部交感神经的过度兴奋有关。

四、诊断要点

患者出现尿化验异常（包括蛋白尿、血尿）、高血压，可伴有肾功能不同程度的减退、水肿，除外继发性、遗传性肾小球疾病后，即可诊断为慢性肾炎。

五、病理类型

慢性肾炎常见病理类型有系膜增生性肾炎、局灶节段性病变、膜性肾病、系膜毛细血管性肾炎、增生硬化性肾炎。

六、治疗方案

慢性肾炎的治疗以延缓病情进展，防治并延缓肾功能的进行性恶化，改善临床症状，防治并发症，提高患者生活质量为其主要的治疗目的。

（一）非药物治疗

患者应当限制盐的摄入，水肿和高血压的患者应当限制钠在 3～5g，过分限制钠盐，易于发生电解质紊乱，使肾的血流量减少，加重肾功能减退。同时患者应当限制蛋白质及磷的摄入，这是因为研究证实，控制蛋白质及磷的摄入量，可以使肾小球内的高压力、高灌注、高滤过减轻，延缓肾小球的硬化及肾病的进展。选择优质蛋白，即动物蛋白为主的饮食，但应注意，低蛋白饮食的过程中，要注意适当增加糖类的补充，以满足机体正常的生理代谢所需，防止负氮平衡的发生。患者还应当戒烟、减少饮酒、减肥等。

（二）免疫抑制剂

众多肾脏疾病，包括慢性肾炎，是由免疫复合物的异常沉积进而激发炎症反应而造成的机体损伤，免疫调节、免疫抑制即是治疗这类肾脏疾病的重要方法。

但糖皮质激素等免疫抑制剂在临床应用中，治疗周期较长，并有肯定的毒副作用，因而在应用中，应当严格评价患者的适应证及禁忌证。在应用前做到与患者耐心细致地沟通，取得患者的信任与配合，针对具体的病理分型选择个体化的治疗方案，规范治疗剂量及疗程，既要确保疗效，减少复发，又不可盲目加大剂量，延长疗程，以免造成严重的毒副反应，同时要在治疗过程中严密监测相关指标，防治不良反应。一般而言，当患者肾功能正常或轻度受损时，尿蛋白较多，无禁忌证且考虑有活动性病变时，根据不同的病理分型可考虑试用。

人在生理情况下每天由肾上腺分泌约 10～20mg 的糖皮质激素。糖皮质激素呈脉冲式释放，在清晨释放达高峰。糖皮质激素具有强大的抗炎、免疫抑制作用，在临床治疗中被广泛应用。糖皮质激素在免疫调节方面的作用常体现在以下方面：①阻止 T 细胞的活化；②阻止毛细血管通透性的提高，减少组织中各种活性物质的释放；③减少受损毛细血管内皮细胞与巨噬细胞、粒细胞的粘连；④干扰巨噬细胞对抗原的吞噬作用，间接减少了白三烯与前列腺素的合成；⑤使炎症组织释放的缓激肽的活化受到阻断。糖皮质激素常引起感染，库欣综合征，消化性溃疡，骨质疏松，水钠潴留，血糖升高，白内障、青光眼等眼部疾患，痤疮等不良反应。当严格把握适应证。

目前肾脏疾病治疗中免疫抑制剂的应用有了很大的发展。肾病治疗中的新药不断出现，临床中比较推崇多靶点治疗的联合用药方案，以减少此类药物应用过程中出现不良反应的概率。此类药物主要包括环磷酰胺、吗替麦考酚酯、环孢素、他克莫司等。

环磷酰胺属于烷化剂，通过减少 B 淋巴细胞和 T 淋巴细胞来抑制细胞免疫和体液免疫，并可以同时作用于处于静止期和增殖期的细胞。环磷酰胺的毒副作用与治疗中应用的剂量相关。副作用包括恶心呕吐、脱发。临床应用中更值得我们注意的是由环磷酰胺引起的膀胱毒性、性腺毒性、骨髓抑制及其致癌的危险。

近年来，吗替麦考酚酯广泛应用于肾小球疾病，用于激素及细胞毒药物治疗效果不佳的难治性肾病，取得一定疗效，可用于环磷酰胺等药物有严重禁忌证，或治疗无效或有严重副作用时。吗替麦考酚酯是一种抗代谢免疫抑制剂，可以选择性地抑制淋巴细胞的增生，并可以抑制 B 淋巴细胞和 T 淋巴细胞。吗替麦考酚酯相较于环磷酰胺、他克莫司等其他免疫抑制剂副作用轻。其副作用中，胃肠道反应如恶心呕吐、消化不良、腹痛等较为常见，胰腺炎等较为罕见。此外，还可以出现感染、白细胞减少、血小板减少等，甚至发生严重贫血，该药的不良反应在减量、分次服用或停药后多可以得到缓解。另外，临床上吗替麦考酚酯通常与激素联合应用。

环孢素 A 是从土壤的真菌中分离出来的一种选择性的强效免疫抑制剂。它通过抑制钙调磷酸酶发挥作用，选择性地作用于 T 淋巴细胞，减弱 T 淋巴细胞的聚集，减少其他细胞因子的生成，减轻炎症反应。环孢素 A 最重要的副作用是肾毒性。急性肾损伤的发生与肾血流量的下降有关。环孢素 A 致使血管的内皮细胞受损，并通过影响肾素的产生及释放从而引起血管收缩，导致 GFR 下降。同时，药物还可以引起肾小管和肾血管结构和功能的改变，引起肾间质纤维化，这种变化常与慢性肾损伤有关。临床上在环孢素 A 的应用过程中，神经毒性也常见，包括震颤、睡眠障碍等，甚至发生脑病。由环孢素 A 引起的高血压也较为多见。此外还可出现感染、胃肠道功能紊乱、肝损害、高尿酸血症、血糖升高、多毛、齿龈增生等，并且其长期的应用还存在发生肿瘤的风险。由于环孢素撤减后容易复发，因而临床中，常常需要与糖皮质激素或其他免疫抑制剂联合应用，另外，可以在尿蛋白完全缓解后，予以缓慢减量至最少剂量维持 1~2 年。由于环孢素 A 的有效治疗浓度范围较小，而且其由肝脏代谢，因而很多药物会通过影响肝脏相关代谢系统而影响环孢素 A 的血药浓度，进而影响疗效，所以，该药在应用时，需要监测血药浓度。

（三）控制高血压

高血压患者的肾脏是最常受累的靶器官之一，高血压是导致终末期肾病的重要原因之一。

本病患者在治疗中要注意严格积极控制高血压，合理选择降压药物，争取将血压控制到目标值。如果尿蛋白<1g/d，血压应控制在 130/80mmHg 以下；如果尿蛋白≥1g/d，不伴有心脑血管并发症且患者可以耐受的情况下，血压尽量控制在 125/75mmHg 以下。对于长期难以控制的高血压，在降压过程中切忌过快过猛，应当逐渐平稳降压，尽量选择长效降压药，多种降压药物应当联合治疗，以期达到减少不良反应，提高疗效的目的。通过以上的用药原则规范治疗，力求使患者的血压能够稳定于目标范围，减少血压的波动，更好地保护靶器官。另外，还要关注降压药物对于脂代谢、糖代谢、尿酸代谢的不利影响。

对慢性肾炎患者的降压治疗中，ACEI、ARB、CCB、β受体阻断剂、利尿剂均可作为一线药物应用。另外，多项研究提出，ACEI、ARB 不但有降低血压的作用，还具有非血压依赖性肾脏保护作用，能减少蛋白尿，延缓肾功能恶化，是首选的降压药物。其减少蛋白尿的机制可能与下面几方面有关：①能同时对肾小球入球小动脉和出球小动脉有扩张作用，而对后者的扩张作用更强，从而可以使肾小球内的高压力、高灌注、高滤过减轻，并降低肾小球跨膜压力；②抑制肾脏内炎性因子；③可以选择性降低肾小球基底膜对蛋白分子的通透性；④缓激肽作用。在应用 ACEI、ARB 的过程中，有下面几个问题值得注意：服药期间应当密切监测肾功能，如果血肌酐水平升高>30%，应当予以减量，排查影响血肌酐升高的危险因素，当血肌酐水平升高>50%，需及时停药；服用该类药物的同时，还应当关注监测血钾水平，谨慎使用；双侧肾动脉狭窄的患者禁止使用。另外，少数患者应用 ACEI 后出现干咳，可考虑换用 ARB。

（四）避免加重肾损害的因素

感染、低血容量、劳累、肾毒性药物（氨基糖苷类抗生素、非甾体抗炎药、造影剂、矿物类药物、含有马兜铃酸的中药等）、妊娠、理化因素、代谢因素等，均有可能损伤肾脏，加重肾功能恶化，应注意避免。

七、中 医 认 识

（一）辨证要点

本病辨证要点为本虚标实。虽然临床表现不尽相同，但分析其疾病演变过程，总与脾肺肾功能失调，三焦气化失司关系密切，这其中尤以脾肾虚损为病机关键。肾为先天之本，脾为后天之本，重要性不言而喻。《丹溪心法》中也有论述："夫人之所以得其命者，水与谷而已。水则肾主之，谷则脾主之，惟肾虚不能行水，惟脾虚不能制水。"脾位于中州，主运化，升清阳，清阳不升，精微下注而成蛋白尿。蛋白是人体的精微物质，蛋白流失日久，势必阴精受损，则脾之气阴两虚。肾为先天之本，主封藏，受五脏六腑之精而藏之，精微物质流失必更损肾之阴阳，故临床脾肾虚弱多见。脾虚日久脏病及腑，可致脾胃虚弱。本病病程中多兼夹湿热之邪，此为标。这是因为脾肾虚弱，水液代谢失常，水湿内停，湿邪久郁，易于从热而化，酿成湿热。另外本病临床上肾上腺皮质激素的应用也常易于助湿化热。临床上还观察到，湿热的存在往往造成了本病的缠绵难愈，故而在治疗上应当注重针对湿热之邪的用药。

（二）中医治疗

1. 气阴两虚，湿热内蕴证

主症：少气乏力，口舌干燥或咽干，舌尖红赤，脉沉细。

证候分析：脾气虚弱，运化失常，周身失养则乏力，气虚则少气，脾虚不能为胃行其津液故而口舌干燥，咽干。

治则：益气养阴，清热利湿。

代表方：清心莲子饮加减。

常用药：党参、黄芪、地骨皮、黄芩、车前子、茯苓、柴胡、麦冬、莲子、半枝莲、白花蛇舌草、鱼腥草。

方中莲子清心火，涩精，为君药，黄芪、党参升阳补气，麦冬、地骨皮养阴，黄芩上清心肺之热，茯苓、车前子淡渗利湿，用柴胡以疏散肝胆郁热，半枝莲、白花蛇舌草、鱼腥草清热解毒。

加减：肿重者加益母草、冬瓜皮利水消肿；脾胃不和，受纳不佳者加鸡内金以和胃；血尿重加石韦、小蓟、茜草、藕节以止血。

饮食调养：宜进食鲫鱼、牛羊肉、鸡肉等。

2. 脾肾两虚，湿热内蕴证

主症：倦怠乏力或气短懒言，食少，呕恶不欲食，腰膝酸软，手足心热，舌苔厚腻，舌淡边有齿痕，脉沉细。

证候分析：脾虚运化失常，故而食少，脾胃升降失常，胃气上逆则呕恶不欲食，脾虚失于运化，气血生化乏源，倦怠乏力，气短懒言，阴虚内热则手足心热，肾虚腰膝失养则腰膝酸软。

治则：补肾健脾，清热利湿。

代表方：参芪地黄汤加减。

常用药：党参、黄芪、生地黄、山茱萸、山药、茯苓、丹参、泽泻、枸杞、首乌、杜仲、女贞子、半枝莲、白花蛇舌草、鱼腥草。

方中黄芪、党参益气健脾，山茱萸补养肝肾而涩精，山药既能补益脾阴，又能固精，茯苓、泽泻健脾渗湿，首乌温补肾阳而不燥，枸杞滋助肾阴，女贞子滋补肝肾，生地黄清热养阴，丹参活血化瘀，杜仲温肾壮阳，强筋骨，既补肾阳，又治疗腰膝酸软，半枝莲、白花蛇舌草、鱼腥草清热解毒以防病证热化，否则疾病更易缠绵难愈。

加减：若见脾虚兼有气滞者，加焦山楂和砂仁等健胃助脾之运化；伴浮肿，可加益母草、冬瓜皮，二药均有利水消肿之功。

饮食调养：宜进食姜、葱、芥末、胡椒、大蒜、韭菜、羊肉等，忌生冷瓜果。

3. 脾胃虚弱，清阳不升证

主症：周身倦怠，纳差，口苦口干，面色萎黄，肠鸣，便溏，尿少，舌淡，苔薄黄，脉弱。

证候分析：脾气虚弱运化失常，气血生化乏源，则倦怠纳差，脾虚不能为胃行其津液，则尿少，津液不能上承则口干，脾虚颜面失养则面色萎黄，脾失健运故而肠鸣便溏。

治则：补益脾气，升阳除湿。

代表方：升阳益胃汤。

常用药：黄芪、党参、白术、黄连、半夏、陈皮、茯苓、泽泻、防风、羌活、独活、柴胡、白芍、生姜、红枣、甘草。

方中以党参、黄芪、白术、茯苓、红枣、甘草益气健脾，防风、羌活、独活祛风除湿，柴胡升阳，陈皮、半夏健脾除湿，黄连清热燥湿，泽泻淡渗利湿，白芍养阴以防祛湿伤阴，全方补中有散，发中有收，共收益气补脾胃、升阳除湿之功。

加减：湿热内蕴者加石韦、白茅根、车前子；腰膝酸痛，可加杜仲。

（三）康复

1. 穴位贴敷

穴位是脏腑精气输注于体表的特定部位，是经络上气血的汇聚之处，同时脏腑发生病变后也会在体表的穴位有所反映。穴位贴敷是在中医经络学说的指导下，经过辨证论治，从而达到预防及治疗疾病作用的一种中医外治法。经证实，穴位贴敷除了可以通过药物透皮吸收发挥作用外，机体还可以在循经的传感中，对其生理效应产生放大效应。同时，穴位贴敷疗法还具备自身较为明显的独特优势，比如，不经胃肠道的消化吸收，减少了毒副作用的发生，另外患者易于接受，依从性高。研究显示，穴位贴敷能够改善患者的临床症状，减少尿蛋白，增加血浆白蛋白，改善肾功能。

取穴：肾俞、命门、足三里、关元。

2. 耳穴压豆

对于肾病的治疗来讲，耳穴压豆治疗更具意义，这是因为肾开窍于耳，耳功能的发挥有赖于肾精的充养，二者关系更为密切。临床研究也发现，在常规治疗的基础上，联合耳穴压豆能够提高慢性肾炎的治疗效果。

取穴：肾、膀胱、输尿管、脾、肝、耳背肾、皮质下。

3. 运动

动则生阳，如果人久坐少动，则阳气无以化生。八段锦功法自宋朝末年流传至今，历时上千年。作为我国古代的一种导引术，其动作简单易行，强身健体，是中华文化中的瑰宝。古人将其喻作"锦"，是形容其动作的优美舒展。国家体育总局于 2003 年根据现代运动生理学规律颁布的八段锦健身功法，目前得到较为广泛的推广。现代研究表明，八段锦运动可以促进经气运行，疏通经络，改善微循环，调解脏腑功能。另外，八段锦属于有氧运动，有研究专门就八段锦对肾病的影响做了研究，并得出结论：规律性有氧运动对慢性肾炎以及与高脂血症相关性慢性肾炎的干预治疗有促进作用。

参 考 文 献

黄咏梅，赵亚伟，李红，2011. 慢肾膏择时穴位贴敷治疗慢性肾小球肾炎 33 例临床观察 [J]. 临床医学工程，18（9）：1450-1451.

李清萍，2014. 耳穴压豆联合中药治疗原发性慢性肾小球肾炎 40 例 [J]. 中国中医药现代远程教育，12（13）：68-69.

司红波，2014. 规律性有氧运动对肾炎治疗皮脂刺激效果分析 [J]. 科技通报，30（10）：34-36.

（栾智杰　蔡 荔）

第三节　肾病综合征

一、概　　述

肾病综合征（nephrotic syndrome，NS）是由多种肾脏病理损害所导致的大量蛋白尿（尿蛋白≥3.5g/d），并常伴有相应的低蛋白血症（血浆白蛋白≤30g/L）、水肿、高脂血症等的一组临床表现。NS 作为一组临床综合征是肾小球疾病的常见表现，可由多种原因引起，对治疗的反应及预后差异很大，在临床上见到此病，不能仅仅满足于此病的诊断，还应对其病因、病理、并发症做出完整诊断，以提高此病的治疗效果，改善预后。

原发性 NS 的病理类型以微小病变型肾病、系膜毛细血管性肾小球肾炎、膜性肾病、系膜增生性肾小球肾炎、局灶性节段性肾小球硬化多见，原发性 NS 的诊断需排除继发性 NS。随着社会环境、经济发展、生活方式等因素的影响，继发性 NS 的发生率呈上升趋势，继发性 NS 常见于过敏性紫癜性肾炎、糖尿病肾病、药物性肾损害、肾淀粉样变性、狼疮肾炎、肾肿瘤等。

根据 NS 的临床表现，其可归属于中医"水肿""腰痛"的范畴。

二、病　　因

本病分为原发性和继发性两种。原发性的微小病变型肾病多见于儿童，系膜增生性肾小球肾炎、系膜毛细血管性肾小球肾炎及局灶性节段性肾小球硬化多见于青少年，膜性肾病多见于中老年，而继发性的过敏性紫癜肾炎、乙型肝炎病毒相关性肾小球肾炎、系统性红斑狼疮肾炎多见于儿童和青少年，糖尿病肾病、肾淀粉样变性、骨髓瘤性肾病、淋巴瘤或实体肿瘤性肾病多见于中老年。

三、原发性 NS 的病理类型及临床特征

（一）微小病变型肾病

此病理类型约占儿童原发性 NS 的 80%～90%，占成人约 20%～25%，男性多于女性，儿

童常见此病理类型，成人发病率较低，而老年人发病率又呈增高趋势，仅少数患者伴有镜下血尿，可因严重的水钠潴留导致血压一过性升高，但一般无持续性的高血压及肾功能减退。约有35%的患者可在发病数月后自行缓解，90%患者对糖皮质激素敏感，使用激素后2周左右即可利尿，尿蛋白在数周内减少直至转阴，血浆蛋白逐步恢复，最终达到临床缓解，但本类型复发率高，可达 60%，成人的缓解率及缓解后复发率均较儿童低。若反复发作或大量蛋白尿得不到有效控制，本病可能会转变成系膜增生性肾小球肾炎，进而转变为局灶性节段性肾小球硬化。

（二）系膜增生性肾小球肾炎

此类型在我国的发病率很高，明显高于西方国家，约占原发性 NS 的 30%，男性多于女性，好发于青少年。按免疫病理检查可将本病分为 IgA 肾病及非 IgA 系膜增生性肾小球肾炎两种。部分患者起病隐匿，约一半的患者有前驱感染症状，可于上呼吸道感染后急性发病，甚至表现为急性肾炎综合征，其中非 IgA 系膜增生性肾小球肾炎约 50%表现为 NS，约 70%同时伴有血尿，而 IgA 型几乎均有血尿，约 15%表现为 NS，随着肾脏病变程度的逐渐加重，肾功能不全及高血压的发生率逐渐增加。对于本病表现为 NS 的患者，糖皮质激素及细胞毒药物的疗效取决于病理类型之轻重，轻者疗效好，重者疗效较差。

（三）系膜毛细血管性肾小球肾炎

此类型约占我国原发性 NS 的 1/10，好发于青壮年，男性多于女性，约 25%～33%患者常于上呼吸道感染后发病，表现为急性肾炎综合征，约一半的患者表现为 NS，几乎所有患者均有血尿，少数为发作性肉眼血尿，其余少数为无症状性血尿及蛋白尿，高血压、肾功能损害、贫血出现早，多持续进展，约一半以上的患者血清 C3 持续降低，对于本病有重要的提示意义。此类型 NS 治疗困难，糖皮质激素及细胞毒药物对成人治疗效果差，可能仅对部分儿童病例有效，病情进展较快，发病 10 年后约一半患者将进展至慢性肾衰竭。

（四）膜性肾病

约占我国原发性 NS 的 25%～30%，好发于中老年，男性多于女性，起病隐匿，约 4/5 表现为 NS，约 1/3 可出现镜下血尿，一般无肉眼血尿，病情进展缓慢，约 20%～35%患者可自发缓解，约 60%～70%的早期膜性肾病患者经糖皮质激素及细胞毒药物治疗后可临床缓解。随着病情逐渐进展、病理变化加重，疗效会越来越差，常难以减少蛋白尿，肾功能损害常于发病5～10 年后逐渐出现。此类型极易发生血栓、栓塞等并发症，肾静脉血栓发生率可高达 40%～50%。

（五）局灶性节段性肾小球硬化

该病理类型约占我国原发性 NS 的 5%～10%，好发于青少年男性，多隐匿起病，部分可由微小病变型转变而来，约 75%患者伴有血尿，20%可出现肉眼血尿，此病确诊时约一半的患者患有高血压，约 1/3 患者有肾功能减退，其中部分患者可伴有肾性糖尿、磷酸盐尿、氨基酸尿等近曲小管功能障碍。因本病理类型较重，故对糖皮质激素及细胞毒药物治疗反应慢，约半数以上疗效差，并逐渐发展至肾功能衰竭，但也有约 1/3～1/2 的患者经治疗有可能达到临床缓解，病情可相对稳定。

四、临 床 表 现

（一）症状和体征

任何年龄均可发病，起病可急骤也可隐匿，可在发病前有食物或药物过敏史、职业病史、有毒有害物质接触史，亦可继发于皮肤、呼吸道感染、肿瘤、病毒性肝炎、糖尿病等，常表现为乏力、腰酸、食欲下降、恶心等，部分患者可无明显临床症状，有的患者除水肿、蛋白尿外，尚伴有血尿、高血压及肾功能减退。本病的主要症状即为水肿，首先出现在皮下组织较疏松的部位，如眼睑、颜面等处，继而出现在下肢，多为凹陷性水肿，严重者可蔓延全身，引起胸水、腹水、心包积液等，且水肿与体位有关，如双下肢水肿程度不一，与体位无关，则应怀疑下肢深静脉血栓形成。

（二）实验室检查

①大量蛋白尿（24 小时尿蛋白定量＞3.5g/d）；②低白蛋白血症（血浆白蛋白＜30g/L）；③高脂血症。除以上典型指标异常外，常因病理类型之不同及继发性因素而伴有多种指标异常，如尿常规中镜下红细胞增多、出现管型，肾功能正常或受损，免疫指标、病毒指标、肿瘤指标、骨髓穿刺活检异常。

五、诊 断

诊断标准：①尿蛋白大于 3.5g/d。②血浆白蛋白低于 30g/L。③水肿。④血脂升高。其中第①和第②项为诊断必需项，后 2 项为次要条件。临床上只要满足前 2 项，诊断即成立。

临床诊断为 NS 后，还应进一步明确病因，排除继发病因及遗传性疾病，方可诊断为原发性 NS，同时最好行肾活检术以明确病理类型，并判断有无并发症。

六、西 医 治 疗

（一）一般治疗

若病情较重，水肿严重则需卧床休息，待水肿消退、一般状态好转时再下地活动。患者常伴有胃肠道的黏膜水肿，甚者还出现胸腹水，表现为食欲不振、消化吸收差，故应以清淡为主，且对水和钠盐摄入需严格控制，还应限制脂肪的摄入，具体如下：

1. 保证热量充足

每日摄入量应足以维持实际需要，保证蛋白质的充分利用，因患者食欲欠佳，故饮食上应做到品种多样、色香味俱佳，以增进患者食欲，增强抗病能力。

2. 水、钠盐摄入的控制

一般患者均有不同程度的水肿，故对水、钠盐的控制尤为重要，除饮食外，水的液体量最好限制在 500ml 以内，食盐控制在每日 3g 以下，如高度水肿，食盐限制在 0.5g 以内或无盐饮食，同时一些含盐量高的食物，如咸菜、熟食、肉食罐头、咸鸭蛋、松花蛋、腐乳等均应禁食，烹饪时如不用盐，可用酱油 5～10g（每 5g 酱油约含 1g 盐）代替，高度水肿时还应禁食含碱主食及含钠量高的蔬菜，如用碱制作的馒头、油饼，小白菜，油菜，菠菜，白萝卜等。

3. 保证必需蛋白质量

NS 患者因尿中丢失大量蛋白，血中白蛋白降低，使机体处于营养不良状态，出现负氮平衡，虽然患者血浆白蛋白低，尿中丢失大量蛋白，但仍不主张给予高蛋白饮食，因其可导致肾小球高滤过，加重肾脏损害。如患者肾功能正常，成人摄入量为 0.8～1.0g/（kg·d）的优质蛋白，优质蛋白为含必需氨基酸的动物蛋白，多选用鸡蛋、猪（或牛、羊）瘦肉、鸡肉、鱼肉等富含优质蛋白的食物，即动物蛋白占 2/3，植物蛋白占 1/3，若出现肾功能损害，则应减少蛋白质的摄入，成人按 0.6g/（kg·d）计算，以防加重肾功能损害。

4. 低脂饮食

NS 患者血脂高，故应采取低脂饮食，成人每日（以体重 60kg 计）脂肪摄入量为 50～70g，占总热量的 20%以下，应少进食含饱和脂肪酸（动物油脂）的饮食，多进食富含多不饱和脂肪酸（如植物油、鱼油）的饮食，因动物油脂（深海鱼油除外）含胆固醇及饱和脂肪酸高，不饱和脂肪酸少，故不宜多食，而植物油（椰子油除外）恰好相反，故适合 NS 患者食用，常见的有玉米胚油、芝麻油、葵花籽油等，某些富含可溶性纤维素（如燕麦、米糠等）的食物也利于降血脂。富含胆固醇的食品，如动物内脏、虾、蟹、鱿鱼、肥肉、蹄筋等应予以控制。

5. 进食含钙丰富的食物

因尿中大量蛋白质丢失，导致某些与蛋白质结合的激素、离子缺乏，导致低钙血症，故应进食奶类及奶制品、各种豆类及豆制品，以补充机体所需的矿物质。

6. 维生素、钾盐等其他矿物质

钙盐及维生素 D 的补充对肾病综合征患者尤为重要，尤其是在使用糖皮质激素时，应供给含丰富维生素的蔬菜及水果。

7. 其他

注意少食用辛辣刺激食品，不可贪食冷饮冰凉之物，以免加重胃肠道负担，应进食易消化、清淡的半流质饮食。不宜过食五味（酸苦甘辛咸），忌生冷、腥膻、腌制之品，不宜吸烟、饮酒。

（二）对症治疗

1. 利尿消肿

①噻嗪类利尿药：常用剂量为 25mg 每日 3 次口服，因本药能增加钾的排泄，故长期使用应防止低钾、低钠血症。②潴钾利尿药：此类药物单独使用时利尿作用不明显，可与噻嗪类利

尿剂合用以增加疗效，常用氨苯蝶啶 50mg 每日 3 次，或螺内酯 20mg 每日 3 次口服，长期服用需监测钾离子，防止高钾血症，肾功能不全患者慎用。③袢利尿药：临床常用的药物有呋塞米 20～120mg/d 或布美他尼（丁尿胺）1～5mg/d（同等剂量时作用是呋塞米的 40 倍），口服或静脉注射。使用时谨防低钾血症、低钠血症、低氯血症性碱中毒。④渗透性利尿药：常用不含钠的右旋糖酐 40（低分子右旋糖酐）或淀粉代血浆（706 代血浆）250～500ml 静脉滴注，隔日 1 次，之后再使用袢利尿药利尿效果更好，但对于少尿的患者（尿量少于每日 400ml）则慎用此药，因其易造成肾小管阻塞，诱发渗透性肾病，导致急性肾衰竭。⑤提高血浆胶体渗透压：血浆或血浆白蛋白为临床常用，静脉滴注后续用呋塞米 120mg 可获得良好的利尿效果，但因输入的蛋白在 1～2 天后即由尿排出，引发肾小球高滤过、肾小管高代谢造成的损伤，严重者可损害肾功能，故应严格掌握使用指征，避免使用过多过频，如同时伴有心脏病应慎用此种利尿方法，避免因血容量急性扩张而诱发心力衰竭。总结 NS 的利尿原则为不宜过猛、过快，否则易造成有效血容量不足，加重血液黏稠度而诱发血栓、栓塞。

2. 减少蛋白尿

蛋白尿是影响疾病预后的重要因素，经证实减少蛋白尿可延缓肾功能恶化，ACEI、ARB、长效二氢吡啶类钙拮抗药等，均可控制血压而不同程度地减少蛋白尿，如贝那普利、卡托普利、氯沙坦、氨氯地平等，其中 ACEI 和 ARB 可不依赖降血压而减少蛋白尿。

3. 主要治疗——抑制免疫与炎症反应

（1）糖皮质激素

使用时应注意以下三点：①起始足量：常用泼尼松 1mg/（kg・d），口服 8 周，必要时可延长至 12 周，甚则 16 周；②缓慢减量：给予足量后每 1～2 周减原用量的 10%，当减至 20mg/d 左右时症状易反复，更应缓慢减量；③长期维持：治疗后期以最小有效剂量（10mg/d）再维持半年左右。在服用方法上，可采取全日量顿服或在维持期 2 日量隔日一次顿服，以减轻激素之不良反应，泼尼松龙可用于严重水肿、肝功能损伤或泼尼松疗效欠佳的患者。长期使用激素的患者常见的不良反应为感染、骨质疏松、药物性糖尿病、高血压、肥胖等，少数患者会发生股骨头无菌性缺血性坏死，故应密切监测。根据患者对糖皮质激素治疗的反应情况，可将其分为激素敏感型、激素依赖型、激素抵抗型。

（2）细胞毒药物

若无激素禁忌证，此类药物一般不作为首选或单独使用，可用于激素依赖型或激素抵抗型患者。①环磷酰胺：为国内外最常用的药物，应用剂量为 2mg/（kg・d），分 1～2 次口服，或 200mg 隔日静脉滴注，累积量为 6～8g。不良反应主要为骨髓抑制及中毒性肝损害、性腺抑制、出血性膀胱炎、脱发、胃肠道反应。②氮芥：为最早用于治疗 NS 的药物，疗效好，但因局部组织刺激较强、胃肠道反应严重、骨髓抑制强，故临床上使用少。③其他：苯丁酸氮芥、硫唑嘌呤等亦有报道使用，但疗效较弱。

（3）环孢素

可用于治疗激素及细胞毒药物无效的难治性 NS，常用剂量为 5mg/（kg・d），分两次口服，服药期间应监测血药浓度，并将血药浓度维持在 100～200ng/ml，用药 2～3 个月后可缓慢减量，疗程半年左右。不良反应主要有肝肾毒性、高尿酸血症、高血压、牙龈增生等。

（4）吗替麦考酚酯

常用量为 1.5～2g/d，分 1～2 次口服，共服用 3～6 个月，减量维持半年，不良反应相对小。

（5）雷公藤多苷

20mg 每日 3 次口服，有降蛋白作用，可配合激素应用，主要不良反应为性腺抑制、肝功能损害及外周血白细胞减少等，及时停药后可恢复，但本药不良反应较大，甚至可引起急性肾衰竭，故用时应小心监护。

应用激素及细胞毒药物的选择可有多种方案，原则为增强疗效、减轻不良反应，对于是否使用激素、疗程长短、是否使用细胞毒药物应根据患者临床表现、病理类型、肾功能、年龄等多方面因素而定。

七、中医辨证论治

NS 患者多辨证为脾肾两虚，给予健脾补肾利水的方剂治疗，长期大剂量使用激素的患者常出现阴虚内热或湿热，给予滋阴降火或清热祛湿的方剂，可减轻激素不良反应，激素减量过程中辅以中药温补脾肾的方剂，常可减少病情反复、巩固疗效，应用细胞毒药物时配合补益脾肾及调理脾胃的中药，可减轻胃肠道反应及骨髓抑制的不良反应。

（一）辨证要点

本病外感内伤均可引起，与肺脾肾三脏密切相关，但以肾为本，又根据临床表现分为阳水与阴水，并可相互转化，治疗上遵循《黄帝内经》提出的"开鬼门""洁净府""去宛陈莝"三条原则，即上半身肿甚，以发汗为主，下半身肿甚，以利小便为主，阳水表现为表、热、实，以祛邪为主，可发汗、利小便、攻逐，阴水表现为里、虚、寒，以扶正为主，治以健脾、温肾，若病情迁延，缠绵不愈，可致瘀血阻滞，三焦水道不利，使水肿顽固难愈，可应用活血化瘀法。治疗上不可为求速效而滥用攻逐利水之品，忌见水治水，过用利水之法，应标本兼顾，水肿退后还应健脾补肾巩固，杜绝复发之萌。

（二）证治分型

1. 阳水

（1）风水泛滥证

主症：眼睑、四肢、全身皆肿，起病急，同时伴有外感症状。

次症：肢体酸重，小便不利，恶寒发热等，偏于风寒者，伴恶寒、哮喘，舌苔薄白，脉浮滑或浮紧，偏于风热者，兼咽喉红肿疼痛，舌质红，脉浮滑数，若水肿严重，亦可见沉脉。

证候分析：风邪袭肺，水道通调失常故见水肿、小便不利，邪郁肌表，卫阳被遏则恶寒、发热、肢体酸重，水气阻肺，宣降失司故咳喘。

治法：疏风散邪，宣肺行水。

代表方：越婢加术汤加减。

常用药：麻黄宣肺利水，石膏清热泻肺，白术健脾利水，生姜、大枣、甘草调和营卫。

兼症：恶寒重可去石膏，加苏叶、防风以疏风散寒；咳喘可加杏仁、前胡宣肺止咳；咽喉红肿热痛可去生姜、大枣，加蒲公英、连翘清热解毒；热重伤阴、口干加生地黄、玄参养阴清热；若伴有血尿，加小蓟、白茅根等以清热止血；汗出恶风用防己黄芪汤以助卫行水。

（2）湿毒浸淫证

主症：水肿由眼睑开始波及周身，身发疮痍，甚则溃烂。

次症：恶风，发热，舌质红，苔薄黄，脉浮数或滑数。

证候分析：湿毒浸淫肌肤，内归肺脾，肺不能通调水道，脾不能运化水湿故小便不利，风为阳邪，易袭阳位故肿从眼睑开始，再蔓延全身，并有恶风发热之症。

治法：宣肺解毒，利水消肿。

代表方：麻黄连翘赤小豆汤合五味消毒饮。

常用药：麻黄、杏仁、桑白皮宣肺行水，连翘清热解毒，赤小豆利水消肿，金银花、菊花、蒲公英、紫花地丁清热利湿解毒。

兼症：脓毒甚者重用蒲公英、紫花地丁清热解毒；湿盛皮肤糜烂加苦参、土茯苓燥湿；风盛瘙痒加白鲜皮、地肤子祛风止痒；血热盛红肿者加牡丹皮、赤芍清热凉血；大便不通加大黄、芒硝泄热通便。

（3）水湿浸渍证

主症：周身浮肿，按之没指，小便不利。

次症：肢体困重乏力，胸闷，纳呆泛恶，苔白腻，脉沉缓。

证候分析：水湿浸渍肌肤故周身浮肿，三焦决渎失司，膀胱气化失常则小便短少，脾为湿困，阳气不得舒展故肢体困重无力、胸闷、纳呆泛恶。

治法：健脾化湿，通阳利水。

代表方：五皮饮合胃苓汤。

常用药：桑白皮、陈皮、大腹皮、茯苓皮、生姜皮化湿利水，白术、茯苓健脾利湿，苍术、厚朴燥湿健脾，猪苓、泽泻利尿消肿，肉桂温阳化气行水。

兼症：肿甚兼喘，可加麻黄、杏仁、葶苈子泻肺平喘。

（4）湿热壅盛证

主症：遍体浮肿，皮肤绷紧光亮。

次症：烦热，胸脘痞闷，口渴，小便短赤，大便干结，苔黄腻，脉沉数或濡数。

证候分析：湿邪郁久化热，或湿热壅于肌肤故见遍身浮肿且皮肤绷紧光亮，湿热阻滞三焦，气机通降不畅以致胸脘痞闷，如热邪偏重，津液被伤则见烦渴、小便短赤、大便干结。

治法：清热利湿。

代表方：疏凿饮子加减。

常用药：商陆通利二便，槟榔、大腹皮行气导水，茯苓皮、泽泻、木通、椒目、赤小豆利水，羌活、秦艽疏风透表，使水从汗泄。

兼症：腹满，大便不通，可合用己椒苈黄丸使水从大便而泄；喘满气粗，倚息不得卧，脉弦有力，可用五苓散、五皮散等合葶苈大枣泻肺汤以泻肺行水；伤及血络出现尿痛、尿血，可加大小蓟、白茅根以凉血止血。

2. 阴水

（1）脾阳虚衰证

主症：浮肿以腰以下为甚，按之凹陷不易恢复，小便短少，纳呆便溏。

次症：脘腹胀闷，面色萎黄，神倦肢冷，舌质淡，苔白腻或白滑，脉沉缓或沉弱。

证候分析：脾阳不振，运化失常，气不化水，下焦水邪泛滥故浮肿以腰以下为甚，按之凹陷不起，脾虚健运失司故脘腹胀闷，纳呆便溏，脾虚气血生化乏源故面色萎黄，阳虚不能温煦则神疲肢冷，阳不化气故小便短少。

治法：温脾利湿。

代表方：实脾饮。

常用药：干姜、附子、草果仁温阳散寒，白术、茯苓、炙甘草、姜枣益气健脾，大腹皮、茯苓、木瓜利水祛湿，木香、厚朴理气。

兼症：气虚见气短声弱者，可加人参、黄芪益气健脾；小便短少可加桂枝、泽泻以化气行水。

（2）肾阳衰微证

主症：颜面及周身浮肿，腰以下为甚，按之凹陷不起，腰部冷痛酸重。

次症：尿量减少或增多、心悸、气促，四肢厥冷，神疲怯寒，面色㿠白或灰滞，舌质淡，舌体胖大，苔白，脉沉细或沉迟无力。

证候分析：肾主腰膝，肾阳虚衰，水湿下聚故腰以下肿甚、按之不起，水气凌心射肺故见心悸气促，腰为肾府加之水气内盛故腰痛酸重，阳虚膀胱气化不利故尿量减少，或见固摄失司之尿量增多，阳虚命门火衰，不能温养四肢故四肢厥冷、怯寒神疲，阳气不能温煦上荣故面色灰滞或㿠白。

治法：温肾助阳，化气行水。

代表方：济生肾气丸合真武汤。

常用药：六味地黄丸滋阴补肾，桂枝、附子温肾助阳，白术、茯苓、泽泻、车前子利水渗湿，生姜温散水寒之气，白芍调和营阴，牛膝引药下行。

兼症：小便清长量多，去泽泻、车前子，加菟丝子、补骨脂以温固下元；心悸，唇绀，脉虚数或结代，应重用附子，再加桂枝、炙甘草、丹参以温阳化瘀；喘促、汗出，脉虚浮而数，可重用人参、五味子、蛤蚧、山茱萸、龙骨、牡蛎以防喘脱。

八、康复治疗

NS 往往病程长，治疗比较困难，中西医治疗固然重要，但在疾病过程中的康复治疗亦不容忽视。通过康复治疗既可加强疗效，又可减轻副作用，加速疾病好转，提高生命质量。

（一）心理治疗

NS 病程长，并发症多，且易反复，缠绵难愈，患者患病后会出现焦虑、恐惧等情绪，加之大多会使用激素治疗，患者还有对使用激素的心理压力，担心出现各种副作用（如满月脸、水牛背、肥胖等）而抗拒使用，这对治疗和康复十分不利，甚至会延误或加重病情，对于这类心理安全感缺失的患者，医生应积极与患者沟通，了解其不安全原因，通过交流重建心理安全感并教其正确认识此病，了解此病的发生发展规律，消除顾虑，学会自我心理调节，充分利用网络、书籍等多种途径了解疾病，通过治疗效果好的病例让患者树立战胜疾病的信心，并与患者家属沟通，营造良好的家庭氛围，使家庭成员对患者形成有力的支持，减轻患者精神负担，对病情的恢复及生活质量提高有着积极而重要的作用。

在治疗过程中，若病情迁延难愈，患者易出现悲观、失望、愤怒等负面情绪，医护人员应以高度责任心和同情心给予心理疏导，使患者感到有所依靠，同时做好家属的情绪疏导，避免家属在患者面前流露出悲伤或埋怨情绪，以免给患者造成更大的精神压力。

（二）饮食疗法

中医食疗方法深入人心，大多患者都十分重视患病后的饮食宜忌，因其可巩固西医疗效、又增强了利水消肿的作用，同时又可补益脾肾，提高机体免疫力，加速病情转归，为患者所乐于接受。具体可根据辨证选用以下食疗方：

1. 赤小豆鲤鱼汤（《食疗本草》）

鲤鱼 1 条（约半斤），赤小豆 50g，鱼剖杀洗净，与洗净的赤小豆一同放入锅内，加适量清水，可加生姜，清炖至赤小豆熟烂，起锅调味即可。也可配大米 50～100g，同煮成粥食用，每日 1 次。

2. 薏苡仁粥（《食医心境》）

薏苡仁 30g，大米 50g，将薏苡仁与大米分别浸泡一段时间，洗净，放入锅内，加清水适量，文火煮成粥，可加白糖调成甜粥，适量食用，每次 1 碗，每日 2 次。

3. 复方黄芪粥（《岳美中医案》）

生黄芪 60g，生薏苡仁 30g，赤小豆 15g，鸡内金（研为细末）9g，金橘饼 2 枚，糯米 30g，先用 600ml 水煮黄芪 20min，捞去渣，加入薏苡仁及赤小豆煮半小时，再放入鸡内金、糯米，煮熟成粥，此为 1 日量，分 2 次服用，食后嚼服金橘饼 1 枚，每日服 1 剂。

4. 冬瓜粥（《粥谱》）

连皮鲜冬瓜 90g，大米 50g，先将冬瓜洗净，切成小块，大米淘洗干净后备用，然后将二者同时放入锅内，加水 500ml，煮成稀粥食用。

5. 西瓜赤小豆汤（《肾脏病诊疗全书》）

西瓜皮、冬瓜皮、赤小豆各 30g，用 500ml 水同煮，可随意常服。

6. 冬瓜鲤鱼羹（《食医心境》）

鲤鱼 500g，冬瓜 200g，先将鲤鱼去鳞、鳃、内脏，洗净，冬瓜洗净切块，再将鲤鱼、冬瓜一同放入锅中，加水 3000ml，小火煮沸后继续煮半小时，至鱼熟烂汤稠，服用前放入葱白10g、食盐少许，早晚各 1 次，吃鱼肉喝汤，1～2 天服 1 剂。

（三）针刺疗法

近代研究表明针刺可改善 NS 患者临床症状及生化指标，具体穴位如下：
脾俞、肾俞、足三里、三阴交、气海、关元、太溪、水分、命门，针刺得气后留针 30min。

（四）推拿疗法

常用穴位为肾俞、命门、大肠俞、八髎、中脘、气海、太溪、涌泉，可采取四指推法、摩法、按法、擦法、揉法。①患者取俯卧位，医者施以四指推法于肾俞、命门、大肠俞、八髎等穴约 3min，再按揉肾俞，以酸胀为度；②患者取仰卧位，医者施摩法于中脘、气海约 5min，然后按揉太溪和涌泉；③患者坐位，医者施擦法于肾俞、命门、大肠俞、八髎诸穴，自上而下横擦，以透热为度。

（五）中药足浴

足为三阴经之始，亦是三阳经之终，穴位众多，可调节脏腑功能以治疗疾病，经临床观察，此法具有健脾补肾、利水消肿、活血化瘀等作用，中药组成为黄芪 30g，熟地黄、茯苓、白术、杜仲、猪苓、车前子、牛膝各 20g，川芎、益母草各 10g，水煎后连药渣带药液倒入盆内，另加热水，水位刚没过膝关节即可，温度要适宜，不可过热烫伤皮肤，亦不可过凉引起感冒，以患者微微出汗为度，每日 1 次，每次 30～40min。

（六）药茶疗法

药茶疗法是我国人民和医家在长期同疾病作斗争的过程中不断实践、充实和发展而形成的独具特色的治疗方法，具有简便省时、价格适宜、疗效确切、用药量少、携带方便、服用及时、副作用少等优点，NS 常用药茶方如下：

1）车前子 20g，浮萍 60g，蜂蜜 15g。将浮萍、车前子洗净放入锅中并加入适量的水，煮半个小时，滤掉药渣取汁，待药液变温后加入蜂蜜即可，分 2 次服用。本方具有疏风解表、利水消肿之功效，对面目水肿明显者尤为适宜。

2）冬瓜皮 60g，茯苓皮 30g，桑白皮 20g，生姜皮 15g。将以上 4 味药洗净，放入锅中并加适量水，煮 40min 后去渣取汁，分 2 次服用。本方具有健脾化湿、利水消肿功效。

3）茯苓 20g，猪苓 20g，车前子 15g，车前草 15g，泽泻 10g，白糖 15g，将以上药物一同洗净，放入锅中并加入适量水，煮 40min，去掉药渣，趁热放入白糖即可，分 2 次服用。本方具有健脾化湿、利水消肿之功效。

4）玉米须 30g，白茅根 60g，二者洗净后放入锅中加水煎煮半小时，每日 1 剂，渴即饮之。本方具有利水消肿之功效。

（七）艾灸疗法

常用穴位为关元、脾俞、肾俞、足三里、气海、水道、三焦俞、膀胱俞。

可采用隔姜灸或隔盐灸，每次每穴灸 5～7 壮，每日灸 1 次，或用艾条灸，每次每穴 20min，每日 1 次。

（八）贴敷疗法

方法为取白芥子 20g，丁香 10g，肉桂 10g，胡椒 10～20g，上四味共研为细末，取适量药粉加醋调成膏，用纱布包裹后敷于神阙穴，用胶布固定，当局部皮肤发红和有刺痛烧灼感时去掉，每日 1 次。

（九）中药离子透入

方法：药用透骨草 25g、威灵仙 25g、黄芪 20g、桂枝 15g、当归 20g、川芎 15g、桃仁 15g、红花 15g、杜仲 15g、地龙 25g，浓煎，将药液浸透两块无菌纱布，分别放于背部两侧肾区，再在纱布及腹部分别置放正负电极板，调节输出电流强度为 0.3mA/cm^2，每次 40min，每日 1 次。

参 考 文 献

韩秀霞，2019. 成人原发性肾病综合征患者心理安全感的临床意义研究［D］. 济南：山东大学.

毛秀梅，金晓薇，史耀勋，2012. 中药足浴法治疗肾病综合征的临床观察及护理［J］. 中国民间疗法，20（10）：25.

魏子孝，1994. 对肾病综合征如何进行辨证食疗?［J］. 中医杂志，（8）：501-502.

占桂香，2012. 针灸联合泼尼松治疗原发性肾病综合征疗效观察［J］. 湖北中医杂志，34（2）：34-35.

张伟石，2009. 温针灸治疗肾病综合征 50 例临床观察［J］. 中外医疗，28（30）：96.

（张雪枫）

第四节 小儿肾病综合征

一、定 义

肾病综合征（nephrotic syndrome，NS）是由于肾小球滤过膜对血浆蛋白通透性增高，大量血浆蛋白自尿中丢失，并引起一系列病理生理改变的一种临床综合征。具有以下四大特点：①大量蛋白尿，定性检查＋＋＋，定量检查每天超过 50mg/kg；②低蛋白血症：血清白蛋白＜25g/L；③高胆固醇血症（高脂血症），血清胆固醇超过 5.72mmol/L（220mg/dl）；④水肿。其中前 2 项为诊断的必备条件。小儿 NS 为儿童常见病，临床表现轻重不一，如治疗不及时，甚至发展为肾功能衰竭。

根据病因和发病年龄，NS 可以分为三类：①先天性 NS；②原发性 NS；③继发性 NS：包括继发于全身性疾病（如过敏性紫癜、系统性红斑狼疮等）、临床诊断明确的肾小球肾炎（如急性链球菌感染后肾炎、急进性肾炎）以及药物、金属中毒等。

二、临 床 分 型

目前国内临床习惯根据临床表现、化验检查将原发性 NS 再分为两类：单纯性肾病和肾炎性肾病。

除具备 NS 四大特征外，还具有以下 4 项中 1 项或多项者属肾炎性肾病：①尿检查红细胞超过 10 个/HP（2 周内离心尿检查 3 次以上）并证实属肾小球性血尿；②反复（或持续）出现高血压，学龄儿童血压超过 130/90mmHg，学龄前儿童血压超过 120/80mmHg，并排除皮质类固醇激素所致；③持续性氮质血症：血尿素氮超过 10.7mmol/L（30mg/dl）；④血总补体或血 C3 持续降低。

目前，国际上多沿用依糖皮质激素效应分型：①激素敏感型 NS（steroid-sensitive NS，

SSNS）：以泼尼松足量治疗 4 周以内尿蛋白阴转者；②激素耐药型 NS（steroid-resistant NS，SRNS）：激素足量治疗 4 周以上尿蛋白仍阳性者；③激素依赖型 NS（steroid-dependent NS，SDNS）：对激素敏感，但连续 2 次减量或停药 2 周内复发者。

目前国内外推荐以激素足量使用 4 周尿蛋白是否转阴作为激素治疗是否敏感的标准，但在判定激素疗效时需注意一些干扰激素效应的因素，如激素用量是否足量，是否存在感染、严重高凝状态、血栓形成等。

另外，复发与频复发的诊断如下。

1）复发（relapse）：连续 3 天，晨尿蛋白由阴性转为＋＋＋或＋＋＋＋，或 24 小时尿蛋白定量≥50mg/kg 或尿蛋白/肌酐（mg/mg）≥2.0。

2）频复发（frequently relapse，FR）：指肾病病程中 6 个月内复发≥2 次，或 1 年内复发 3 次。

三、病理生理及发病机制

（一）病理分型

小儿原发性 NS 可呈多种病理类型的改变，但以微小病变占大多数，可因患儿年龄以及肾穿刺指征等因素而异。

（二）病因及发病机制

尚未阐明。微小病变可能与 T 细胞免疫功能紊乱有关，膜性肾病和膜增生性肾炎可能与免疫复合物形成有关。

（三）病理生理

1）大量蛋白尿：为最根本的病理生理改变，也是导致本病其他三大特点的根本原因。由于肾小球滤过膜受免疫或其他原因的损伤，电荷屏障或（和）分子筛的屏障作用减弱，血浆蛋白大量漏入尿中，在微小病变肾病，主要是电荷屏障减弱或消失，使带负电荷的白蛋白大量涌入肾小囊，形成选择性蛋白尿。而非微小病变肾病，分子筛也常受损，故不同分子量的血浆蛋白均可漏出，导致非选择性蛋白尿。

2）低白蛋白血症：大量血浆白蛋白自尿中丢失是低蛋白血症的主要原因；蛋白质分解的增加，为次要原因。低白蛋白血症是病理生理改变中的关键环节，对机体内环境（尤其是渗透压和血容量）的稳定及多种物质代谢可产生多方面的影响。当血白蛋白低于 25g/L 时可出现水肿；同时因血容量缩小，在并发大量体液丢失时极易诱发低血容量性休克。此外，低白蛋白血症还可影响脂类代谢。

3）高胆固醇血症：可能由于低蛋白血症致肝脏代偿性白蛋白合成增加，有些脂蛋白与白蛋白经共同合成途径而合成增加，再加以脂蛋白脂酶活力下降等因素而出现高脂血症。一般血浆白蛋白＜30g/L，即出现血胆固醇增高，如白蛋白进一步降低，则甘油三酯也增高。

4）水肿：NS 时水肿机制尚未完全阐明。传统的理论认为，由于血浆白蛋白下降，血浆胶体渗透压降低，血浆中水分由血管内转入组织间隙，直接形成水肿；另一方面又导致血容量下降，通过容量和压力感受器使体内神经体液因子发生变化（如抗利尿激素、醛固酮、利钠因子等），引起水钠潴留而导致全身水肿。除上述传统理论外，近年提出原发的肾性水钠潴留，也是形成水肿原因之一，但其机制尚不清楚。因此，NS 的水肿可能是上述诸多因素共同作用的结果，而且在不同的患儿、病期可能有所不同。

四、临 床 表 现

发病年龄，以学龄前为发病高峰；单纯性 NS 发病年龄偏小，肾炎性 NS 偏大。男比女多，男：女约为（1.5～3.7）：1。

水肿是最常见的临床表现。最早为家长所发现。常始自眼睑、颜面，渐及四肢全身。水肿为可凹性，尚可出现浆膜腔积液如胸腔积液、腹水，男孩常有显著阴囊水肿，体重可增加 30%～50%。严重水肿时患儿大腿和上臂内侧及腹部皮肤可见皮肤白纹或紫纹。水肿严重程度通常与预后无关。水肿的同时常有尿量减少。

除水肿外，患儿可因长期蛋白质丢失出现蛋白质缺乏型营养不良，表现为面色苍白，皮肤干燥、毛发干枯萎黄、指（趾）甲出现白色横纹，患儿精神萎靡、倦怠无力、食欲减退，有时伴有腹泻，可能与肠黏膜水肿和（或）感染有关，病期久或反复发作者发育落后。肾炎性 NS 患儿可有血压增高和血尿。

五、实验室检查

（一）尿常规

尿蛋白明显增多，定性检查≥＋＋＋，24 小时尿蛋白定量≥50mg/kg，或随机或晨尿尿蛋白/肌酐（mg/mg）≥2.0，国际小儿肾脏病研究组织（ISKDC）也以尿蛋白＞40mg/（h·m²）为大量蛋白尿标准。

（二）血浆蛋白

血浆总蛋白低于正常，白蛋白下降更明显，常＜25g/L，有时＜10g/L，并有白蛋白、球蛋白比例倒置。α_2、β球蛋白和纤维蛋白原增高，γ球蛋白下降。IgG 和 IgA 水平降低，IgE 和 IgM 有时升高，血沉增快。

（三）血清胆固醇

血清胆固醇多明显增高，其他脂类如甘油三酯也可增高。由于脂类增高血清可呈乳白色。

（四）肾功能

肾功能检查一般正常。单纯性 NS 者尿量极少时可有暂时性氮质血症，少数肾炎性 NS 者可伴氮质血症及低补体血症。

六、诊　　断

凡临床具备肾病四大特点者即可诊为 NS，四项中以大量蛋白尿和低蛋白血症为诊断的必需条件。参考病史、体检及必要的化验再除外引起继发肾病的各种病因后即诊为原发性 NS。再依据血尿、高血压、氮质血症的有无及补体是否低下而区别为单纯性或肾炎性。临床上还常根据对 8 周激素治疗的效应区别为完全效应、部分效应或无效应。一般初发病例不需行肾穿刺活组织检查。对激素耐药、频复发或激素依赖的病例；或病程中病情转变而疑有间质肾炎或新月体形成者；或出现缓慢的肾功能减退时应做活检以明确病理类型，指导治疗。

七、并　发　症

（一）感　染

感染是最常见的并发症及引起死亡的主要原因，据 ISKDC 统计，直接或间接因感染死亡者占肾病患儿死亡的 70%，感染也常是病情反复和（或）加重的诱因和先导，并影响激素的疗效。

本病易发生感染的原因有：①体液免疫功能低下（免疫球蛋白自尿液中丢失、合成减少、分解代谢增加）；②常伴有细胞免疫功能和补体系统功能不足；③蛋白质缺乏型营养不良，水肿致局部循环障碍；④常同时应用皮质激素、免疫抑制剂。

细菌性感染中既往以肺炎球菌感染为主，常见的有呼吸道感染、泌尿道感染、皮肤类丹毒及原发性腹膜炎。一般不主张预防性使用抗生素，但一旦发生感染应及时治疗。

由于此类患儿较长期应用皮质激素，故尤需注意结核病的活动和扩散。

患儿对病毒感染亦较敏感，尤其在接受皮质激素和免疫抑制剂的过程中。并发水痘、麻疹、带状疱疹时病情往往较一般患儿重，对有接触史者，激素和免疫抑制剂可暂时减量，并给予 γ 球蛋白注射。

（二）高凝状态及血栓栓塞合并症

肾病时体内凝血和纤溶系统可有如下变化：①纤维蛋白原增高；②血浆中第 V、VIII 凝血因子增加；③抗凝血酶下降；④血浆纤溶酶原的活性下降；⑤血小板数量可增加，其黏附性和聚集力增高。其结果可导致高凝状态，并可发生血栓栓塞合并症，其中肾静脉血栓形成最为临床重视。急性者表现为骤然发作的肉眼血尿和腹痛，检查有脊肋角压痛和肾区肿块，双侧者有急性肾功能减退。慢性的肾静脉血栓形成临床症状不明显，常仅为水肿加重、蛋白尿不缓解。X线检查见患肾增大、输尿管切迹。B 超有时能检出，必要时肾静脉造影以确诊，利用肺灌注显像技术近年发现一部分患儿有肺部栓塞合并症，其典型临床表现（如胸痛、呼吸困难、咯血）并不多见，故值得注意。此外，股静脉、股动脉、肺动脉、肠系膜动脉、冠状动脉和颅内动脉等也可发生此类合并症，并引发相应的症状。

（三）钙及维生素 D 代谢紊乱

肾病时血中维生素 D 结合蛋白（VDBP）由尿中丢失，体内维生素 D 不足，影响肠钙吸收，并反馈导致甲状旁腺功能亢进。临床表现为低钙血症、循环中维生素 D 不足、骨钙化不良。这些变化在生长期的小儿尤为突出。

（四）低血容量

因血浆白蛋白低下、血浆胶体渗透压降低，故本病常有血容量不足，加之部分患儿长期不恰当忌盐，当有较急剧的体液丢失（如吐、泻、大剂量利尿剂应用、大量放腹水等）时即可出现程度不等的血容量不足的症状，如直立性低血压、肾前性氮质血症，甚至出现休克。

（五）急性肾功能减退

本病急起时暂时性轻度氮质血症并不少见。病程中偶可发生急性肾功能减退。其原因为：①低血容量、不恰当地大量利尿致肾血液灌注不足，甚至可致肾小管坏死；②严重的肾间质水肿，肾小管为蛋白管型堵塞以致肾小囊及近曲小管内静水压增高而肾小球滤过减少；③药物引起的肾小管间质病变；④并发双侧肾静脉血栓形成。

（六）肾小管功能障碍

肾小管功能障碍可表现为糖尿、氨基酸尿、尿中失钾失磷、浓缩功能不足等。

（七）动脉粥样硬化

患儿偶可发生持续高血脂。累及冠状动脉时可有胸闷、心绞痛、心电图改变，甚至猝死。

（八）其他

患儿偶可发生头痛、抽搐、视力障碍等神经系统症状，可能系由高血压脑病、脑水肿、稀释性低钠血症、低钙血症、低镁血症等多种原因引起。

八、治　疗

采用以肾上腺皮质激素为主的综合治疗。治疗包括控制水肿、维持水电解质平衡、供给适量营养、预防和控制伴随感染、正确使用肾上腺皮质激素。反复发作或对激素耐药者配合应用免疫抑制药。

（一）一般治疗

1）休息和生活制度：除高度水肿、并发感染者外，一般不需绝对卧床。病情缓解后活动量逐渐增加。缓解 3～6 个月后可逐渐参加学习，但宜避免过劳。注意预防感染，应用皮质激素和（或）免疫抑制剂的过程中应避免与水痘、麻疹等患儿接触，一旦合并感染应积极治疗，一般不常规预防性使用抗生素。

2）饮食：低盐高生物价的优质蛋白饮食，水肿严重和血压高者限盐，已高度水肿和（或）少尿患儿适当限制水量，但入量利尿或腹泻、呕吐失盐时，须适当补充盐和水分。肾病状态尚未缓解时，蛋白摄入过高对提高血浆蛋白水平并无帮助，而只是尿中排出更多蛋白，且有可能加速肾小球硬化，故通常每天供给 1.2～1.8g/kg 即可，并应供给如乳、蛋、鱼、瘦肉优质蛋白等。此外，应补充足够的钙剂和维生素 D。在应用皮质激素过程中，食欲大增，可因过度摄入体重剧增，小儿过度肥胖，有时还出现肝大和脂肪肝，故应适当限制热量摄入。

（二）水肿治疗

一般应用激素后 7～14 天内，多数患儿开始利尿消肿，故可不用利尿剂，但高度水肿、合并皮肤感染、高血压、激素不敏感者常需用利尿剂。开始可用氢氯噻嗪 1mg/kg，每天 2～3 次，如 2 天内无效可加至 2mg/kg，并加用螺内酯。上述治疗效果差时可用强利尿作用的袢利尿剂如呋塞米或依他尼酸钠。对利尿剂无效且血浆蛋白过低者，可先扩容继之利尿。扩容采用低分子右旋糖酐（5～10ml/kg）以暂时改善低血容量，内加多巴胺（增加肾血流并排钠利尿）、酚妥拉明（可扩血管），控制滴速为多巴胺每分钟 2～3μg/kg 静脉给予，呋塞米 1～2mg/kg，重症水肿可连用 5～10 天，至于是否可给予血白蛋白或血浆输注的问题，近年注意到在疾病活动期输注后，常于 24～48 小时内自尿中排出，且还有报告多次注射者对肾病之缓解及其后之复发不利，故仅在血白蛋白＜15g/L，一般利尿措施无效或伴低血容量时给予输注，并继之给予呋塞米；且应注意输注过程中血容量可暂时增大，偶致循环负荷加重。利尿治疗中须注意尿中失钾及可能导致低血容量，故不宜长期大量应用或骤然大量利尿。

（三）肾上腺皮质激素

肾上腺皮质激素（以下简称激素）是肾病治疗的首选药。其作用机制尚未阐明，可能与以下作用有关：①免疫抑制作用；②改善肾小球滤过膜的通透性，减少尿蛋白滤出；③利尿作用。

用药原则：①药物的选择以生物半衰期为 12～36 小时的中效制剂为宜，如泼尼松，除能较快诱导缓解外，也适用于减量时的隔日疗法。②开始治疗时应足量，分次服用，尽快诱导尿蛋白阴转。③尿蛋白转阴后的维持治疗阶段以隔日晨顿服为宜。因肾上腺分泌皮质醇呈晨高夜低的昼夜波动规律，隔日晨顿服法对下丘脑-垂体-肾上腺轴（HPA）的抑制作用最小。④维持治疗不宜过短，应待病情稳定再停药以减少复发。

1. 初发肾病的治疗

（1）诱导缓解阶段

诱导缓解阶段足量泼尼松（泼尼松龙）60mg/（m^2·d）或 2mg/（kg·d）（按身高的标准体重计算），总量不超过 60mg，先分次口服，尿蛋白转阴后改为每晨顿服，疗程至少 4 周；若 4 周内尿蛋白转阴，则转阴后至少巩固 2 周开始减量；若治疗 4 周内尿蛋白未转阴，据以往国内采用较多的中长程疗法，可继服至转阴后 2 周，一般用药 8 周，最长不超过 12 周。目前结合国外循证医学，以治疗 4 周尿蛋白未转阴为激素抵抗标准，可考虑肾穿刺明确病理类型及加用第二种免疫抑制剂，提倡诱导缓解阶段激素总疗程为 4～6 周。

（2）巩固维持阶段

巩固维持阶段涉及激素减量方法较多，既往临床常用中长程疗法提倡隔日 2～3mg/kg 晨顿服继用 4 周，以后每 2～4 周减 2.5～5mg，直至停药，疗程 6～9 个月，根据情况也可延长至 12 个月。目前结合国外循证医学，提出可直接减量至隔日晨顿服 1.5mg/kg 或 40mg/m²（最大剂量 60mg/d），共 6 周，如尿蛋白持续阴性，然后每 2～4 周减量 2.5～5mg 维持，至 0.5～1mg/kg 时维持 3 个月，以后每 2 周减量 2.5～5mg 至停药。

2. 非频复发肾病的治疗

1）积极寻找复发诱因，积极控制感染，少数患儿控制感染后可自发缓解。

2）激素治疗：①重新诱导缓解：泼尼松（泼尼松龙）足量口服直至尿蛋白连续转阴 3 天后改为 40mg/m^2 或 1.5mg/（m^2·kg·d）隔日晨顿服 4 周，然后用 4 周以上的时间逐渐减量；②在感染时增加激素维持量：患儿在巩固维持阶段患上呼吸道感染时，改隔日口服激素治疗为同剂量每日口服，可降低复发率。

3. 频复发、糖皮质激素依赖性及激素耐药性肾病的治疗

1）调整糖皮质激素的剂量和疗程须参考用量及复发的病史，估计能维持缓解的隔日剂量，长期维持，至少 6 个月，以后再试减量。也可在感染时增加激素维持量以减少复发。

2）更换糖皮质激素制剂，对泼尼松疗效较差的病例，可换用其他糖皮质激素制剂，如曲安西龙等。

3）改善肾上腺皮质功能：因肾上腺皮质功能减退患儿复发率显著增高，对这部分患儿可用氢化可的松 7.5～15mg/d 口服或促肾上腺皮质激素（ACTH）静脉滴注来预防复发。对 SDNS 患儿可予 ACTH 0.4U/（kg·d）（总量不超过 25U）静脉滴注 3～5 天，然后激素减量，再用 1 次 ACTH 以防复发。每次激素减量均按上述处理，直至停激素。

4）肾穿刺明确病理类型并加用其他免疫抑制剂。

5）还应注意有无其他因素影响：例如是否存在并发感染、肾小管间质改变、肾静脉血栓形成；或同时并用了影响激素疗效的药物如苯妥英钠或利福平等。

4. 甲基泼尼松龙静脉冲击治疗

慎用，宜在肾脏病理基础上，选择适应证。剂量为 15～30mg/kg（总量不多于 1000mg），以 5%～10% 葡萄糖 100～200ml 稀释后静脉滴注 1～2 小时。每日或隔日 1 次，3 次为 1 个疗程。必要时 1 周后重复。冲击后 48 小时，继以激素隔日口服。大剂量静脉给药具有更强有力的免疫抑制和抗炎作用，能较快诱导尿蛋白转阴。其副作用为静脉滴注中偶有面红、震颤、恶心、味觉改变，还可致一过性高凝状态及高血压、心律失常、消化道溃疡出血。

（四）免疫抑制剂治疗

免疫抑制剂治疗的适应证为激素耐药、频复发、激素依赖、皮质激素副作用严重、不能耐受或有激素禁忌证者。

1. 环磷酰胺

2～3mg/（kg·d）分次口服 8 周，或 8～12mg/（kg·d）静脉冲击疗法，每 2 周连用 2 天，总剂量≤200mg/kg，或每月 1 次静脉注射，500～600mg/（m^2·次），共 6 次，应用此法时注意水化碱化尿液，避免出血性膀胱炎。

副作用：近期可有胃肠道反应、肝功能损害，脱发、骨髓抑制、出血性膀胱炎和对细菌病毒的易感性增高。远期对性腺的影响近年受到重视，青春期或青春前期男孩应用此药后可影响睾丸生精功能，引起不育症。性腺损伤与用药剂量相关，故应用时应严格掌握适应证及剂量。

2. 环孢素 A（CsA）

本药能特异性抑制辅助 T 细胞和细胞毒 T 细胞的活化和增殖，不影响 B 细胞和粒细胞。剂量为 3～7mg/（kg·d）或 100～150mg/（m² · d）。调整剂量使血药谷浓度维持在 80～120ng/ml，疗程 1～2 年。CsA 治疗 6 个月时的疗效和环磷酰胺（CTX）或苯丁酸氮芥（CHL）无差异，但后两者在 2 年时维持的缓解率明显高于 CsA，CsA 用药时能维持持续缓解，停药后易复发。其毒副作用中以肾毒性作用最为人们关注。急性肾毒性作用表现为肾前性氮质血症，一般为可逆性改变，与剂量相关。慢性肾毒性作用时则有肾组织结构的改变，表现为间质和小管病变，临床上表现为高血压、高尿酸血症、钠潴留、高血钾、肌酐清除率下降。除肾毒性外，还可致多毛、牙龈增生及低血镁等。CsA 治疗时间＞36 个月、CsA 治疗时患儿年龄＜5 岁及大量蛋白尿的持续时间＞30 天是 CsA 肾毒性（CsAN）发生的独立危险因素，发生 CsAN 的患儿复发率明显高于无 CsAN 的患儿，应对连续长时间使用 CsA 的患儿进行有规律的监测，包括对使用 2 年以上的患儿进行肾活检明确有无肾毒性的组织学证据，如果患儿血肌酐水平较基础值增高 30%。即应减少 CsA 的用量。

3. 霉酚酸酯（MMF）

通过抑制次黄嘌呤单核苷酸脱氢酶而抑制淋巴细胞 DNA 合成从而发挥免疫抑制作用。初用于移植患儿，近年有用于 NS 的报告。剂量为 20～30mg/（kg·d）或 800～1200mg/m²，分两次口服（最大剂量 1g，每日 2 次），疗程 12～24 个月。对 CsA 抵抗、依赖或 CsA 治疗后频复发患儿，MMF 能有效减少泼尼松的用量和 CsA 的用量，可替代 CsA 作为激素的替代剂，副作用有胃肠道反应、白细胞减少、感染，偶有发生胰腺炎、肺纤维化者。

4. 其他免疫抑制剂

（1）他克莫司（FK506）

剂量为 0.10～0.15mg/（kg·d），维持血药浓度为 5～10μg/L，疗程 12～24 个月，FK506 的生物学效应是 CsA 的 10～100 倍、不良反应类似 CsA。对严重 SDNS 治疗的效果与 CsA 效果相似。

（2）利妥昔单抗（RTX）

剂量为每次 375mg/m²，每周 1 次，用 1～4 次，对上述治疗无反应或副作用严重的 SDNS 患儿，RTX 能有效地诱导完全缓解，减少复发次数，能完全清除 CD19 细胞 6 个月或更长，与其他免疫抑制剂合用有更好的效果。

（3）苯丁酸氮芥

苯丁酸氮芥能减少激素敏感者的复发。常用量为每日 0.2mg/kg，疗程 6～8 周。总剂量不超过 10mg/kg。副作用与环磷酰胺相似，对性腺也有一定的损伤，还有报告发生白血病及实体瘤者。

（4）盐酸氮芥

隔日快速静脉滴注或缓慢静脉推注，10～20 次为 1 个疗程。小剂量开始，第一次用 1～2mg，后可渐增直至 0.1mg/kg。副作用为胃肠道症状，可于用药前先给镇静剂以预防，此外局部可致静脉炎，因此应选用较粗大静脉给药。剂量为每日 5mg/kg，常需监测血药浓度以调整剂量。疗程一般 3～6 个月。其对于 NS 的疗效可概括为激素有效者本药也多有效，对此类患儿当激素副作用大时，可换用本药，但停药仍有可能复发，再用仍有效；对激素耐药者，如尽早应用，部分病例可缓解。

（五）其他治疗

1. 抗凝剂的应用

NS 时血液常呈高凝状，故近年有人主张应加用抗凝或抗血小板聚集剂，如肝素、双嘧达莫等。

2. ARB

ARB 可改善肾小球血流动力学状态而使尿蛋白排出减少，可用于辅助治疗，尤伴高血压者。且可用于激素耐药者以辅助治疗有助于延缓或减轻肾小球硬化的发生。

九、中医辨证论治

本病中医归属于"水肿""尿浊"等范畴，水肿是因水液代谢失调，水液滞留，上泛面目，外溢肌肤，内停胸腹阴囊的一种以肿为主要表现的病证。本病是儿科常见病，好发于 3～12 岁的儿童。水肿的发生与肺脾肾三脏关系密切，祖国医学认为水肿有标本之分，"其本在肾、其标在肺、其治在脾"的论述，恰当地描述了水肿与三脏的关系。但小儿有不同于成人的生理病理和流行病学特点，所以与成人相比，水肿的发病与三脏的关系也就有所不同。《医宗金鉴·幼科心法要诀》云："小儿水肿皆因水停于肺脾二经。"《万氏秘传片玉心书·浮肿门》曰："凡小儿水肿，又加喘急，此脾传肺也，当专治脾而兼治肺，如先喘急而后面目浮肿，此肺传脾也，当专治肺而兼治脾。"阐明了小儿水肿标本缓急的治疗原则。陈飞霞和叶桂分别提出其病因一为"风寒在表，宜微汗之"，一为"湿热郁蒸，脾胃气弱"。近代医家则进一步阐述了其发病与瘀血、热毒的关系，拓展了认识。

（一）病因病机

1. 风水相搏，肺失宣肃

肺为水之上源，风邪入肺，与水相搏，外溢肌肤头面，则发风水。《医学入门》云："肺主皮毛，风邪入肺，不得宣通，肺胀叶举，不能通调水道，下输膀胱，亦能作肿。"风为百病之长，风伴相关之邪，或寒或热，客于肺卫，阻于肌表，导致肺气失宣，肃降无权，水液不能下达，风遏水阻，风水相搏，流溢肌肤，发为水肿，称为"风水"。外感湿热也可从口鼻、皮毛而入，侵犯肺经，宣发肃降失常，水布无权，亦导致水肿。

2. 咽喉郁热，毒滞肺脉

咽喉病，反复发作，喉核赤肿，甚至溃脓，酿毒生热，滞于手太阴肺经，经脉不利，水液代谢上不能输津于皮毛，下不得肃降于膀胱，上泛头面，外溢肌肤，发生水肿。

3. 疮毒浸淫，内归肺脾

《济生方·水肿》谓："又有年少，血热生疮，变为肿满，烦渴，小便少，此为热肿。"肺主皮毛，脾主肌肉，皮毛之毒浸淫于肺，肉溃之疮，热归于脾，皆致疮毒内攻肺脾受病。肺热下移膀胱，膀胱不利，气化受遏，小便不利而生肿。脾为热困，升降失司，运化失健，水湿滞留，外溢肌肤，为水肿。可谓"诸湿肿满，皆属于脾"。

4. 湿热熏蒸，肝胆失泄

外感湿热毒邪，内伤饮食，或素体湿盛化热，皆致湿热内盛，湿热熏蒸，肝失疏泄，胆汁外泄，发为黄疸。肝胆受病，机枢不利，转输失职，三焦不通，水液不行下阻膀胱则尿闭，内滞肠腑则积水，外发肌肤则水肿。故张仲景言："湿热瘀结在表，身必发黄，麻黄连翘赤小豆汤主之。"虽为黄疸之治，实为利水之法，成为治疗水肿的常用方剂。

5. 饮食之伤，脾肾受损

五脏之味各有其喜，肥甘伤脾，咸重伤肾，更有特殊食物能伤脾肾。食海鲜、油腻、发物、菌类等食物后，脾胃受损，肾气可伤，开阖不利，小便短少，发为水肿，甚至出现血尿、蛋白尿等。水肿病，若用上述食物后可导致反复，尤当禁忌。

6. 素体虚弱，脏腑亏虚

《诸病源候论·小儿杂病诸候》云："小儿肿满，由将养不调，肾脾二脏俱虚也。肾主水，其气下通于阴。脾主土，候肌肉而克水。肾虚不能传其水液，脾虚不能克制于水，故水气流溢于皮肤，故令肿满。"本病以肺、脾、肾为主，易外感之儿肺多虚，而虚证水肿则脾肾为常。反复发作，肺、脾、肾之弱是其本，以脾气虚、脾阳虚、肾阳虚、肾阴虚、脾肾阳虚等多见。

（二）证治条辨

1. 风水相搏，邪犯肺经证

主症：眼睑浮肿，如新卧起状，小便短少，或兼恶寒发热，肢节酸楚，或低热，喷嚏，清涕，鼻塞，咽红，舌红苔白，脉浮。
治法：发汗利水，清解里热。
代表方：越婢汤加减。
常用药：麻黄、石膏、生姜、大枣、甘草。
兼症：小便不利，加车前草、泽泻；血尿，加白茅根、小蓟、紫草；恶寒清涕，加苏叶、防风；咽红咽痛，加牛蒡子、薄荷；喉核赤肿，加射干、忍冬藤；皮肤疮痍，加野菊花、蒲公英；鼻红浊涕，加败酱草、鱼腥草。

2. 风水相搏，湿郁肺脏证

主症：眼睑浮肿，状如卧蚕，浮肿从上向下迅速波及全身，按之凹陷，随手而起，或咳或涕，舌红，苔白腻或微黄腻，脉浮或弦。
治法：解表散邪，解热祛湿。
代表方：麻黄连翘赤小豆汤加减。
常用药：麻黄、连翘、赤小豆。
兼症：尿少肿甚，加猪苓、茯苓、车前草、通草；尿色鲜红，加大蓟、小蓟、紫草、白茅根；大便秘结，加生大黄、玄明粉；舌质深红，加水牛角、牡丹皮；舌苔厚腻，加通草、郁金；舌红苔黄，加黄芩、栀子。

3. 风热夹湿，郁喉闭肺证

主症：起病急，病程短，眼睑面目肿，甚则延及下肢，按之凹陷，随手而起，咽喉疼痛，喉核赤肿，甚或溃脓，或有咳嗽，舌红，苔白腻或黄腻，脉浮数或滑数。

治法：清热利咽，解毒行水。

代表方：银翘马勃散加减。

常用药：连翘、牛蒡子、金银花、射干、马勃。

兼症：浮肿尿少，加泽泻、车前子、通草、茯苓；喉核溃脓，加重楼、蒲公英、地丁草、山豆根；蛋白尿，加刘寄奴、半枝莲、喜树果、鱼腥草；尿血，加白茅根、大蓟、小蓟、茜草。

4. 风热蕴毒，滞喉闭肺证

主症：肿势不明显或为轻度水肿，小便不利，发热咽痛，喉核赤肿溃烂，或有脓点，舌红，苔黄或黄腻，脉滑数或实。

治法：解毒利咽，泄热排脓。

代表方：牛蒡甘桔汤加减。

常用药：牛蒡子、桔梗、陈皮、天花粉、黄连、川芎、赤芍、甘草、苏木。

兼症：扁桃体Ⅲ度肿大，咽痛难忍，加重楼、木蝴蝶；小便短少，加通草、川木通、车前草、猫爪草；蛋白尿，加鱼腥草、地丁草、忍冬藤、徐长卿；尿血，加小蓟、紫草、仙鹤草、地榆。

5. 疮痍酿毒，内归于肺证

主症：眼睑浮肿，延及全身，小便不利，身发疮痍，甚至溃烂，恶风发热，舌质红，苔薄黄，脉浮数或滑数。

治法：清热解毒，泻肺利水。

代表方：五味消毒饮加减。

常用药：金银花、野菊花、蒲公英、紫花地丁、紫背天葵子。

兼症：疮痍溃烂，加苍术、秦皮、白头翁、石菖蒲；蛋白尿，加萆薢、黄柏、连线草、重楼；舌质深红，加赤芍、牡丹皮、紫草、生地黄；舌苔黄腻，加郁金、滑石、通草、白花蛇舌草。

6. 疮毒内淫，内窜心肺证

主症：轻度浮肿，小便黄赤而少，尿血，烦躁口渴，近期有疮毒史，或口腔溃疡糜烂，舌红，苔黄腻，脉滑数。

治法：清热解毒，泻火凉血。

代表方：黄连解毒汤加减。

常用药：黄连、黄芩、黄柏、栀子。

兼症：小便短少，加车前草、金钱草、穿心莲、紫河车；肉眼血尿，加白茅根、大蓟、小蓟、茜草；皮肤瘙痒，加苦参、土茯苓、地肤子、漏芦根；口苦口臭，加栀子、防风、石膏、苍术。

7. 心脾积热，肠腑不通证

主症：水肿以上半身为主，便秘溲赤，或有尿血，眼目赤肿，口舌生疮，心胸烦闷，大便秘结，舌苔黄腻，脉数实。

治法：清心泻脾，通腑利水。

代表方：三黄泻心汤加减。

常用药：大黄、黄芩、黄连。

兼症：心烦，加栀子、淡竹叶；口疮，加黄柏、灯心草；口臭，加石膏、寒水石；尿短，加淡竹叶、通草；便秘，加槟榔、黑丑。

8. 少阳郁热，三焦阻滞证

主症：水肿以上半身为主，小便不利，或胸胁苦满，或默默不欲饮食，或心烦喜呕，口苦，咽干，舌苔薄白或薄黄，脉弦。

治法：清解少阳，通利三焦。

代表方：小柴胡汤加减。

常用药：柴胡、黄芩、人参、清半夏、炙甘草、生姜、大枣。

兼症：上半身肿，加麻黄、苏叶；下半身肿，加沉香、乌药；尿少，加茯苓、泽泻；胸中烦，加栀子、豆豉；呕吐，加竹茹、清半夏；口渴，加天花粉、天冬；腹中痛，加芍药、延胡索；多汗，加牡蛎、浮小麦；心下悸，加桂枝、茯苓。

9. 大肠积热，三焦不通证

主症：全身浮肿，便秘溲赤，或往来寒热，或心下满痛，或呕吐，舌红苔黄，脉弦数有力。

治法：通调三焦，泻浊消水。

代表方：大柴胡汤加减。

常用药：柴胡、枳实、生姜、黄芩、芍药、半夏、大枣、大黄。

兼症：大便闭结，加生大黄、朴硝；小便不通，加黑丑、商陆；心烦喜呕，加藿香、旋覆花；胸膈痞闷，加檀香、郁金。

10. 下焦湿热，肾脉郁滞证

主症：肿势较甚，皮色光亮，小便量少，色如浓茶或扬尘水，大便黏滞不爽或黄色水便黏液，头身困重，烦热口渴，舌质红，苔黄腻，脉滑数。

治法：清热利湿，行滞消肿。

代表方：疏凿饮子加减。

常用药：赤小豆、椒目、木通、泽泻、茯苓皮、大腹皮、秦艽、羌活。

兼症：小便少，加车前草、益母草；大便秘，加生大黄、全瓜蒌；腹胀，加香附、香橼；呃逆，加佛手、槟榔；苔腻，加黄芩、滑石。

11. 水蓄膀胱，气化无权证

主症：浮肿腹胀，小便不利，呕逆泄泻，渴不思饮，或恶风寒，头痛身痛，舌淡苔白，脉浮。

治法：通阳化气，利湿行水。

代表方：五苓散加减。

常用药：桂枝、白术、茯苓、猪苓、泽泻。

兼症：水在皮，聂聂动，合用五皮饮；口淡苔腻，合用平胃散；呕吐呃逆，合用不换金正气散；尿短便结，合用丁陆胃苓汤。

12. 脾虚不运，水湿逗留证

主症：四肢或全身浮肿，小便短少，头昏头晕，乏力倦怠，口淡无味，舌苔淡白，脉弱。

治法：健脾益气，运湿利水。

代表方：参苓白术散加减。

常用药：人参、茯苓、白术、桔梗、山药、甘草、白扁豆、莲肉、砂仁、薏苡仁。

兼症：纳差，加稻芽、草果仁；便溏，加车前子、泽泻；腹胀加青皮、香橼；呕吐，加藿香、丁香；苔腻，加郁金、佩兰。

13. 脾虚湿困，气机不畅证

主症：四肢或全身水肿，小便短少，身体困重，纳呆泛恶，苔白腻，脉濡缓。

治法：化浊畅中，健脾利水。

代表方：三字方加减。

常用药：藿香梗、广陈皮、川厚朴、晚蚕沙、苦荞头、马鞭草、鸡矢藤、鸡内金、隔山撬、白僵蚕、绞股蓝。

兼症：倦怠乏力，加苍术、白术；浮肿明显，加丁香、商陆；鼻塞清涕，加苏叶、防风；脘腹胀满，加九香虫、大腹皮。

14. 水气凌心，寒水射肺证

主症：全身浮肿，小便不通，咳嗽喘促，面色青灰，口唇发绀，烦躁不安，舌质暗红，苔白腻，脉细数。

治法：泻肺逐水，通利小便。

代表方：己椒苈黄丸合霹雳散加减。

常用药：防己、椒目、葶苈子、大黄、牵牛子、莨菪子、牙皂。

兼症：小便不通，加泽泻、车前子；口唇青紫，加桃仁、红花；四肢逆冷，加附片、细辛；咳嗽喘促，加麻黄、紫苏子；面色青灰，加人参。

15. 水停心下，心阳不展证

主症：水肿或轻或重，胸胁支满，目眩心悸，短气而咳，舌苔白滑，脉弦滑或沉紧。

治法：温阳化饮，健脾利湿。

代表方：苓桂术甘汤加减。

常用药：茯苓、桂枝、白术、甘草。

兼症：四肢逆冷，加附片、干姜；咳嗽喘促，加麻黄、细辛；面色青灰，加人参、红花；小便不利，加泽泻、猪苓；头昏头晕，加半夏、白术；心下硬满，加枳实、桃仁。

16. 水坠阴囊，厥阴气滞证

主症：下半身肿，尤其阴囊水肿，小便不利，阴囊肿痛，痛引少腹，舌淡红，苔白，脉弦。

治法：温肝散寒，理气逐水。

代表方：天台乌药散加减。

常用药：天台乌药、木香、小茴香、青皮、高良姜、槟榔、川楝子。

兼症：下肢浮肿，加猪苓、泽泻、车前子；阴囊肿痛，加细辛、川木通、延胡索；少腹胀满，加青皮、香附；舌紫瘀点，加桃仁、红花。

17. 水积胸下，留注支饮证

主症：水肿不消，咳唾胸胁隐痛，二便不利，脉沉弦。

治法：攻逐水饮，开凿泄腑。

代表方：十枣汤加减。

常用药：大戟、芫花、甘遂、大枣。

兼症：小便不通，重用椒目、商陆；痰多胸闷，加瓜蒌、杏仁；胸胁胀痛，加柴胡、香附；咳嗽气急，加紫苏子、葶苈子；汗出短气，加桂枝、白术。

18. 水留膈下，寒饮积胸证

主症：浮肿，大便不通，心下硬痛，咳痰呕逆，舌苔白腻，脉紧或小实。

治法：通腑逐水，涤痰破结。

代表方：控涎丹加减。

常用药：黑丑、枳实、橘红、白芥子、朴硝、牙皂。

兼症：小便不通，加防己、商陆；大便不通，加大黄、瓜蒌；心悸，加茯苓、白术；气短舌淡，加人参、葶苈子。

19. 水陷胸脘，饮停膈下证

主症：浮肿，尿少，便秘，短气烦躁，从心下至少腹硬，满而痛不可近，脉沉而紧，按之有力。

治法：泻热逐水，通腑凿道。

代表方：大陷胸汤加减。

常用药：大黄、朴硝、甘遂。

兼症：大便干结，重用枳实、槟榔；腹痛剧烈，重用青皮、延胡索；气短舌淡，加葶苈子、人参；或寒或热，重用柴胡、黄芩；痰涎稀薄，重用细辛、干姜；痰黄黏稠，加瓜蒌皮、红藤。

20. 水积肠腑，阳明闭阻证

主症：四肢浮肿，胸腹胀满，停饮喘急，大便秘结，小便短少，脉沉实。

治法：行气破泄，逐水消肿。

代表方：舟车丸加减。

常用药：牵牛子、大黄、甘遂、芫花、大戟、陈皮、青皮、木香、槟榔。

兼症：小便短少，加车前子、商陆；痰黄黏浊，加败酱草、瓜蒌；短气心悸，加茯苓、丹参；咳嗽喘促，加紫苏子、葶苈子。

21. 肝郁气滞，水道不通证

主症：浮肿不重，按不起陷，小便不利，胁肋疼痛，嗳气太息，脘腹胀满，脉弦。

治法：疏肝解郁，行气调水。

代表方：柴胡疏肝散加减。

常用药：柴胡、陈皮、川芎、赤芍、枳壳、香附、甘草。

兼症：腹胀腹痛，重用延胡索、沉香；小便短少，加郁金、益母草；烦躁易怒，加栀子、牡丹皮；纳差神疲，加生山楂、高良姜。

22. 肝郁脾虚，水道闭塞证

主症：浮肿或轻或重，按不起陷，小便不利，大便溏泄，胁痛腹胀，头痛目眩，口燥咽干，神疲食少，脉弦而虚。

治法：疏肝解郁，健脾祛湿。

代表方：逍遥散加减。

常用药：柴胡、当归、白芍、白术、茯苓、炙甘草、煨姜、薄荷。

兼症：浮肿按之凹陷，随手而起，加香附、九香虫、青藤香；胸胁胀满，重用川楝子、延胡索、木香；腹胀纳呆，加山楂、神曲、槟榔；大便稀溏，加荷叶、葛根、升麻；舌苔白腻，加苍术、厚朴、砂仁。

23. 瘀阻膀胱，水液蓄积证

主症：下肢及脚踝或脚背浮肿，少腹急结，小便自利，怕冷身热，脉沉实或涩。

治法：通腑逐瘀，利水消癥。

代表方：桃核承气汤加减。

常用药：桃仁、红花、当归、熟地黄、白芍、川芎、桂枝、大黄、芒硝、甘草。

兼症：脚踝脚背肿，重用桂枝、泽泻；大便干结，加土鳖虫、皂角刺；小腹作痛，加延胡索、莪术；寒热往来，加柴胡、黄芩。

24. 瘀滞血府，血病及水证

主症：肢肿踝肿脚背肿，腰腹刺痛，痛有定处，面色晦暗，舌暗紫或有瘀斑，舌下脉络色紫，脉涩或弦紧。

治法：活血化瘀，利水通痹。

代表方：血府逐瘀汤加减。

常用药：桃仁、红花、生地黄、赤芍、当归、川芎、柴胡、枳壳、甘草、川牛膝、桔梗。

兼症：水肿明显，加商陆、丁香、车前子；腹痛胁痛，加益母草、泽兰；小便短少，加路路通、水蛭、金钱草；乏力舌淡，加人参、黄芪、糯米草。

25. 瘀停胞中，水血不通证

主症：水肿久不消，下肢尤为甚，小便不利，大便干结，时腹自痛，舌紫或有瘀点，或舌老质暗，脉弦。

治法：活血消癥，利水通幽。

代表方：桂枝茯苓丸加减。

常用药：桂枝、茯苓、牡丹皮、桃仁、芍药。

兼症：浮肿明显，加猪苓、茯苓、泽泻；大便干结，加牵牛子、厚朴、槟榔；腹痛腰痛，加姜黄、伸筋草、老鹳草；舌质显紫或老，加三棱、莪术、九香虫。

26. 寒凝冲任，经脉痹塞证

主症：浮肿时作时止，或轻或重，脐腹作痛，其脉沉紧。

治法：温经散寒，通痹利水。

代表方：温经汤加减。

常用药：当归、川芎、半夏、生姜、人参、甘草、桂枝、阿胶、白芍、牡丹皮、吴茱萸、麦门冬。

兼症：面肿肤肿，加麻黄、细辛；脚肿踝肿，加猪苓、荔枝核；腹胀痛明显，加乌药、香附、延胡索；小便短少，加仙茅、威灵仙。

27. 湿热熏蒸，肝胆不利证

主症：浮肿不重，目黄溲黄，或一身俱黄，黄色鲜明，胁满腹胀，口苦恶心，小便不利，舌苔黄腻，脉沉实或滑数。

治法：清肝利胆，通利小便。

代表方：茵陈蒿汤加减。

常用药：茵陈蒿、山栀子、大黄。

兼症：浮肿甚，加茯苓、泽泻；黄疸甚，加白头翁、白花蛇舌草；胁痛甚，加柴胡、郁金；恶心呕吐，加藿香、半夏；便溏甚，加通草、滑石；舌苔腻，加佩兰、菖蒲。

28. 湿热郁滞，膀失气化证

主症：浮肿或轻或重，或眼黄、溲黄、肤黄，尿频、尿急、尿少，或尿血，舌红，苔黄而腻，脉数。

治法：清热利湿，化气行水。

代表方：茵陈五苓散加减。

常用药：茵陈蒿、桂枝、茯苓、白术、泽泻、猪苓。

兼症：尿短，加金钱草、车前草；尿痛，加瞿麦、石韦；尿急，加竹叶、灯心草；黄疸明显，加虎杖、重楼；浮肿明显，加滑石、通草。

29. 湿热郁遏，阳气受损证

主症：头面或四肢肿，面黄而晦暗，身冷肢凉，小便自利，舌淡苔腻，脉沉细。

治法：温化寒湿，清热通利。

代表方：茵陈术附汤加减。

常用药：茵陈、白术、附子、炙甘草。

兼症：畏寒肢冷，加干姜、肉桂；睑肿面肿，加麻黄、细辛；下肢肿胀，加乌药、川楝子；纳呆脘闷，加藿香、厚朴；小便涩滞，加茯苓、川木通；舌紫暗，加泽兰、丹参；舌红苔腻，加虎杖、木贼。

30. 湿邪注下，清浊不化证

主症：头面或四肢肿，或轻或重，时消时起，小便混浊、短少频数，舌淡苔白，脉沉。

治法：温肾利湿，分清化浊。

代表方：草薢分清饮加减。

常用药：川草薢、黄柏、石菖蒲、茯苓、白术、莲子心、丹参、车前子。

兼症：小便短少，加黄芩、滑石；尿多泡沫，加地锦草、白花蛇舌草；小便淋沥，加石韦、萹蓄；腰痛腿软，加姜黄。

31. 湿热下注，痹阻经脉证

主症：双踝肿胀，关节疼痛，屈伸不利，小便短赤，身重疲乏，舌苔黄腻，脉濡数。

治法：宣痹通络，利湿清热。

代表方：四妙散加减。

常用药：苍术、黄柏、牛膝、薏苡仁。

兼症：小便短少，加车前子、通草；大便干结，加大黄、槟榔；关节灼热，加金银花、连翘；关节冷痛，加荆芥、防风；苔厚腻，加菖蒲、草果仁。

32. 膀胱湿热，下失气化证

主症：眼睑或下肢浮肿，小便淋沥涩痛，或痛引小腹，或痛引腰背，舌红，苔黄腻，脉滑数。

治法：清热利湿，利水消肿。

代表方：八正散加减。

常用药：木通、车前子、萹蓄、瞿麦、滑石、甘草梢、大黄、山栀子。

兼症：眼睑肿，加苏叶、浮萍；下肢肿，加猪苓、金钱草；小便淋涩，加青皮、秦皮；舌质深红少津，加生地黄、知母、白茅根。

33. 寒湿痹络，阳郁脉阻证

主症：四肢浮肿，关节疼痛，屈伸不利，畏寒喜热，舌苔薄白，脉沉弦。

治法：温阳散寒，通络消肿。

代表方：大乌头汤加减。

常用药：川乌、麻黄、芍药、黄芪、甘草。

兼症：四肢肿甚，加柴胡、泽泻；关节肿甚，加苍术、桑枝；关节痛甚，加细辛、桂枝；四肢麻木，加川芎、当归。

十、其他疗法

（一）中成药

1. 雷公藤多苷片

10～15mg/d，分 3 次口服。

2. 黄葵胶囊

1～3 片，每日 3 次，口服。

3. 火把花根片

1～3 片，每日 3 次，口服。

4. 肾炎消肿片

1～3 片，每日 3 次，口服。

5. 肾炎舒胶囊

1～3 片，每日 3 次，口服。

（二）单方验方

1. 单方

干葫芦（不去子）3 个，水煎，加红糖适量，分 6 次服，每日 1 次。用于肾病水肿期。

2. 黄芪合剂

黄芪 30～60g，益母草 15～30g，白茅根 30～60g，大枣 10 枚，水煎。每日 1 剂，分 2 次服。用于肾病脾虚兼血瘀湿热者。

3. 蛇莲合剂

蛇莓、半枝莲、干地黄、生黄芪、丹参各 100g，川芎、红花、当归、川牛膝、京三棱、焦白术各 50g，陈皮、甘草各 30g。制成合剂 1000ml。每服 100ml，每日 2 次。用于肾病高黏血症。

4. 黑大豆丸

黑大豆 250g，怀山药、苍术、茯苓各 60g。共研细末，水泛为丸。每服 6g，每日 2～3 次。用于肾病恢复期。

（三）药膳疗法

1. 黄芪苏叶鲤鱼汤

生黄芪 60g，苏叶 30g，鲤鱼 1 尾（约 250g）。将鲤鱼去鳞及内脏，同上药一起煎煮至熟，去药渣，食鱼喝汤。用于脾虚湿困。

2. 鲫鱼冬瓜汤

鲫鱼 120g，冬瓜皮 60～120g。先将鲫鱼去鳞，剖去肠脏，与冬瓜皮同煎炖汤，不放盐，喝汤吃鲫鱼。用于肾病水肿及蛋白尿。

3. 薏仁绿豆粥

生薏苡仁、赤小豆各 30g，绿豆 60g。共煮粥食用，每日 1 次。用于脾虚兼湿热水肿。

4. 乌鲤鱼汤

乌鲤鱼 1 尾（约 250g），黑白丑（炒）研末 3g。将鲤鱼去鳞及内脏，纳黑白丑末于鱼腹中，用线缝合，共炖至熟，吃鱼喝汤。用于湿热水肿。

5. 黄芪山药粥

炙黄芪 60g，山药、茯苓各 20g，莲子、芡实各 10g，煮粥食。用于脾肾两虚。

6. 黄芪炖母鸡

炙黄芪 120g，嫩母鸡 1 只（约 1000g）。将鸡去毛及内脏，纳黄芪于鸡腹中，文火炖烂，放食盐少许，分次食肉喝汤。具益气利水消肿之功。

（四）推拿

多以健脾补肺益肾为主，①补肺经：在环指面上旋推，约推200～400次。②揉中脘法：用指端或掌根在穴上揉，约揉 2～5min。③摩中脘法：用掌心或四指摩中脘，约 5～10min。④足三里穴：用拇指端按揉，约 1～3min。随证加减：如流鼻涕、咽痛等症状重者，常用手法有点揉风池穴 1min，按揉曲池、合谷穴各 1min。

（五）贴敷及足浴疗法

患儿多因先天禀赋不足，脾胃运化较差，而致肺脾肾三脏不足。久病不愈，伤及先天之本，从而加重肾虚。因此，治疗上从固肾补肾入手，将黄芪、仙茅、肉苁蓉、吴茱萸、川芎等具有温肾健脾、行气祛湿活血功效的中药研磨成粉，选取神阙、关元、双肾俞、双脾俞、双涌泉、三阴交、足三里外敷，使诸虚得补，正气得固。疏凿饮子（羌活、槟榔、大腹皮、茯苓皮、通草、泽泻、赤小豆），通过足浴，使得药物入腠理，走经络，达病所，发挥中药利水消肿的作用。

参 考 文 献

董德长，1999. 实用肾脏病学［M］. 上海：上海科学技术出版社：457-469.

江载芳，申昆玲，沈颖，2015. 诸福棠实用儿科学：泌尿生殖系统疾病［M］. 北京：人民卫生出版社.

袁斌，2007. 肺脾不足是小儿肾病综合征复发的关键［J］. 中医儿科杂志，3（4）：9-10.

张俊玲，谢基灵，丁敏才，等，2018. 小儿肾病综合征的中医治疗研究进展［J］. 中医儿科杂志，14（4）：65-67.

张奇文，朱锦善，2016. 实用中医儿科学［M］. 北京：中国中医药出版社.

（覃柳巧　杨　贺）

第五节　IgA　肾　病

IgA 肾病（IgA nephropathy，IgAN）是一种常见的原发性肾小球疾病，特征为肾活检病理显示在肾小球系膜区以 IgA 为主的免疫复合物沉积，以肾小球系膜增生为基本组织学改变。它的临床表现多样化，血尿常见，可伴有不同程度的蛋白尿、高血压及肾功能受损，最终可导致终末期肾脏病。还有一些继发性 IgAN，如系统性红斑狼疮性肾炎、过敏性紫癜性肾炎、干燥综合征、关节炎、强直性脊柱炎、疱疹样皮炎、酒精性肝硬化、慢性肝炎等疾病亦可以造成肾小球系膜区 IgA 沉积。

不同国家或地区的 IgAN 发病率不同，可能与对肾脏病的监控及肾活检的指征和时机不同有关。我国 IgAN 占原发性肾小球疾病的 45%左右，而且近年来有明显上升趋势。IgAN 的发生受遗传和环境因素影响很大。亚洲人发病率很高，第二是白种人，非洲人比较罕见。IgAN 的家族聚集倾向比较明显。可发生于任何年龄，80%的患者年龄在 16～35 岁。男性更为多见。

迄今为止还不能阐明 IgAN 确切的发病机制，IgAN 的发生发展为多因素参与的过程。系膜区沉积的 IgA 主要以多聚 IgA（pIgA1）为主，其触发炎症反应，导致 IgAN 的发生发展。目前认为 IgA1 分子的糖基化异常可造成 IgA1 易于自身聚集，或被 IgG 或 IgA 识别形成免疫复合物，这一过程可能是 IgA 发病中的始动因素，而遗传因素可能参与或调节上述发病或进展的各个环节。

肾脏组织病理和免疫病理检查是 IgAN 确诊的必备手段。免疫荧光检查：特征表现为以 IgA 或以 IgA 为主的免疫球蛋白在肾小球系膜区呈颗粒状或团块状弥漫沉积，部分病例可沿毛细血管襻沉积。光镜检查：IgAN 主要累及肾小球。病变类型多种多样，涉及增生性肾小球肾炎的所有病理类型。包括肾小球轻微病变、系膜增生性病变、局灶节段性病变、毛细血管内增生性病变、系膜毛细血管性病变、新月体性病变和硬化性病变等。电镜检查：IgAN 的典型的超微病理改变是肾小球系膜细胞增生、系膜基质增加并伴有大团块状电子致密物沉积。电子致密物可由系膜区和副系膜区延续到毛细血管壁内皮细胞下或上皮下，与免疫荧光检查所见免疫复合物沉积相一致。

一、临床表现

IgAN 多见于青壮年男性，临床表现多种多样，发作性肉眼血尿型和无症状性血尿型和（或）蛋白尿型为其最常见的临床表现。

（一）间断性肉眼血尿

45%左右的患者表现为一过性或反复发作性肉眼血尿，大多伴有上呼吸道感染，少数伴有肠道或泌尿道感染，个别人发生在剧烈运动之后。多数血尿特点为"感染同步性血尿"，即血尿在感染后几小时或 1～2 天后出现，血尿持续时间为几小时至数日不等。这个血尿特点与急性链球菌感染后之急性肾炎（血尿在感染后 1～3 周后出现）不同。可伴有全身轻微症状如低热、周身不适、肌肉酸痛等。有的患者因为大量红细胞致急性肾小管堵塞，在血尿的同时伴有肾病综合征的表现，如一过性的尿量减少、水肿、高血压和尿素氮、血肌酐升高，少数患者出现少尿性的急性肾衰竭。儿童和青年的 IgAN 患者，肉眼血尿的发生率比较高。

（二）无症状性尿检异常

约 35%的 IgAN 患者由体检时发现患病，表现为无症状之镜下血尿，伴有或不伴有蛋白尿。多数患者的发病时间难以确定是因为疾病呈隐匿过程。尿常规中红细胞管型不多见，24 小时尿蛋白定量大多不超过 2g。呈现隐匿性肾炎的临床表现轻微的 IgAN 以往认为预后良好，但有研究表明近一半的患者会出现病情的进展，如尿蛋白增加、高血压、血肌酐升高等。因而肾脏病理病变的程度才是判断预后的相对可靠依据，提示只有病理轻微同时临床轻微才预示着预后良好。2003 年北大医院的一项研究提示相当一部分临床表现轻微的 IgAN 患者肾脏病理损伤并不一定轻微，这部分患者可能处于疾病的早期，其预后不一定是良性过程。他们建议有条件的话及早行肾活检、早期诊断。

（三）蛋白尿

不伴有血尿的单纯蛋白尿 IgAN 很少见。患者大多表现轻度蛋白尿，但约有 17%的患者会出现大量蛋白尿甚至 NS。一部分 NS 出现在病程的早期，病理多为轻微病变或者伴明显的活动性系膜增生；一部分患者临床伴有高血压、肾功能损害，肾脏病理肾小球病变较为严重，呈现弥漫性系膜增生伴局灶节段硬化，并肾小管间质损伤，为慢性肾小球肾炎进展的晚期改变。

（四）高血压

约有 1/5 的成人 IgAN 患者伴有高血压的发生，儿童却较少见。特点是起病时即刻出现高血压的不多见，而随着病程的延长、疾病的进展，高血压的发生率增高，高血压多出现在肾衰竭前 6 年左右。伴有高血压的患者肾脏病理多伴有弥漫性小动脉内膜病变，大多是由肾小球病变继发了肾血管的损害，常和弥漫的肾小球病变平行，严重的肾血管病变加重了肾小球的缺血。发生恶性高血压的 IgAN 多见于青壮年男性，可见到头晕、头痛、视物模糊、恶性呕吐、舒张压超过 130mmHg，眼底血管病变在Ⅲ级以上，可伴有肾衰竭和（或）心力衰竭，急性肺水肿，需要及时处理，不然可能会危及生命。有研究显示：恶性高血压中最常见的肾性继发因素是 IgAN。

（五）急性肾衰竭

7.5%左右的 IgAN 可能会出现急性肾衰竭，较为少见。有三种情况：

1）急进性肾炎综合征。多有持续的肉眼血尿或镜下血尿，大量蛋白尿，肾功能进行性下降，可有水肿、高血压、少尿或无尿。肾组织病理显示：广泛的新月体形成，IgA 为主的免疫复合物沉积，为Ⅱ型新月体性肾炎。

2）急性肾炎综合征。出现血尿、蛋白尿、水肿、高血压、一过性肾衰竭，但血肌酐大多不会超过 400μmol/L。肾组织病理显示：急性链球菌感染后肾小球肾炎，以毛细血管内皮细胞增生为主的病变。

3）大量肉眼血尿。多为一过性的，有时临床不易察觉，为血红蛋白对肾小管的毒性及红细胞管型堵塞肾小管引起急性肾小管坏死所致。

（六）慢性肾衰竭

多数患者在确诊后 15 年左右逐渐进入慢性肾衰竭阶段。也有患者首诊即为肾衰竭，伴有高血压，既往病史不详，有的从未检查过尿常规，部分患者因为双肾缩小不能行肾活检确诊。

（七）家族性 IgAN

最早被提及是在 1978 年，家族性 IgN 是指同一家系中至少有两个血缘关系的家庭成员经过肾活检确诊为 IgAN，家族史调查三代以上，所有家庭成员均经过尿筛查及肾功能检查。还有，可疑的家族性 IgAN 是指家系中只有一个被确诊为 IgAN，而其他家庭成员有持续的镜下血尿、蛋白尿、慢性肾小球肾炎、无其他原因的肾功能减退但未作肾活检的。目前认为家族性 IgAN 大约占全部 IgAN 的十分之一左右。我国的一项研究提示，中国的家族性 IgAN 并不少见，在 IgAN 患者的亲属中开展家族史的调查以及尿常规和肾功能的筛查是很必要的。家族性 IgAN 与散发性 IgAN 比较，病情轻重和预后是否相近，目前还存在争议。

二、相　关　检　查

目前 IgAN 还缺乏特异性的血清学或实验室诊断性检查。

（一）尿常规

典型的尿常规可见持续性镜下血尿和（或）蛋白尿。尿相差显微镜检查：异形红细胞增多超过50%，提示肾小球源性血尿，一部分患者表现为混合型血尿。多数患者为小于1g/24h的轻度蛋白尿，也有一部分患者表现为大量蛋白尿乃至NS。

（二）血清IgA检测

在IgAN患者中血清中IgA水平增高的比例各个国家报道不同，约为50%，我国在25%左右。

（三）肾功能检查

不同程度的肾功能减退可存在于IgAN患者中。主要表现为GFR的下降，血尿素氮、肌酐的逐渐升高，血尿酸常增高；可伴有不同程度的肾小管功能的减退。

（四）肾脏病理

长期以来，IgAN病理分类多采取Lee分级、Hass分级、参照狼疮性肾炎WHO病理形态学分类的分级以及Katafuchi半定量积分，但均有一定的局限性。2009年国际IgAN协作组和美国肾脏病理协会的专家们在IgAN的病理组织学分类上达成一个国际共识（IgAN的牛津病理分类），提出4种病理组织学改变可以作为IgAN预后的预测指标：

1）系膜细胞增多。

2）节段硬化或粘连。

3）毛细血管内细胞增多。

4）肾小管萎缩/间质纤维化。

建议IgAN的肾活检报告，应该详细描述这些病理特征在光镜、免疫荧光及电镜下的表现，给出诊断并对所见的特征进行量化评分：

系膜细胞增殖评分，$\leqslant 0.5$（M_0），> 0.5（M_1）。

节段硬化或粘连，无（S_0），有（S_1）。

毛细血管内细胞增多，无（E_0），有（E_1）。

肾小管萎缩/间质纤维化，$\leqslant 25\%$（T_0），$26\% \sim 50\%$（T_1），$> 50\%$（T_2）。

还需描述肾小球的总数目及毛细血管内增殖、坏死、细胞性/纤维细胞性新月体、球性肾小球硬化及节段肾小球硬化的肾小球数目。例如IgAN：系膜增殖、节段硬化、40%肾小管萎缩/间质纤维化（M_1、E_0、S_1、T_1）。

下面为北京大学医院系统的IgAN病理分类：供参考：

1）轻度系膜增生型：相当于Lee和Hass分级的Ⅰ级。

2）局灶增生型：相当于Lee和Hass分级的Ⅱ级。

3）局灶增生硬化型：相当于Lee和Hass分级的Ⅱ和Ⅲ级。

4）弥漫性毛细血管内增生型：相当于Lee和Hass分级的Ⅳ级。

5）弥漫性膜增生型：相当于Lee和Hass分级的Ⅳ级。

6）弥漫性新月体型：相当于Lee和Hass分级的Ⅳ级。

7）弥漫增生硬化型：相当于 Lee 和 Hass 分级的Ⅴ级。

8）特殊型和混合型。

三、诊断和鉴别诊断

（一）诊断

IgAN 临床表现是多种多样的。常见于青壮年。伴随感染同步发生的血尿（肉眼血尿或镜下血尿），伴或不伴蛋白尿，临床上要考虑到 IgAN 的可能性。肾活检是确诊 IgAN 的主要依据，尤其需要免疫病理明确 IgA 或以 IgA 为主的免疫复合物在肾小球系膜区弥漫沉积。

（二）鉴别诊断

结合临床表现，IgAN 要与以下疾病相鉴别。

1. 非 IgAN 的系膜增生性肾小球肾炎

本病在我国发生率很高。33%左右的患者出现肉眼血尿。临床与 IgAN 鉴别困难。必须依靠免疫病理检查方可区分开来。

2. 链球菌感染后急性肾小球肾炎

IgAN 的发病特点之一是感染同时或感染后即刻出现血尿，而链球菌感染后急性肾小球肾炎的特点是上呼吸道感染（或急性扁桃体炎）后出现血尿，感染后肾病的潜伏期为 1~2 周，可有水肿、蛋白尿、高血压甚至一过性氮质血症等急性肾炎综合征，还可以出现初期一过性的补体 C3 下降，一部分患者出现一过性抗链球菌溶血素 "O" 滴度增高，病程多为良性过程，多数患者经过休息、对症支持治疗数周或者数月而痊愈。IgAN 患者如果是以急性肾炎综合征起病的，临床上可以通过感染后的潜伏期和血清补体 C3、ASO、IgA 水平等指标做出鉴别诊断。如果链球菌感染后肾小球肾炎患者病情迁延，血尿和（或）蛋白尿反复发作，有时需要靠肾活检病理来鉴别。

3. 过敏性紫癜肾炎

IgAN 与过敏性紫癜肾炎的病理、免疫组织学特征极其相似。二者发病特点有所不同，过敏性紫癜肾炎起病多为急性，而 IgAN 患者病情演变缓慢。当然过敏性紫癜肾炎除了肾脏表现外，还有典型的皮肤紫癜、黑便、腹痛、关节痛以及全身血管炎的改变等。

4. 遗传性肾小球疾病

以血尿为主的单基因遗传性肾小球疾病主要有薄基底膜肾病和眼-耳-肾综合征（Alport 综合征）。儿童或年轻患者出现以血尿为主的临床表现时，要详细询问家族史并对眼睛、耳朵进行检查以排除遗传性肾脏疾病。

（1）薄基底膜肾病

临床表现主要为持续性镜下血尿（畸形红细胞尿），肾脏是唯一受累器官，血压通常正常，肾功能长期在正常范围，病程大多为良性过程。

（2）Alport 综合征

临床表现主要为以血尿、进行性肾功能减退直至终末期肾脏病、感音神经性耳聋和眼部病变为特征的遗传性疾病综合征。多个器官受累为特征，其中包括肾脏受累。

对于家族性 IgAN，应该强调同一家系中两个以上个体经肾活检证实为 IgAN。另外还应强调同时电镜检查除外薄基底膜肾病和早期的 Alport 综合征。肾活检病理尤其是电镜检查是明确和鉴别这三种疾病的主要手段。此外，皮肤和肾组织Ⅳ型胶原 α 链检测及家系的连锁分析对鉴别以上三种疾病具有重要意义。

5. 肾小球系膜区继发性 IgA 沉积的疾病

慢性酒精性肝病、强直性脊柱炎、银屑病关节炎、血清学阴性脊柱关节炎、Reiter's 综合征（非淋病性尿道炎、关节炎、结膜炎）等，这些疾病肾脏病理可能显示肾小球系膜区有 IgA 沉积，但肾脏临床表现不明显，部分疾病表现为血清及唾液中 IgA 水平增高，HLA-B27 增高，并且均有相应的肾外改变，容易与 IgAN 鉴别。另外，乙肝病毒相关性肾炎、狼疮性肾炎等虽然肾脏表现常见，但肾脏病理除了有 IgA 沉积外还伴有多种免疫复合物的沉积，而且临床上多系统受累加免疫血清学指标均不难与 IgAN 鉴别。

四、西 医 治 疗

目前 IgAN 的病因和发病机制还不十分清楚，临床和病理表现呈现轻重不一的多样化，所以迄今缺乏统一的治疗方案。

（一）一般治疗

尽量避免感冒、感染，避免过度劳累、情绪波动，避免使用有肾损伤的药物等。

（二）积极控制感染

IgAN 肉眼血尿常与上呼吸道感染同时发生，表明感染可能诱发 IgAN，因而积极控制和去除咽炎、扁桃体炎、龋齿、上颌窦炎等感染灶对减少 IgAN 的肉眼血尿反复发作可能是有益处的。甚至有学者建议扁桃体切除。建议根据 IgAN 同时合并上呼吸道感染等黏膜感染的患者的具体情况予 1～2 周的抗生素治疗，当然避免使用肾毒性药物。

（三）控制高血压

对于 IgAN 患者来说，高血压和肾病是互相影响的，互为疾病进展加重因果，因而控制高血压是非常必要的。尿蛋白在 1g/24h 以下时，目标血压要控制在 130/80mmHg 以下，尿蛋白大于 1g/24h，目标血压要控制在 125/75mmHg 以下。首选 ACEI 或者 ARB，如果仍不能控制血压至目标值，可以加用 CCB、利尿剂、β受体阻滞剂或中枢降压药等联合治疗。应用降压药的同时适当限制钠盐的摄入。

（四）急性肾小管坏死

因肉眼血尿红细胞管型阻塞所致的急性肾小管坏死，以支持治疗为主，控制血压、必要时透析治疗支持。患者的肾功能常可恢复至治疗前水平。

（五）IgAN 终末期肾衰竭治疗

行肾脏替代治疗（腹膜透析、血液透析或肾移植），同时治疗慢性肾衰竭的各种并发症。

（六）减少尿蛋白

患者尿蛋白的多少、有无肾功能受损及肾脏病理改变为选择治疗方案的主要依据。

1. 糖皮质激素

多项研究发现激素治疗对不同病理分级的 IgAN 患者都是有效的，可以降低尿蛋白、保护肾功能，短期（6 个月）治疗也能够使患者长期受益。如能早期进行激素干预，肾小球的活动病变可能逆转。

2. 激素联合细胞毒药物

还有研究发现激素加细胞毒药物的治疗，可明显延缓进展性 IgAN 以急性炎症为主的肾功能的进展和降低尿蛋白、改善病理损伤。但进展性 IgAN 病理以急性炎症为主的此类患者在激素治疗的基础上是否需要联合细胞毒药物治疗，以及使用何种细胞毒药物，目前还无共识。另有研究发现，免疫抑制剂对于进展性以慢性病变为主的 IgAN 患者的肾功能亦有保护作用，但副作用明显，应当慎重考虑是否使用。

3. 对于特殊类型 IgAN——血管炎和新月体性 IgAN 的治疗

应按照新月体性肾炎强化免疫治疗。

4. 免疫抑制剂

环磷酰胺、硫唑嘌呤较早地被应用于治疗 IgAN，环孢素也被应用，发现能降低患者尿蛋白。但对肾功能会有损害，目前吗替麦考酚酯在 IgAN 的治疗中也存在争议，还有专家发现羟氯喹有效。

5. ACEI/ARB

一部分研究显示，ACEI 或 ARB 能够减少尿蛋白且具有剂量依赖性。对于 IgAN 慢性肾功能不全轻症的患者，ACEI 或 ARB 也有减少尿蛋白和延缓肾功能进展的作用。

6. 其他治疗方法

有研究发现慢性肾衰竭的 IgAN 患者应用抗凝、抗血小板聚集药物双嘧达莫和低剂量华法林治疗可以稳定肾功能，但样本量小。

（1）扁桃体切除

有研究显示扁桃体可能是血清异常 IgA1 的来源之一，扁桃体的切除可能减少异常的 IgA1 的产生。大多数资料显示扁桃体切除后可以减少血尿、蛋白尿，但是否能保护肾功能还存在争议。

（2）鱼油

有荟萃分析显示鱼油治疗 IgAN 有部分保护肾功能的作用。但样本不足。

（七）IgAN 的治疗建议

IgAN 是一种慢性进展性疾病，治疗原则推荐如下。

1. 低危组

尿蛋白小于 1g/24h 且肾功能正常时，ACEI/ARB 可以作为 IgAN 的首选治疗；若仍不能控制尿蛋白或者出现肾功能进展，可考虑加用激素或细胞毒类药物。

2. 相对高危组

尿蛋白定量在 1～3.5g/24h、肾功能正常、病理分级为轻至中度的患者，在 ACEI/ARB 的基础上加用激素治疗能更好地减少尿蛋白和保护肾功能，病理类型相对严重的患者获益更多。NS 且病理类型轻的患者首选激素治疗临床缓解率较高。

3. 进展性 IgAN

病理以活动性病变为主且 CR 小于 250μmol/L 的患者用激素加细胞毒类药物治疗可以延缓终末期肾病的发生；病理以慢性病变为主的患者应用激素或细胞毒类药物治疗可能会延缓肾功能进展的速度，但此时要密切观察副作用的发生以权衡利弊。

4. 血管炎和新月体性 IgAN

激素加细胞毒类药物可改善病理、稳定肾功能。有的需要强化免疫抑制治疗。

（八）预后

该病有着差异性很大的自然病程，目前大多数资料显示 IgAN 不是一个良性病变，有 30% 左右的患者临床表现和肾脏病理改变较轻，经治疗后可能临床缓解、可能会见到血尿/蛋白尿消失。平均来看，近 30% 的 IgAN 患者发病时即有不同程度的肾功能受损，约有 20% 的患者可以临床缓解，20% 左右的患者经过 10 年的病程进展到终末期肾病，还有 30% 左右的患者在 20 年后发展到终末期肾病。IgAN 已成为引起终末期肾病尤其是青壮年患者最常见的病因之一。

影响预后的危险因素：高血压、尿蛋白定量大、有发作性肉眼血尿、家族性 IgAN、肾功能损害重均是预后不良的临床指标。肾脏病理积分高、病理分级重均提示预后欠佳，其中肾小球硬化、间质纤维化是最强的预后差的病理指标，另外血管炎、新月体形成、节段性毛细血管袢坏死、球囊粘连及节段性硬化均为强有力的危险因子。即使是低危的 IgAN 患者也应长期随访观察并及时调整治疗策略。

五、中医辨证论治

（一）辨证要点

2013 年中国中西医结合学会肾脏疾病专业委员会颁布的《IgA 肾病西医诊断和中医辨证分型的实践指南》提出了 IgAN 的中医辨证分型论治的指导性的专家共识建议。IgAN 无特殊的中医病名，其大多归属于"血尿""肾风""腰痛""水肿""虚劳"等范畴中。IgAN 的中心核心病机为正虚邪实，中医辨证流程（证治分型）为：首先要分期（继续发作期、慢性持续期），再辨主次证，先辨本虚再辨邪实。

（二）证治分型

1. 急性发作期的中医证型

急性发作期以邪实为主，临床中可结合主要临床指标及诱因辨证，急性发作期后患者即进入慢性持续期。急性发作期的表现：突然出现的肉眼血尿、蛋白尿明显增加，较快出现或加重的水肿、血肌酐急性升高，高血压加重，以上但见一症即是。

（1）外感风热证

主症：发热或微恶风寒，咽喉肿痛，小便红赤或镜下血尿，泡沫尿，诱发因素多为上呼吸道感染。

次症：咳嗽，头痛。

舌脉：舌红或舌边尖红，苔薄黄，脉浮数。

治法：疏风清热。

代表方：银翘散、桑菊饮。

常用药：银翘散，金银花、连翘、竹叶、荆芥、牛蒡子、桔梗、芦根、淡豆豉、薄荷、甘草。桑菊饮，桑叶、菊花、薄荷、杏仁、连翘、桔梗、芦根、甘草、鱼腥草、蒲公英、紫花地丁、白花蛇舌草、卤地菊。

（2）下焦湿热证

主症：小便短赤或镜下血尿，小便频数灼热，大便腥臭稀溏。

次症：口干、口苦，脘腹胀闷，腰部疼痛。

舌脉：舌红，苔黄腻，脉滑数。

治法：清热泻火，利水通淋。

代表方：八正散。

常用药：车前草、木通、萹蓄、栀子、瞿麦、大黄、灯心草、大小蓟、马齿苋、白茅根、猫须草、土茯苓、黄连、黄柏。

2. 慢性持续期的中医证型

慢性持续期以虚证为主，可夹杂各种兼证，亦可被外邪、内伤等诱因诱发而进入急性发作期。

（1）肺脾气虚证

主症：面色苍白或萎黄，神疲懒言，纳少、腹胀，颜面或肢体水肿，易感冒。

次症：口淡不渴，自汗，大便溏薄。

舌脉：舌淡红，质胖大边有齿痕，苔薄白，脉细弱。

易夹兼症：水湿，痰湿，血瘀，浊毒。

治法：健脾益气。

代表方：四君子汤、参苓白术散、补中益气汤、玉屏风散。

常用药：四君子汤，党参、白术、茯苓、甘草。参苓白术散，人参、白术、白茯苓、甘草、山药、白扁豆、莲子肉、薏米仁、缩砂仁、桔梗、陈皮。补中益气汤，黄芪、甘草、人参、当归、橘皮、升麻、柴胡、白术。玉屏风散，黄芪、白术、防风。

（2）气阴两虚证

主症：气短乏力，盗汗，自汗，腰膝酸软，手足心热。

次症：口干，神疲。

舌脉：舌淡或淡红，质胖大边有齿痕，少苔偏干，脉沉细或细数而无力。

易夹兼症：血瘀，湿热。

治法：益气养阴。

代表方：生脉散、六味地黄丸。

常用药：生麦散，人参、麦冬、五味子、六味地黄丸，生地黄、山茱萸、怀山药、牡丹皮、茯苓、泽泻、黄芪、太子参。

（3）肝肾阴虚证

主症：目睛干涩或视物模糊，耳鸣、腰痛，头晕目眩，潮热盗汗，五心烦热。

次症：口干、口苦，失眠多梦，梦遗或月经失调。

舌脉：舌红，苔薄黄而干或少苔偏干，脉细数或细弦数。

易夹兼症：肝郁，血瘀，湿热。

治法：滋补肝肾。

代表方：参芪地黄汤、麦味地黄汤、左归丸、知柏地黄丸。

常用药：参芪地黄汤，黄芪、人参、生地黄、山萸肉、山药、泽泻、牡丹皮、茯苓。麦味地黄汤，麦冬、五味子、熟地黄、山茱萸、山药、茯苓、牡丹皮、泽泻。左归丸，熟地黄、山茱萸、山药、枸杞子、菟丝子、鹿角胶、龟胶、牛膝。知柏地黄丸，知母、黄柏、熟地黄、山茱萸、山药、茯苓、牡丹皮、泽泻。

（4）脾肾阳虚证

主症：面色白或黧黑，神疲乏力，畏寒肢冷，肢体水肿，夜尿增多。

次症：口淡不渴，或喜热饮，纳少，腹胀，小便清长或尿少，大便溏薄。

舌脉：舌淡，质胖边有齿痕，苔薄白，脉沉弱或沉细。

易夹兼症：寒湿，痰湿，血瘀，浊毒。

治法：健脾补肾温阳。

代表方：实脾饮、肾气丸、右归丸、真武汤。

常用药：实脾饮，茯苓、白术、木瓜、甘草、木香、大腹皮、草果仁、附子、干姜、厚朴。肾气丸，干地黄、山药、山茱萸、茯苓、泽泻、牡丹皮、附子、肉桂。右归丸，熟地黄、山药、山萸肉、枸杞子、菟丝子、鹿角胶、当归、杜仲、附子、肉桂。真武汤，茯苓、白术、白芍、附子、生姜。

3. 特殊辨证

（1）IgAN 在使用大剂量激素或配合免疫抑制剂治疗时的多见证型

1）阴虚火旺证

主症：潮热盗汗，心烦失眠，颧红耳鸣，咽痛口干。

次症：腰膝酸软，口干唇燥，大便干结，小便短赤。

舌脉：舌红苔少，脉细数。

2）热毒炽盛证

主症：口渴欲饮，咽干咽痛，皮肤痤疮，大便秘结。

次症：小便短赤，口腔溃疡，血尿。

舌脉：舌红或红赤起刺，苔黄厚腻，脉数。

（2）IgAN 在使用激素配合免疫抑制剂治疗的减量期的多见证型

多见气阴两虚证、肝肾阴虚证、脾肾阳虚证。主、次症及舌脉同慢性持续期的表现。易夹兼症：湿热、血瘀。

4. 兼证辨证

1）水湿：主要表现为肢体、颜面水肿，肢体困重，纳差，腹胀，舌淡润苔白，脉沉。

2）痰湿：主要表现为体形肥胖，口黏口腻，胸闷痰多，眩晕困倦，舌体胖大，苔白腻，脉滑。

3）湿热：主要表现为小便短赤，大便溏臭，口干口苦，脘腹胀闷，舌红苔黄腻，脉滑数。

4）寒湿：主要表现为腰骶部及四肢关节酸冷，肢体困重疼痛。

5）血瘀：主要表现为面色黧黑，唇色紫暗或有瘀斑，定位刺痛、夜间加重，腰痛，肢体麻木，肌肤甲错，经色暗，多血块，舌淡暗，舌有瘀点、瘀斑，舌下脉络瘀紫，脉细涩或涩。

6）肝郁：主要表现为胁肋胀满，口苦，郁郁寡欢，善太息，月经失调。

7）浊毒：主要表现为恶心呕吐，头晕、头痛，口有尿味，小便量少，胸闷气促，皮肤瘙痒。

六、康 复 治 疗

IgAN 的治疗上仅用药物治疗取得疗效有限，在此基础上配合中医特色康复治疗，加强治疗效果，提高患者生活质量。

（一）心理治疗

伴随着医学及社会的发展，心理治疗已经成为治疗中不可忽视的因素。患者可存在多种心理问题，如焦虑、恐惧、沮丧、绝望等，这些心理问题可导致机体抵抗力下降、内分泌失调，不仅会加重病情，还会使治疗风险加大，所以心理治疗发挥着重要的作用。IgAN 病程普遍较长，病情时轻时重，反复发作，患者初期对疾病不了解，会有不同程度的焦虑、恐惧心理，治疗一段时间后又会因症状及化验的不理想出现失望、沮丧等心理，甚者会拒绝治疗。此时医护人员应多与患者沟通交流，从多方面关心患者，为其着想，让患者感受到温暖，同时向患者介绍成功病例或让其与治疗获得成功的患者交流，增强战胜疾病的信心，同时减轻悲观恐惧心理。

（二）饮食疗法

古代医籍无 IgAN 之病名，但根据此病之特点，如发作性肉眼血尿、上呼吸道感染、腰痛等症状，可按症状辨证使用相应药膳，以减轻症状，缓解病情。

1. 茅根藕节汁

鲜茅根 60g，鲜藕节 50g，洗净后榨汁每日食用，适用于血尿热证患者。

2. 太子参归粥

太子参 10g，当归 6g，粳米 80g，一同放入锅中煮熟食用，适用于气虚兼血瘀者。

3. 参芪三七粥

生黄芪、太子参各 10g，三七 6g，粳米 80g，煮粥食用，适用于脾虚血瘀者。

（三）针刺疗法

因本病病机为本虚标实，故在取穴上以膀胱经、肾经为主，根据兼症选取配穴以利水、活血化瘀等，常用穴位为肾俞、命门、太溪、三阴交、脾俞、足三里、气海、关元、合谷，可调节机体免疫力，减轻患者水肿、腰痛等不适症状，保护肾功能。

（四）耳穴压豆

选穴为肾、输尿管、膀胱、腰、肾上腺、神门，隔日贴1次，可两耳交替进行，并嘱患者每日自行捏按10～15次，每次3～5min，以感到酸麻胀痛为度，不可过度用力，以免造成皮肤损伤。

（五）中药灌肠

中药灌肠属下法，可通腑泄浊，适用于血肌酐超出正常值的患者，通过清洁灌肠排出肠道部分毒素，然后灌入中药，药物经肠黏膜吸收以达到治疗效果，延缓病情进展，常用药物为大黄30g、丹参30g、蒲公英50g、牡蛎50g，清洁灌肠后灌入上述药物，保留40min至1小时后排出，腹泻及严重痔疮患者禁用。

（六）艾灸疗法

IgAN患者表现为阳虚，兼有寒证时可使用艾灸治疗以温阳散寒、扶正祛邪，提高机体免疫力，常取肾俞、涌泉、足三里、气海、关元，艾灸盒内放入点燃的艾条，放于穴位之上，保持与皮肤2～5cm的距离，每次施治10～15min，每日1次，根据患者耐受程度调整，以皮肤出现红晕为度，疗程2周。

（七）贴敷疗法

外敷药物选用杜仲20g、补骨脂20g、肉桂30g、吴茱萸20g、防风20g、小茴香20g、黄芪20g、炒白术20g、寄生20g、淫羊藿20g、川芎20g、白芥子30g、细辛20g，常用穴位为肾俞、神阙、气海、关元、足三里、命门，每次贴敷时间为半小时，隔日1次，注意皮肤有无过敏症状，若有不适及时停用。

参 考 文 献

崔彤霞，杨艳杰，吴锡信，等，2006. 针灸治疗IgA肾病的作用 [J]. 临床肾脏病杂志，6（2）：86-87.

韩德承，2017. 治疗慢性肾病的药膳 [J]. 家庭医学（下），（7）：20-21.

王海燕，2008. 肾脏病学 [M]. 3版. 北京：人民卫生出版社：993-1016.

王欢，徐佳美，2016. 穴位艾灸对IgA肾病肾虚证症候积分的影响 [J]. 护士进修杂志，31（7）：642-644.

中国中西医结合学会肾脏疾病专业委员，2013. IgA肾病西医诊断和中医辨证分型的实践指南 [J]. 中西医结合杂志，33（5）：583-585.

（于　梅　岳晓龙）

第六节　急性肾衰竭

　　急性肾衰竭（acute renal failure，ARF）是指由各种病因引起的短时间内（数小时至数日）发生的肾脏功能突然下降，包括血、尿、组织学检查或影像学检查的异常，持续时间不超过 3个月。肾功能下降可以发生在原来无肾损害的患者，也可发生在慢性肾衰竭的患者。主要表现为 GFR 下降，伴有氮质产物如肌酐、尿素氮等潴留，水、电解质和酸碱平衡紊乱，重者出现多系统并发症。发病率在综合性医院约为 5%～10%，重症监护病房约为 35%～60%。

　　ARF 起病急，来势凶猛，变化迅速，以突然少尿或无尿、恶心、呕吐、腰痛及发热为临床表现，相当于中医学的"癃闭""关格""水肿"范畴。

一、病因病机

　　ARF 病因多样，可概括为肾前性、肾性和肾后性三大类。肾前性 ARF 常见的病因主要是各种原因所导致的液体丢失和失血，使有效动脉血容量减少，从而导致肾脏血流灌注不足，肾内血流动力学改变。约占社区获得性 ARF 的 65%～70%，医院获得性 ARF 的 40%～45%。病程初期，肾实质结构正常，肾脏通过自身调节机制维持 GFR 基本正常；如缺血未得到纠正，则进展至肾小管细胞损伤。肾性 ARF 根据损伤部位不同可分为肾小管、肾间质、肾血管和肾小球损伤，约占 ARF 的 20%～40%，其中以缺血或肾毒性物质导致的急性肾小管坏死（acute tubular necrosis，ATN）最为常见。导致肾间质损伤的因素主要包括药物、细菌和病毒感染，以及局限于肾脏或系统性自身免疫性疾病，如系统性红斑狼疮、干燥综合征、冷球蛋白血症等。血管因素包括微血管病和大血管病，如血栓性血小板减少性紫癜、脓毒血症、溶血性尿毒症综合征、动脉栓塞等。肾小球损伤因素为原发性或继发性肾小球肾炎，如新月体肾炎、显微镜下血管炎等。肾后性 ARF 的特征是急性尿路梗阻，梗阻可发生在从肾盂到尿道的尿路中任一水平，约占 ARF 的 5%～10%。

二、临床表现

　　ARF 因为起病急骤，变化迅速，机体还未产生相应代偿，故一般情况下 ARF 患者的临床表现比 CRF 患者严重，少部分患者直到晚期实验室检查发现异常，也可能临床表现不明显。由于 ARF 的病因和所处的临床分期不同，其临床表现差异很大。明显的症状多出现在肾功能严重减退阶段，常见的表现有周身乏力、食欲减退、恶心、呕吐、尿量减少和尿色加深，容量过多时可出现急性左心衰竭。ARF 的首次诊断主要根据实验室检查异常，特别是血清肌酐（serum creatinine，SCr）绝对或相对升高，而不是基于临床症状与体征。我们以急性肾小管坏死为例，介绍肾性 ARF 的临床表现及病程。

（一）起始期

　　临床表现不明显。这一时期的患者虽然遭受了已知或未知的急性肾小管坏死病因的打击，如低血压、缺血、脓毒症和肾毒素等，但尚未发生明显肾实质损伤。这一时期如能及时采取有效措施，ARF 常可逆转。但随着肾小管上皮损伤的逐渐加重，GFR 逐渐下降，将进入进展期。

（二）进展期

典型的为 7～14 天，但也可以短至几天，或者长至 4～6 周。GFR 进行性下降并维持在低水平。大部分患者出现尿量减少，表现为少尿（<400ml/d）和无尿（<100ml/d），临床称为少尿型 ARF；但也有些患者尿量在 400～500ml/d 或以上，临床称为非少尿型 ARF，一般认为是病情较轻的表现。少尿型患者根据每日尿量的多少，一般经过少尿或无尿期、多尿期和恢复期三个临床阶段。少尿期通常持续 3 天至 1 个月不等，平均约 10 天，血尿素氮及血肌酐持续升高，甚至进入尿毒症期。主要表现为每日尿量小于 400ml 或不足 100ml，恶心、呕吐、乏力、腹胀、全身水肿，血压升高，高钾血症，病情逐渐加重，严重者出现低钠血症、低钙和高磷血症、贫血、嗜睡、深大呼吸、意识障碍或谵语，甚至出现血压下降及休克、心律失常、心力衰竭等。非少尿型患者尿量在 400ml/d 以上，其病情大多较轻，预后较好。然而，随着肾功能减退，临床上仍可出现一系列尿毒症表现，主要是尿毒症毒素潴留和水、电解质及酸碱平衡紊乱所致。如恶心、呕吐、乏力、腹胀、全身水肿、高钾血症、贫血、咳嗽、呼吸困难、意识障碍或谵语、心律失常、心力衰竭等。

（三）恢复期

GFR 逐渐升高，并恢复正常或接近正常。少尿型患者开始出现尿量增多，继而出现多尿，每日尿量可达 3000～5000ml，再逐渐恢复正常。血清尿素氮、肌酐逐步下降，上述症状逐渐消退。因大量水分和电解质排出，可出现脱水及低钾、低钠血症等电解质紊乱。与 GFR 相比，肾小管上皮细胞功能恢复相对延迟，常需数个月后才能恢复。部分患者最终遗留不同程度的肾脏结构和功能损伤。

三、相 关 检 查

（一）血液检查

血常规检查可有贫血，早期程度常较轻，但若肾功能长时间不能得到恢复，则贫血程度可以较重。另外，某些引起 ARF 的基础疾病，本身也会引起贫血，且贫血较明显，如大出血和严重感染等。生化指标检查中，血肌酐和尿素氮进行性上升，高分解代谢患者上升速度较快，横纹肌溶解引起肌酐上升更快。血清钾离子浓度升高，血 pH 和碳酸氢根离子浓度降低，血钙降低，血磷升高。

（二）尿液检查

由于 ARF 的病因不同，所以其尿液检查结果差异很大。肾前性 ARF 时，尿液检查无蛋白尿及血尿，可有少量透明管型。由急性肾小管坏死引起的 ARF 时，可有少量蛋白尿，且以小分子蛋白为主；尿液沉渣检查可见肾小管上皮细胞、上皮细胞管型和颗粒管型，以及少许红、白细胞等；由于肾小管重吸收功能的减退，尿比重降低且比较固定，多在 1.015 以下，尿渗透浓度小于

350m0sm/kg·H_2O，尿与血渗透浓度之比<1.1，尿钠含量增高，滤过钠排泄分数（FE_{Na}）>1%。FE_{Na}计算公式为：FE_{Na}=（尿钠/血钠）/（尿肌酐/血清肌酐）×100%。注意尿液检查须在输液、使用利尿剂前进行，否则会影响结果。肾小球疾病引起的 ARF，可出现大量蛋白尿和（或）血尿，血尿中红细胞为异常小红细胞，并且以畸形红细胞为主，FE_{Na}<1%。急性间质性肾炎引起的急性肾衰竭时，可有少量蛋白尿，且以小分子蛋白为主，血尿较少，尿中红细胞为非畸形红细胞，尿中可有轻度白细胞，药物所致者可见少量嗜酸性粒细胞，当尿液嗜酸性粒细胞占总白细胞比例>5%时，称为嗜酸性粒细胞尿，可有明显肾小管功能障碍表现，FE_{Na}>1%。肾后性 ARF 时，尿检异常多不明显，可有轻度蛋白、血尿，合并感染时可出现白细胞尿，FE_{Na}<1%。

（三）影像学检查

泌尿系统尤其是尿路的超声显像检查有助于排除尿路梗阻和 CKD。如果高度怀疑患者存在尿路梗阻，并且考虑此次急性肾功能减退与梗阻有关，可行逆行性肾盂造影检查。CT 血管造影、MRI 或放射性核素检查对了解血管病变有帮助，明确诊断仍需行肾血管造影检查，但造影剂可加重肾功能损伤。

（四）肾活检

肾活检是 ARF 重要的诊断手段。在排除了肾前性及肾后性原因后，拟诊为肾性 ARF 的患者，但没有找到明确的病因时，都有肾活检指征。如：

1）ARF 合并严重蛋白尿或持续的肾小球性血尿。

2）ARF 合并全身疾病的症状、体征或肾外疾病的证据。

3）少尿期延长超过 3 周，或与 CRF 不能鉴别时（肾脏大小无明显萎缩）。

4）伴有无容量扩张的严重高血压，并且血压得到控制者。

5）非梗阻性肾病的无尿。

6）疑有肾小球、肾间质或肾小血管病变时。

7）鉴别移植肾急性功能丧失的病因，如超急性排斥反应、急性血管性排斥反应、急性肾小管坏死、移植前肾损伤、急性间质性肾炎、急性环孢素肾毒性等。

四、诊　　断

对 ARF 患者的评估需要详细询问病史，深入回顾既往史和近期用药史，进行全面的体格检查、尿液分析以及其他实验室检查、影像学检查，根据血肌酐升高及尿量变化情况，符合下列情况之一者，即可做出临床初步诊断。①48 小时内血肌酐升高≥26.5μmol/L。②确认或推测 7 天内血肌酐较基础值升高≥50%。③尿量减少［<0.5ml/（kg·h），持续≥6 小时］。

需要注意的是，单独用尿量改变作为诊断标准时，必须考虑其他引起尿量改变的因素，如尿路梗阻、血容量状态、应用利尿剂等情况。

针对于肾性 ARF 患者，若需明确具体病因诊断，必要时行肾活检。

五、西医治疗

ARF 根据病因不同、分型不同，治疗方法也不同，总体的治疗原则为尽早识别并纠正可逆因素，及时采取干预措施，避免肾脏进一步受损。因此，无论任何原因引起的 ARF，做到早期预防、早期诊断、及时纠正肾前性因素都是非常重要的。

（一）病因治疗

1. 肾前性

早期通过积极纠正有效血容量不足可使肾功能迅速恢复，纠正有效血容量不足。包括使用晶体溶液（根据病情可辅以胶体溶液）扩容、降低后负荷改善心输出量，以及调整体循环血管阻力。对于有慢性充血性心力衰竭病史的患者，在扩容时须格外谨慎。

2. 肾性

针对不同病因，给予相应治疗，如抗感染、停用过敏药物、免疫抑制治疗等。如小血管炎的 ARF 应用糖皮质激素和（或）免疫抑制剂治疗；临床上怀疑 ARF 时，需尽快明确并停用可疑药物，确诊为药物所致者，及时给予糖皮质激素治疗，起始剂量为 1mg/（kg·d），总疗程为 1～4 个月。

3. 肾后性

尽早解除尿路梗阻，预防感染。继发于前列腺增生者常可通过放置膀胱导尿管得到纠正，而由肿瘤压迫输尿管引起的梗阻可放置输尿管支架，或行经皮肾盂造瘘术，同时与相关科室协助治疗。

（二）对症支持治疗

治疗原则：①少尿期：应"量出为入"控制液体入量。监测血清电解质、肌酐和尿素氮等，处理高钾血症，纠正酸中毒。②多尿期：大量利尿后要防止脱水及电解质紊乱。多尿期早期，肌酐仍可继续升高，必要时仍需要透析，仍要注意各系统并发症的防治。③恢复期：无需特殊治疗，避免使用肾毒性药物，每 1～2 个月复查肾功能。

高钾血症是 ARF 的主要死因之一，当血钾＞6mmol/L 或心电图有高钾表现或有神经、肌肉症状时需紧急处理。措施包括：①停用一切含钾药物和（或）食物。②对抗钾离子心肌毒性：10% 葡萄糖酸钙稀释后静脉推注。③转移钾至细胞内：葡萄糖与胰岛素合用促进糖原合成，使钾离子向细胞内转移 [50% 葡萄糖 50～100ml 或 10% 葡萄糖 250～500ml，加胰岛素 6～12U 静脉输注，葡萄糖与胰岛素比值约为（4～6）：1]；伴代谢性酸中毒者补充碱剂，既可纠正酸中毒又可促进钾离子向细胞内流（5% 碳酸氢钠 250ml 静脉滴注）。④清除钾：离子交换树脂（口服 1～2 小时起效，灌肠 4～6 小时起效，每 50g 降钾树脂使血钾下降 0.5～1.0mmol/L），利尿剂（多使用袢利尿剂，以增加尿量促进钾离子排泄），急症透析 [对内科治疗不能纠正的严重高钾血症（血钾＞6.5mmol/L），应及时给予血液透析治疗]。

及时纠正代谢性酸中毒，可选用 5% 碳酸氢钠 125～250ml 静脉滴注。对于严重酸中毒患者，如静脉血 HCO_3^- ＜12mmol/L 或动脉血 pH＜7.15 时，纠酸的同时紧急透析治疗。

ARF 伴心力衰竭患者对利尿剂反应较差，洋地黄制剂疗效也差，且易发生洋地黄中毒。药物治疗多以扩血管为主，减轻心脏前负荷。通过透析超滤脱水，纠正容量过负荷缓解心衰症状最为有效。

感染是 ARF 常见并发症，也是死亡主要原因之一，应尽早使用抗生素。根据细菌培养和药物敏感试验选用对肾脏无毒或低毒的药物，并按肌酐清除率调整用药剂量。

同时对 ARF 患者还应给予低钠、低钾饮食，直至肾功能改善。

（三）肾脏替代治疗

肾脏替代治疗模式包括腹膜透析、间歇性血液透析和连续性肾脏替代治疗（CRRT）等。目前腹膜透析较少用于重危 ARF 治疗。

ARF 时，替代治疗的目的包括肾脏替代和肾脏支持。肾脏替代是指干预因肾功能严重减退而出现可能危及生命的严重内环境紊乱，主要是纠正严重水、电解质、酸碱失衡和氮质血症。其中紧急透析指征包括：内科保守治疗无效的严重代谢性酸中毒（动脉血 pH＜7.2）、药物治疗无效的高钾血症（血钾＞6.5mmol/L 或出现严重心律失常等）、利尿剂治疗无效的严重肺水肿，以及严重尿毒症症状，如脑病、心包炎和癫痫发作等。肾脏支持是指支持肾脏维持机体内环境稳定，清除炎症介质、尿毒症毒素等各种致病性物质，防治可引起肾脏进一步损害的因素，减轻肾脏负荷，促进肾功能恢复，并在一定程度上支持其他脏器功能，为原发病和并发症治疗创造条件，如充血性心力衰竭时清除过多体液、肿瘤化疗时清除肿瘤细胞坏死产生的大量代谢产物等。

重症 ARF 倾向于早期开始 CRRT，CRRT 模式的选择以安全、有效、简便、经济为原则。血流动力学严重不稳定或合并急性脑损伤者，CRRT 更具优势。提倡目标导向的 CRRT，即针对临床具体情况，首先明确患者治疗需求，确定 CRRT 的具体治疗目标，根据治疗目标决定替代治疗时机、剂量及模式，并在治疗期间依据疗效进行动态调整，从而实行目标导向的精准肾脏替代治疗。

六、中医辨证论治

（一）辨证要点

急性肾衰竭属于中医"癃闭""水肿""关格"等范畴。中医学认为本病发生多与外感六淫疫毒、饮食不当、意外伤害、失血失液、中毒虫咬等因素有关。本病病位在肾，涉及肺、脾（胃）、三焦、膀胱。初期主要为火热、湿毒、瘀浊之邪壅滞三焦，水道不利，以实热居多；后期以脏腑虚损为主。

（二）证治分型

1. 肺热壅盛证

主症：小便不畅或点滴而出，浮肿。

次症：发热，渴喜冷饮，咽干，呼吸急促或有咳嗽，鼻衄，烦躁，便干，舌红苔黄，脉数。

证候分析：外感邪气入里化热或温热之邪从口鼻而入，蕴结于肺。热壅于肺，肺气不能下输膀胱，又因热气过盛，闭阻膀胱之气，见小便不畅或点滴不出；水液代谢失常，泛溢肌肤，见浮肿；里热炽盛，蒸腾内外，见发热、渴喜冷饮；热邪耗伤津液，见咽干、便干；热邪犯肺，肺失清肃，肺气上逆，见气促、咳嗽；热邪迫血妄行，血溢脉外，见鼻衄；热扰心神，见烦躁；舌红苔黄脉数为邪热内盛之征。

治法：清泄肺热，通利小便。

代表方：清肺饮加减。

常用药：黄芩、桑白皮、茯苓、猪苓、炒栀子、通草、车前子、竹叶。

兼症：头痛，鼻塞，脉浮者，加桑叶、薄荷叶、桔梗、甘草以宣肺解表清热；咳嗽、气喘者，加苏叶、杏仁以宣肺平喘止咳；大便秘结者，加大黄、杏仁以通腑泻热；心烦舌尖赤者，加黄连、甘草以清热泻火；口渴明显者，加天花粉、麦冬以生津止渴，发热、出血者，加水牛角、石膏、知母以清热解毒止血，恶心呕吐者，加半夏、竹茹。

2. 浊毒血瘀证

主症：尿细如线或点滴不出，面色晦暗，浮肿。

次症：倦怠乏力，腰痛拒按，小腹胀满疼痛，恶心，食少纳呆，舌红或紫暗或有瘀斑瘀点，脉沉涩。

证候分析：湿浊化热成毒或外邪化热成毒，毒邪壅滞，气血凝结，而成瘀血。浊毒阻于中焦，正气不得升降，水液不得下输膀胱，见尿细如线或点滴不出；水液输布失常，水湿内停，泛溢肌肤，见浮肿；气血凝结而成瘀血，瘀血不去，新血不生，肌肤失于荣养，见面色晦暗；瘀血损伤肾络，脉络不通，气机不畅，不通则痛，见腰痛拒按；脾为湿困，运化失司，气机升降失常，见倦怠乏力、腹胀、恶心、食少纳呆；舌红或紫暗或有瘀斑瘀点，脉沉涩为浊毒血瘀之征。

治法：清热泄浊，活血化瘀。

代表方：解毒活血汤加减。

常用药：赤芍、桃仁、红花、大黄、连翘、葛根、柴胡、当归、生地黄、砂仁、紫苏子、甘草。

兼症：血瘀较重者，加丹参、牛膝以活血化瘀；小便不利、小腹胀满者，加金钱草、滑石、通草以泻热利小便；尿血者，加三七、藕节以止血；尿中夹精浊、瘀块者，加土茯苓、萆薢以祛湿泻热。

3. 湿热蕴结证

主症：恶心呕吐，脘腹痞满，小便量少或闭，浮肿。

次症：肢体困重，口中秽臭，口干，虚烦不眠，大便不通，舌红苔黄腻，脉滑数。

证候分析：湿浊内蕴，壅而化热，湿热交阻中焦，气机不畅，升降失常，见恶心呕吐，脘腹痞满；湿热下注膀胱，膀胱气化不利，见小便量少，重则闭；膀胱气化不利，水湿内停，泛溢肌肤，见浮肿；脾主肌肉，脾为湿困，见肢体困重；热邪耗伤津液，见口干、便干，热邪偏盛则大便不通；胃气不和，湿热内扰，见口中秽臭；热扰心神，见虚烦不眠；舌红苔黄腻，脉滑数为湿热蕴结之征。

治法：清热化湿，降逆止呕。

代表方：半夏泻心汤合温胆汤。

常用药：半夏、黄连、黄芩、大黄、枳实、厚朴、竹茹、干姜、砂仁、茯苓、桂枝。

兼症：胸闷腹满较重者，加葶苈子、厚朴以行气泄浊除满；小便疼痛者，加车前子、白花蛇舌草以清热解毒，利尿通淋；咽痛者，加玄参、板蓝根以解毒利咽；浮肿甚者，加泽泻、白术、猪苓、大腹皮、木瓜以利水消肿；大便闭、呕不止者，加桃仁、赤芍、大黄、草果仁、连翘、紫苏以泄热开瘀，解毒降浊；纳差、完谷不化者，加山楂、神曲、麦芽；外感发热者，加小柴胡汤加减。

七、康　复　治　疗

中医药治疗疾病坚持整体观点，辨证论治，扶正固本，平调阴阳，因人因时因地制宜。ARF 患者，在住院期间，经过积极的血液透析及药物治疗，部分患者肾功能可恢复正常，部分患者转为慢性肾衰竭。针对肾功能恢复正常者，为了巩固疗效，出院后患者应继续康复治疗，以维持肾功能的稳定。

（一）目标

康复治疗的主要目标：消除或控制患者肾脏疾病的症状、并发症及后遗症；指导和教育患者在日常生活中如何自我管理、自我调整、自我保健。所以康复治疗可以认为是临床治疗的延续，是临床医学整体的一部分。

（二）治疗措施

1. 心理疏导

ARF 多为健康人群突然发病，或部分 CKD 患者突然病情急剧加重，给患者造成了不同程度和类型的心理障碍，特别是需要透析治疗的患者，更是易怒、焦虑，无法接受。对此，医务工作者除治疗患者躯体不适外，对其心理障碍也要给予足够的重视，要加强与患者沟通，关心体贴患者，耐心解答患者问题，缓解其紧张情绪，进行有关康复治疗技术的教育，增加其康复信心，争取患者能积极配合治疗。

2. 规律作息与运动

平素注意养成良好的生活习惯，如健康饮食、有氧运动、阳光心情、休作有时等，避免对机体健康不利的坏习惯，如吸烟、酗酒、过食咸味食品、房事无节制、开夜车、久坐等。对于肾功能刚刚恢复的患者，简单易行的运动方法是徒手行进法，即走路。全息论告诉我们：人体全身的每一部位都在脚底有相应的反射区。中医学告诉我们：联系五脏的足六经脉都起源于脚底。坚持走路锻炼无异于进行持久的足底按摩，坚持走路锻炼能够激发五脏六腑的功能和活力，呼吸系统、循环系统、消化系统功能和新陈代谢功能都得到增强，进而改善体质，提高免疫力，促进病体康复。同时配合气功、八段锦、太极拳等可缓解紧张情绪，调节气血，增加免疫。

3. 药膳

（1）黄芪粥

作用：补益元气，健脾养胃，利水消肿。

治法：黄芪 60g 切成片，粳米 100g 淘洗干净。先把黄芪放入锅内，加清水适量，用中火煮沸后，去渣取药汁，把药汁和粳米同放锅内，加清水适量，用武火煮沸后，转用文火煮至米烂成粥。一日 2 次，早晚各服 1 次。

（2）桑椹蛋糕

作用：补肾益精。

制法：桑椹子 30g、女贞子 20g、旱莲草 30g 洗净，放入锅内，加清水适量，用武火烧沸后，再转用文火煮 20min，去渣留汁。与鸡蛋 500g、白糖 300g、面粉 200g 一起入锅内加发面拌匀，揉成面团。面团发酵起孔后，加碱水，试好酸碱度，做成蛋糕，上笼蒸 15min 即可。

4. 膏方

膏方是中医传统制剂之一，是祖国医学的精华。膏方的运用历史悠久，近年来随着"冬令进补"的理念在国内外不断普及，其在肾病康复中有广泛的运用。膏方治肾病当以补为主，健脾益肾。在健脾补肾同时，临床常在其中掺入血肉有情之品，以补髓填精，意在阴中求阳，阳中求阴。临证时当辨证选药，常用的胶类有滋阴补血之阿胶；偏肾阳虚者用鹿角胶益血助阳，生精补髓，壮筋健骨；偏肾阴虚者，选用龟板胶滋阴补血。但仍需注意滋阴不可过腻以防碍脾恋湿，温阳不可过燥以防伤阴助热。

5. 经络导引疗法

肾居人体中间，为先天之本，内寓元阴、元阳。肾病患者大多表现阴阳失衡，因此想保持机体健康就必须调理阴阳。头是人体阳气最旺盛之处，巅顶之百会穴最具代表性；足底是人体阴气最盛之体现，涌泉穴最具代表性。从经络循行及络属来看，百会穴为督脉经与足太阳经交会穴，能统领一身阳气，可开发人体潜能，增加体内的真气。涌泉穴为足少阴肾经之井穴，精气旺盛之处，能调节人体之阴阳。因此，通过对百会和涌泉穴的按摩和推拿，可起到协调机体阴阳、促进气血循环的作用，从而加速机体代谢与修复。同时配合按摩双肾俞及腰部经脉，加速血液循环与代谢，激活健存肾单位，清除有害物质。该法具有改善整体状态、提高机体免疫功能之功效，从而促进机体自身修复。

其操作要点如下：首先常规按摩头部及耳部约 20～30min，再在百会穴按摩并敲打约 5～10min；然后行常规足底按摩约 30min，亦在涌泉穴再按摩 5～10min；最后行腰部常规按摩约 20min，在命门穴按摩 5～10min。隔日 1 次，10 次为 1 个疗程，连续治疗 3～5 个疗程。

参 考 文 献

邓跃毅，2015. 中医治疗在肾病康复中的作用 [C] //中国中西医结合学会肾脏疾病专业委员会. 中国中西医结合学会肾脏疾病专业委员会 2015 年学术年会资料汇编. 南宁：中国中西医结合学会肾脏疾病专业委员会：396-400.

葛均波，徐永健，王辰，2018. 内科学 [M]. 北京：人民卫生出版社：511.

刘建华, 2006. 肾病的中医康复治疗 [C] //中国中西医结合学会养生学与康复医学专业委员会. 第五次全国中西医结合养生学与康复医学学术研讨会论文集. 厦门: 中国中西医结合学会养生学与康复医学专业委员会: 65-72.

聂卫群, 俞兴群, 林燕林, 2014. 从"虚瘀浊毒"论治急性肾损伤初探 [J]. 中国中医急症, 5 (23): 863-865.

于梅, 秦曼, 王立范, 等, 2004. 张琪治疗急性肾功能衰竭经验 [J]. 中医杂志, 10 (45): 741-742.

中华医学会, 2013. 临床诊疗指南: 肾脏病学分册 [M]. 北京: 人民卫生出版社: 210.

（刘庆燕　岳晓龙）

第七节　慢性肾衰竭

慢性肾衰竭（chronic renal failure, CRF）是指各种肾脏疾病进行性进展, 引起肾单位和肾功能不可逆地丧失, 导致以代谢产物和毒物潴留、水电解质和酸碱平衡紊乱以及内分泌失调为特征的临床综合征。CRF 可分为四个阶段: 肾功能代偿期; 肾功能失代偿期; 肾衰竭期; 尿毒症期（表 2-1）。

表 2-1　我国 CRF 的分期方法

CRF 分期	血清肌酐（SCr）	
	（μmol/L）	（mg/dl）
肾功能代偿期	133～177	1.5～2.0
肾功能失代偿期	178～442	2.1～5.0
肾衰竭期	443～707	5.1～7.9
尿毒症期	>707	≥8.0

注: 1mg/dl≈88.5μmol/L。

在中医古代文献中未见专门的 CRF 的论述, 但中医学认为, 从其临床表现特征及发生发展过程来看, 其可归于中医学中的"水肿""癃闭""关格""溺毒""虚劳""哕逆"等范畴。

一、病因和发病机制

（一）病因

各种 CKD 进展都可以导致 CRF。

（二）CRF 进展的危险因素

CRF 通常情况下进展缓慢, 呈渐进性发展, 但在某些诱因作用下短时间内可急剧加重恶化。

1. CRF 渐进性发展的危险因素

CRF 渐进性发展的危险因素主要有高血压、高血糖、蛋白尿（包括微量白蛋白尿）、低蛋白血症、吸烟等。此外，贫血、高脂血症、高同型半胱氨酸血症、营养不良、老年、尿毒症毒素（如甲状旁腺激素、甲基胍、酚类）蓄积等，在 CRF 病程进展中也起一定作用。

2. CRF 急性加重、恶化的危险因素

CRF 急性加重、恶化的危险因素主要包括：①累及肾脏的疾病复发或加重。②有效血容量不足（脱水、低血压、大出血或休克等）。③肾脏局部血供急剧减少（如肾动脉狭窄患者应用 ACEI、ARB 等药物）。④严重高血压持续存在。⑤应用肾毒性药物。⑥泌尿道梗阻。⑦其他：严重感染、高钙血症、肝衰竭、心力衰竭等。在 CRF 病程中出现的肾功能急剧加重恶化，如处理及时得当，可使病情有一定程度的逆转；但如诊治延误，或这种急剧恶化极为严重，则病情呈不可逆性进展。

（三）发病机制

1. 肾小球血流动力学改变

各种原因引起肾单位减少，导致健存肾单位代偿性增生肥大，形成肾小球高灌注、高压力和高滤过，并形成恶性循环，最终导致肾小球硬化。

2. 尿蛋白加重肾脏损伤

大量蛋白尿从肾小球滤出后，引起肾小管间质进一步损害及纤维化。

3. 肾素-血管紧张素-醛固酮系统作用

肾脏富含肾素-血管紧张素-醛固酮系统成分，血管紧张素 II 升高可上调多种细胞因子及生长因子表达，促进氧化应激反应，促进细胞增殖、细胞外基质积聚和组织纤维化。

4. 血压升高

血压升高可促进肾小球硬化，同时可引起肾血管病变，加快肾组织的纤维化进程。

5. 脂质代谢紊乱

脂蛋白被反应性氧自由基氧化，刺激炎性和纤维化细胞因子的表达以及诱导细胞凋亡，被氧化的脂蛋白又产生反应性氧自由基，进一步氧化脂蛋白，最终导致细胞损伤。

6. 肾小管间质损伤

肾小管间质炎症、缺血及大量蛋白尿均可以损伤肾小管间质，肾小管间质损伤后可引起肾组织炎症和纤维化，GFR 降低，肾小球萎缩，肾小球硬化。

7. 饮食中蛋白质负荷

肾功能完全正常时，蛋白质负荷可使 GFR 增加 20%～30%。饮食中蛋白质超负荷时加重肾小球高滤过状态，促进肾小球硬化。

二、临床表现

在 CRF 的不同阶段临床表现各异。在 CRF 的代偿期和失代偿早期，患者一般无任何症状，或仅有乏力、腰酸、食欲减退、夜尿增多等轻度不适，少数患者可有恶心、呕吐、腹泻及轻度贫血。肾衰竭期以后，上述症状趋于明显，到尿毒症期，可出现心力衰竭、严重高钾血症、消化道出血、中枢神经系统障碍等严重并发症，甚至有生命危险。

（一）水、电解质、酸碱平衡紊乱

CRF 时，酸碱平衡失调和各种电解质代谢紊乱非常常见，在这类代谢紊乱中，代谢性酸中毒和水钠代谢紊乱最为常见。

1. 代谢性酸中毒

成人每天蛋白代谢将产生 1mmol/kg 的氢离子（H^+）。肾衰竭患者每天尿中酸总排泄量仅 30～40mmol，每天有 20～40mmol H^+ 不能排出体外而在体内潴留。轻度慢性酸中毒时，多数患者症状较少，但严重酸碱平衡失调时（$HCO_3^- < 15mmol/L$），则可出现明显食欲不振、呕吐、虚弱无力、呼吸深长等症状。长期的代谢性酸中毒能加重 CRF 患者的营养不良、肾性骨病及心血管并发症。

2. 水钠代谢紊乱

主要表现为水钠潴留，或低血容量和低钠血症。水钠潴留可表现为不同程度的皮下水肿和（或）体腔积液，这在临床上相当常见，此时易出现血压升高、左心功能不全和脑水肿。低血容量主要表现为低血压和脱水。低钠血症，既可因缺钠引起（真性低钠血症），也可因水过多或其他因素所引起（假性低钠血症），而以后者更为多见。

3. 钾代谢紊乱

当 GFR 降至 20～25ml/（min·1.73m^2）或更低时，肾脏排钾能力逐渐下降，此时易出现高钾血症，尤其是当钾摄入过多、酸中毒、感染、创伤、消化道出血等情况发生时，更易出现高钾血症。严重高钾血症（血钾 >6.5mmol/L）有一定危险，需及时治疗抢救。有时由于钾摄入不足、胃肠道丢失过多、应用排钾利尿剂等因素，也可出现低钾血症。

4. 钙磷代谢紊乱

主要表现为磷过多和钙缺乏。钙缺乏主要与钙摄入不足、活性维生素 D 缺乏、高磷血症、代谢性酸中毒等多种因素有关，明显钙缺乏时可出现低钙血症。

血磷浓度由肠道对磷的吸收及肾的排泄来调节。当 GFR 下降、尿内排出减少时，血磷浓度逐渐升高。在肾衰竭的早期，血钙、磷仍能维持在正常范围，且通常不引起临床症状，只在肾衰竭的中、晚期［GFR<20ml/（min·1.73m^2）］时才会出现高磷血症、低钙血症。低钙血症、高磷血症、活性维生素 D 缺乏等可诱发甲状旁腺激素（PTH）升高，即继发性甲状旁腺功能亢进（简称甲旁亢）和肾性骨营养不良。

（二）蛋白质、糖类、脂肪和维生素的代谢紊乱

蛋白质代谢紊乱一般表现为蛋白质代谢产物蓄积（氮质血症），血清白蛋白水平下降。糖代谢异常主要表现为糖耐量减低和低血糖两种情况，前者多见，后者少见。高脂血症相当常见，其中多数患者表现为轻到中度高甘油三酯血症，少数患者表现为轻度高胆固醇血症，或两者兼有。维生素代谢紊乱相当常见，如血清维生素 A 水平增高、维生素 B_6 及叶酸缺乏等。

（三）心血管系统表现

心血管病变是 CKD 患者的主要并发症之一和最常见的死因。较常见的心血管病变主要有高血压和左心室肥厚、心力衰竭、尿毒症性心肌病、心包积液、心包炎、血管钙化和动脉粥样硬化等。

（四）呼吸系统表现

体液过多或酸中毒时均可出现气短、气促，严重酸中毒可致呼吸深长。体液过多、心功能不全可引起肺水肿或胸腔积液。由尿毒症毒素诱发的肺泡毛细血管渗透性增加、肺充血可引起"尿毒症肺水肿"，此时肺部 X 线检查可出现"蝴蝶翼"征，及时利尿或透析上述症状可迅速改善。

（五）胃肠道表现

主要表现有食欲不振、恶心、呕吐、口腔有尿味。消化道出血也较常见，其发生率比正常人明显增高，多是由于胃黏膜糜烂或消化性溃疡，尤以前者为最常见。

（六）血液系统表现

肾性贫血和出血倾向是最常见的表现。大多数患者可见轻至中度贫血，其原因主要为促红细胞生成素缺乏，故称为肾性贫血；晚期有出血倾向，如皮下或黏膜出血点、瘀斑、胃肠道出血、脑出血等。

（七）神经肌肉系统表现

早期可表现出失眠、注意力不集中、记忆力减退等。尿毒症时可表现为反应淡漠、谵妄、幻觉、昏迷、精神异常等。周围神经病变也很常见，感觉神经障碍更为显著，最常见的是肢端袜套样分布的感觉丧失，也可有肢体麻木、烧灼感或疼痛感、深反射迟钝或消失，并可有神经肌肉兴奋性增加，如肌肉震颤、痉挛、不宁腿综合征等。初次透析患者可能发生透析失衡综合征，出现恶心、呕吐、头痛、惊厥等，主要为血液透析后细胞内外液渗透压失衡和脑水肿、颅内压增高所致。

（八）内分泌功能紊乱

主要表现有：①肾脏本身内分泌功能紊乱如 1, 25-二羟维生素 D_3、促红细胞生成素不足和肾内肾素-血管紧张素 II 过多；②下丘脑-垂体内分泌功能紊乱如催乳素、促黑素、卵泡刺激素、黄体生成素、促肾上腺皮质激素等水平增高；③外周内分泌腺功能紊乱：大多数患者均有血

PTH 升高，部分患者（大约四分之一）有轻度甲状腺素水平降低，以及胰岛素受体障碍、性腺功能减退等。

（九）皮肤表现

瘙痒是尿毒症常见的难治性并发症，其发生原因部分是继发性甲状旁腺功能亢进和皮下组织钙化。晚期尿毒症患者是因为血中尿素含量高，挥发后在皮肤表面形成白色粉末结晶，称为"尿素霜"。

（十）骨骼系统表现

CKD 引起的骨骼病变称为肾性骨病或肾性骨营养不良，包括纤维囊性骨炎、骨生成不良、骨软化症及骨质疏松症。

三、相 关 检 查

（一）血常规

初期血常规可无变化，随着肾功能的慢慢减退，逐渐出现正细胞正色素性贫血，血红蛋白开始下降，血小板一般正常，发展至尿毒症期时，血红蛋白一般为 40～60g/L，血细胞比容为 20%～25%，血小板计数下降。白细胞数一般正常。

（二）尿液检查

1）尿比重和尿渗透压低下，一般晨尿的尿比重<1.018，尿渗透压<450mOsm/L；进入尿毒症晚期时，尿比重和尿渗透压则固定于 1.010 和 300mOsm/L，临床上称其为等比重尿和等渗尿。

2）尿量一般正常，但尿中溶质排出减少。健康人每天需要尿液排泄 600mOsm 的溶质，才能维持正常代谢产物的排出。肾脏功能正常者，肾脏的浓缩能力是 1200mOsm/L，每天只需有 500ml 的尿液就可以保证溶质的排出，而尿毒症患者，肾脏的最大浓缩能力是 300mOsm/kg，每天必须达到 2L 的尿液才能将溶质排出。因此，尿毒症患者如果每天尿量少于 2L，就会导致代谢产物在体内潴留。

3）尿蛋白量因原发病不同而异。肾小球肾炎所致 CRF 晚期尿蛋白可明显减少，但糖尿病肾病患者即使进入尿毒症期也常常存在大量蛋白尿。

4）尿沉渣可见不同程度的红细胞、颗粒管型，肾小管间质性疾病和合并泌尿道感染的患者尿中白细胞增多，蜡样管型的出现可反映肾小管间质瘢痕形成和肾小管肥大、直径增加，标志肾衰竭进展至严重阶段。

（三）肾功能检查

对 CKD 患者需要做 GFR 的评估。目前临床上多推荐应用 MDRD 公式和（或）Cockcroft-Gault 公式，利用血肌酐、尿素氮和白蛋白水平，经性别、种族、年龄和体表面积校正后计算。

（四）血液生化及其他检查

早期血清离子和碳酸氢盐水平正常，后期血清钙、血清蛋白水平降低，碳酸氢盐水平降低，血清磷水平升高，甲状旁腺激素水平升高。对 40 岁以上、合并难以解释、超过肾功能损伤程度的贫血患者应该做血和尿的蛋白电泳以排除异型球蛋白血症。

（五）影像学检查

超声学检查可以检测肾的大小、结构、对称性以及血供情况，区别肾实质性疾病、肾血管性疾病及梗阻性肾病。①双侧肾对称性缩小，支持 CRF 的诊断；②如果肾大小正常或增大，则提示 ARF，多囊肾、淀粉样变、糖尿病肾病和异型球蛋白血症引起的肾损害（骨髓瘤肾病）导致的 CRF，肾大小正常甚至增大；③双侧肾不对称提示单侧肾或尿路发育异常，或者是慢性肾血管疾病。后者可选择肾动脉多普勒超声检查、放射性核素闪烁扫描及血管造影。由于造影剂具肾毒性，CRF 中、晚期患者应避免静脉注射造影剂，此时推荐选用磁共振三维成像检查。

（六）肾活检

对于肾大小接近正常的肾衰竭患者可实施肾活检，对明确原发病因、选择治疗方案具有重要意义。

四、诊　断

（一）诊断要点

1）CKD 史超过 3 个月。所谓 CKD，是指各种原因引起的慢性肾结构和功能障碍，包括病理损伤、血液或尿液成分异常及影像学检查异常。

2）不明原因的或单纯的 GFR 下降[$<60\text{ml}/(\text{min}\cdot1.73\text{m}^2)$，老年人 GFR$<50\text{ml}/(\text{min}\cdot1.73\text{m}^2)$]超过 3 个月。

3）在 GFR 下降过程中出现与肾衰竭相关的各种代谢紊乱和临床症状。

以上 3 条中，第 1 条是诊断的主要依据。根据第 2 条做诊断时宜慎重或从严掌握。如第 3 条同时具备，则诊断依据更为充分。

（二）明确有无并发症

各种并发症的存在是影响 CRF 患者死亡率的主要因素。常见的并发症有：①感染：呼吸道、泌尿系统及消化道感染；②心血管合并症：心律失常、心力衰竭；③肾性贫血及营养不良；④肾性骨病；⑤尿毒症性脑病；⑥高钾血症、代谢性酸中毒等。

（三）诊断中需要注意的问题

CRF 常常多个系统受损，临床上表现多样化，同时因为 CRF 在早期无特征性症状，因此临床上时有误诊和漏诊。当临床上出现以下征象时应考虑 CRF 的诊断：①合并中、重度贫血的高血压；②合并夜尿增多的恶心、呕吐等消化系统症状；③合并中、重度贫血的皮肤瘙痒；④合并中、重度贫血的高钾血症或低钙血症。特别需要注意的是晚期尿毒症患者尿蛋白可以是微量，尿沉渣检查可基本正常，但这时尿比重常固定在1.010～1.012。因此一方面不能以尿常规基本正常而除外CKD，另一方面应重视尿比重的分析。

五、西 医 治 疗

（一）早期防治对策及措施

CRF的防治基础是早期诊断，积极有效治疗原发疾病，避免和纠正造成肾功能进展、恶化的危险因素，这也是保护肾功能和延缓CKD进展的关键。

对CRF的患者需要长期随访和管理，有针对性地对患者进行治疗，从而达到延缓CRF进展的目的。首先要提高对该病的警觉，即使对正常人群，也需每年筛查一次，努力做到早期诊断；对已有的肾脏疾病或可能引起肾损害的疾病（如糖尿病、高血压等）进行及时、有效的治疗，并需每年定期检查尿常规、肾功能等至少2次，以早期发现CRF。

对诊断为CRF的患者，要采取各种措施延缓病情进展，防止进展至终末期肾病。其基本对策有：①坚持病因治疗，如对高血压、糖尿病肾病、肾小球肾炎等坚持长期合理治疗。②避免和消除肾功能急剧恶化的危险因素，如肾脏基础疾病的复发或急性加重、严重高血压未能控制、急性血容量不足、肾脏局部血供急剧减少、严重感染、组织创伤、尿路梗阻、其他器官功能衰竭（如严重心力衰竭、严重肝衰竭）、肾毒性药物的不当使用等。③阻断或抑制肾单位损害渐进性发展的各种途径，保护健存肾单位。对患者血压、血糖、尿蛋白定量、血肌酐上升幅度、GFR下降幅度等指标，都应当控制在"理想范围"（表2-2）。

表2-2 CKD-CRF患者血压、血糖、糖化血红蛋白、尿蛋白、GFR变化的治疗目标

项目	目标
血压	
CKD第1～4期 [GFR≥15ml/（min·1.73m^2）]	
尿蛋白>1g/d 或糖尿病肾病	<125/75mmHg
尿蛋白<1g/d	<130/80mmHg
CKD第5期 [GFR<15ml/（min·1.73m^2）]	<140/90mmHg
血糖（糖尿病患者）	空腹90～130mg/dl，睡前110～150mg/dl
糖化血红蛋白（HbA1c）（糖尿病患者）	<7%
蛋白尿	<0.3g/d
GFR下降速度	<0.3ml/（min·1.73m^2·m）<4ml/（min·1.73m^2·a）

（二）营养治疗

营养不良是CRF的主要表现之一，也是维持血液透析患者的主要死亡原因之一，营养不良是影响CKD患者生存的独立危险因素。CKD 3～4期患者的膳食蛋白达标率低，是导致透析前患者蛋白-能量营养不良的重要原因。CKD 患者饮食较为复杂，其饮食依从性差，CKD 营养管理必须强调个体化并考虑患者的肾功能衰竭程度及其合并症。改善营养代谢，不仅需要摄入适当比例的蛋白质、氨基酸，而且需要摄入足够的热量，以减少蛋白分解。营养管理应医、护、患共同参与全程互动，增强患者对营养管理的信任与重视，饮食管理的细节落实在患者的饮食生活当中，最终形成包括主食、肉类、瓜果蔬菜、奶类、蛋类、油脂、盐等的 CKD 膳食处方，使得患者控制每日蛋白质摄入量、保证足量的每日能量摄入量。对营养不良的治疗至关重要。当然，对于透析患者，充分透析是改善尿毒症患者营养状态的前提，保证 CKD 膳食处方可行、可持续，及时反馈与随访，从而提高患者的饮食依从性。

1. 限制蛋白质摄入

CKD 1~2 期患者，无论是否有糖尿病，推荐蛋白质摄入量为 0.8~1.0g/（kg·d）。CKD 3 期患者，推荐蛋白质摄入量为 0.6~0.8g/（kg·d）。从 CKD 4 期起至没有进行透析治疗的患者，推荐蛋白质摄入量为 0.4~0.6g/（kg·d）。血液透析及腹膜透析患者蛋白质摄入量为 1.0~1.2g/（kg·d）。在低蛋白饮食中，约 50% 的蛋白质应为优质蛋白质，如蛋、瘦肉、鱼、牛奶等。

若有条件，患者在低蛋白饮食 [0.4~0.6g/（kg·d）] 的基础上，可同时补充适量的 [0.1~0.2g/（kg·d）] α-酮酸制剂和（或）必需氨基酸。

2. 保证热量摄入

充足的热量摄入是低蛋白质饮食能否发挥疗效的关键，因此患者必须摄入足量的热量，一般约为 30~35kcal/（kg·d）[125.6~146.5kJ/（kg·d）]，以此保证低蛋白饮食的氮得到充分的利用，减少蛋白质分解和体内蛋白质库的消耗。

3. 减少磷的摄入

磷的摄入量需控制在 800mg/d 以下，合并高磷血症患者应在 500mg/d 以下。

4. 其他营养素

脂肪摄入量大约为总热量的 30%，缺少的热量可以用糖类补充，对于糖尿病肾病的患者必要时需注射胰岛素保证糖类的利用。注意补充叶酸、水溶性维生素以及钙、铁、锌等矿物质。

（三）早中期 CRF 的治疗措施

1. 纠正酸中毒和水、电解质紊乱

（1）纠正代谢性酸中毒

主要为口服碳酸氢钠，轻者 1.5~3.0g/d 即可；中、重度患者 3~15g/d，必要时可静脉输入。

（2）水钠代谢紊乱的防治

为防止出现水钠潴留，需适当限制钠摄入量，一般 NaCl 摄入量应不超过 6~8g/d；有明显水肿、高血压者，钠摄入量一般为 2~3g/d（NaCl 摄入量为 5~7g/d）；个别严重病例可限制为 1~2g/d（NaCl 摄入量为 2.5~5g/d）。也可根据需要应用袢利尿剂（呋塞米、布美他尼等，如呋塞米每次 20~160mg，2~3g/d）。对 CRF 患者的轻、中度低钠血症，一般不必积极处理，而应分析其不同原因，只对真性缺钠者谨慎地补充钠盐。对严重缺钠的低钠血症者，也应有步骤地逐渐纠正低钠状态。对"失钠性肾炎"患者，因其肾脏失钠较多，故需要积极补钠，但这种情况比较少见。

（3）高钾血症的防治

当 GFR<25ml/（min·1.73m²）时，钾的摄入一般为 1500～2000mg/d；当 GFR<10ml/（min·1.73m²）或血清钾水平>5.5mmo/L 时，钾的摄入一般低于1000mg/d。

对于高钾血症患者，采取积极的降钾措施：①纠正酸中毒：除口服碳酸氢钠外，必要时（血钾>6mmol/L）可静脉滴注碳酸氢钠 10～25g，根据病情需要可 4～6 小时后重复给药。②应用袢利尿剂：静脉滴注呋塞米每次 40～80mg（或布美他尼每次 2～4mg），必要时可增至每次 100～200mg。③应用葡萄糖胰岛素溶液输入（葡萄糖 4～6g 中加 1U 胰岛素）。④口服聚苯乙烯磺酸钠，一般每次 5～20g，每日 3 次，增加肠道钾排出。⑤对严重高钾血症（血钾>6.5mmol/L），且伴有少尿、利尿效果不佳者，应及时给予血液透析治疗。

2. 高血压的治疗

及时、合理地治疗高血压，不仅是为了控制高血压的某些症状，同时也起到保护心、脑、肾等靶器官的作用。ACEI、ARB、CCB、袢利尿剂、β受体阻滞剂、血管扩张剂均可应用，以ACEI、ARB、CCB 的应用较为广泛。同时需要注意双侧肾动脉狭窄、血肌酐>256μmol/L、明显血容量不足的情况下应慎用 ACEI 及 ARB 类药物。透析前 CFR 患者的血压应<130/80mmHg，维持透析的患者血压一般不超过 140/90mmHg。

3. 贫血的治疗

如排除失血、缺铁等因素，血红蛋白（Hb）<100g/L 或血细胞比容（HCT）<30%，即可开始应用重组人促红细胞生成素治疗。一般开始剂量为每周 50～100U/kg，分 2～3 次（或2000～3000U/次，每周 2～3 次），皮下或静脉注射，以皮下注射更好。对非透析患者，目前趋向于小剂量疗法（2000～3000U，每周 1～2 次），疗效佳，不良反应小。直至 Hb 上升至 110～120g/L 或 HCT 上升至 33%～36%即达标。在维持达标的前提下，每个月调整用量一次，适当减少重组人促红细胞生成素的用量。个别透析患者重组人促红细胞生成素剂量可能有所增加（3000～4000U/次，每周 3 次），但不应盲目单纯加大剂量，而应当分析影响疗效的原因，有针对性地调整治疗方案。

在应用重组人促红细胞生成素时，应同时重视补充铁剂。口服铁剂主要有琥珀酸亚铁、硫酸亚铁等。部分透析患者口服铁剂吸收较差，故常需要经静脉途径补充铁，常用为蔗糖铁。

4. 低钙血症、高磷血症、肾性骨病和血管钙化的治疗

当 GFR<30ml/（min·1.73m²）时，在限制磷摄入同时，可口服磷结合剂，可以选用碳酸钙、醋酸钙、司维拉姆、碳酸镧等，餐中服用效果最好。口服碳酸钙一般每次 0.5～2g，每日 3 次。对高磷血症（血清磷水平>7mg/dl）明显或血清钙磷乘积>65（mg²/dl²）者，暂停应用钙剂，以防加重转移性钙化，此时可短期服用氢氧化铝制剂（每次 10～30ml，每日 3次），待钙磷乘积<65（mg²/dl²）后，再服用钙剂。

对明显低钙血症患者，可口服 1,25-二羟维生素 D_3（骨化三醇），每天 0.25μg，连服 2～4周。若血钙和症状无改善，可将用量增加至每天 0.5μg。对血钙不低者，则宜隔日口服 0.25μg。凡口服骨化三醇患者，治疗中均需监测血钙、磷、PTH 浓度，血 PTH 保持在 150～300pg/ml，以防止生成不良性骨病。

血管钙化是动脉粥样硬化、高血压、糖尿病血管病变、血管损伤、CKD 和衰老等病症中普遍存在的病理表现，是心脑血管疾病高发病率和高死亡率的重要因素之一，血透患者尤为常见，冠状动脉钙化及全身其他血管钙化较普通人群更常见、更突出。

血透患者血管钙化的防治方法：①磷结合剂：高磷血症常常在血透患者上发生，控制血磷浓度对防治血管钙化十分重要。临床中用磷结合剂来达到降磷效果。②活性维生素 D：除了可以降低 PTH 水平以外，还可以抑制血管平滑肌细胞转化为成骨细胞，从而防止血管钙化。对于透析患者，有存在维生素 D 缺乏的现象，可通过补充维生素 D 来改善血管钙化的情况。③拟钙剂：临床上常使用的拟钙剂为西那卡塞，它既可以抑制血钙、血磷与 PTH，还能通过直接调控血管中的钙敏感受体来抑制血管钙化。④调控成纤维细胞生长因子 23（FGF-23）水平：FGF-23水平是血管钙化发生与发展的一个重要独立危险因素，目前有很多学者开始研究 FGF-23 的靶点，希望可以通过 FGF-23 的靶点来降低 FGF-23 水平，从而控制住血透患者血管钙化。

5. 防治感染

平时应注意防止感冒，预防各种病原体的感染。抗生素的选择和应用原则与一般感染相同，但剂量要根据 GFR 水平调整。在疗效相近的情况下，应选择肾毒性最小的药物。

6. 高脂血症的治疗

非透析患者治疗原则同一般高脂血症患者，50 岁以上非透析患者，血脂正常时也可考虑给予口服他汀类药物，以预防心血管疾病。维持透析患者，标准可放宽，血胆固醇水平维持在6.5～7.8mmol/L，血甘油三酯水平维持在 1.7～2.3mmol/L。

7. 口服吸附疗法和导泻疗法

非透析患者可口服氧化淀粉或药用炭制剂、大黄制剂或甘露醇（导泻疗法）等，以利用胃肠道途径增加尿毒症毒素的排出，对减轻患者氮质血症起到一定辅助作用。

（四）替代治疗

当 CRF 患者 GFR＜10ml/(min・1.73m^2)（血肌酐＞707μmol/L）并有明显尿毒症临床表现，经治疗不能缓解时，则应进行维持透析治疗。对糖尿病肾病，可适当提前［GFR＜15ml/(min・1.73m^2)］安排维持透析。对有严重急性左心衰竭、严重高钾血症等紧急透析指征时，应按紧急透析处理。血液透析和腹膜透析的疗效相近，但各有优缺点，在临床应用上可互为补充。但透析疗法仅可部分替代肾的排泄功能（对小分子溶质的清除仅相当于正常肾脏的10%～15%），而不能代替其内分泌和代谢功能。肾移植是目前最佳的肾脏替代疗法，成功的肾移植可恢复正常的肾功能，包括内分泌和代谢功能。

六、中医辨证论治

（一）辨证要点

CRF 是由多种 CKD 日久发展而来，其病机特点是本虚标实，虚实夹杂，正虚为本，即脾肾两虚，邪实为标，即湿、浊、瘀、毒，脾肾两虚贯穿其始终。本病错综复杂，病势缠绵，证候多变，难以速愈，论治分清虚实缓急，确立急则治其标，治以化湿浊、解毒活血，缓则治其本，治以益气血、补脾肾，虚实夹杂者标本同治，治以补脾肾、泄湿浊、解毒活血的治疗大法。

（二）证治分型

1. 湿浊内蕴证

主症：周身困倦，恶心欲吐。

次症：胃脘胀满，不欲饮食，口中黏腻，口气秽臭，头昏沉，大便不爽或秘结，或兼肢体虚肿，舌质淡，舌苔厚腻或稍黄，脉缓。

证候分析：脾气衰败，运化失常，水液不能正常分布，湿浊内生，脾为湿困，清阳被遏，见周身困倦，胃脘胀满，不欲饮食，口中黏腻，头昏沉，大便不爽；湿浊之邪，蕴结中焦，纳运失司，升降失常，故恶心欲吐；水湿内停泛溢肌肤见肢体虚肿；湿浊蕴而化热见口气秽臭，大便秘结，舌苔稍黄；舌质淡，舌苔厚腻，脉缓为湿浊内蕴之征。

治法：芳化湿浊。

代表方：半夏泻心汤加减。

常用药：半夏、黄芩、黄连、陈皮、紫苏、藿香、草果仁、干姜、枳壳、厚朴、甘草等。

兼症：湿邪偏重，则重用化湿浊之草果仁、半夏、藿香、紫苏，也可加砂仁、苍术；恶心呕吐明显加代赭石、芦根、竹茹以降逆止呕；食少纳呆者可加山楂、神曲、麦芽以理气，醒胃消食导滞；腹胀便干者加厚朴、枳实行气通便；湿热伤阴者可加麦冬、生地黄、天花粉、芦根以养阴生津；瘀血内停者可加丹参、赤芍、桃仁、红花以活血化瘀解毒。

2. 瘀血内停证

主症：倦怠乏力，面色黧黑或晦暗无华。

次症：肌肤甲错，腰痛，固定不移，肢体麻木，头痛少寐，下肢浮肿，夜尿频，舌质红或淡紫，或有瘀点瘀斑，苔少，脉沉或细或涩。

证候分析：肾病日久，肾虚不能泄浊，脾失健运，导致水湿内停，气机不畅，不能推动血行，而成瘀血。瘀血内停，新血不生，不能荣养肌肤，故面色黧黑或晦暗无华，肌肤甲错；瘀血内停，不通则痛，故腰痛固定不移，头痛少寐；脾失健运，气血生化乏源，机体失养，故倦怠乏力；水液内停泛溢肌肤，故见浮肿；舌质红或淡紫，苔少，脉沉或细或涩为瘀血内停之征。

治法：活血解毒。

代表方：解毒活血汤加减。

常用药：丹参、连翘、桃仁、红花、赤芍、生地黄、当归、柴胡、葛根、枳壳、甘草。

兼症：头胀痛者，加代赭石、珍珠母、石决明；耳鸣者，加路路通、磁石；大便秘结者加大黄、枳实、厚朴；眠差者，加酸枣仁、柏子仁、远志、茯神、石菖蒲；阴虚甚口干明显者加天花粉、沙参、知母以养阴清热；阳虚甚者，加附子、淫羊藿；浮肿、尿少者加猪苓、泽泻、茯苓皮、薏苡仁、益母草。

3. 湿热伤阴证

主症：乏力，口干，咽干，恶心呕吐。

次症：脘腹胀满，饥不欲食，心烦，口苦，口中黏腻，胃脘灼热隐痛，舌红质干少津，苔厚腻，脉滑。

证候分析：脾气虚，气血生化乏源，四肢百骸失养见乏力；湿浊毒邪蕴而化热而成湿热，湿热日久，耗伤阴津，故口干，咽干，心烦，口苦；湿热蕴结，脾胃运化受阻，形成湿热痰浊中阻，故脘腹胀满，饥不欲食，口中黏腻；胃气上逆，故恶心呕吐；湿热蕴结于胃，胃阴受损，故胃脘灼热隐痛；舌红质干少津，苔厚腻，脉滑为湿热伤阴之征。

治法：养阴清胃，芳香醒脾。

代表方：甘露饮加减。

常用药：生地黄、茵陈、黄芩、枳壳、枇杷叶、石斛、麦门冬、紫苏、砂仁。

兼症：湿邪偏重，则重用化湿浊之草果仁、半夏、藿香、紫苏，也可加砂仁、苍术；热邪偏重，则重用清热之黄连、黄芩，加茵陈蒿、大黄；阴虚甚口干明显者加天花粉、沙参、知母以养阴清热；瘀血内停者可加丹参、赤芍、桃仁、红花以活血化瘀解毒。

4. 脾肾气虚证

主症：倦怠乏力，腰膝酸软。

次症：面色无华或萎黄，眼睑或下肢浮肿，小便清长，时有头晕，舌质淡，舌体胖大边有齿痕，苔白，脉沉弱或沉细。

证候分析：脾胃虚弱，水谷精微运化失常，气血生化乏源，机体失养，故倦怠乏力，面色无华或萎黄；腰为肾之府，肾主骨生髓，肾精不足，腰脊失养，故腰膝酸软；脾肾两虚，水液代谢失常，水湿内停，泛溢肌肤，故浮肿；久病耗损肾阳，肾阳不足，失于温煦，故小便清长；脾虚运化失司，肾虚气化不利，清不得升，浊不得降，故头晕；舌质淡，舌体胖大边有齿痕，苔白，脉沉弱或沉细。

治法：益气补脾肾。

代表方：参芪地黄汤加减。

常用药：黄芪、党参、熟地黄、山药、山萸、茯苓、牡丹皮、泽泻、土茯苓、薏苡仁。

兼症：食少纳呆者可加山楂、神曲、麦芽；腹胀便干者加厚朴、枳实行气通便；眠差者，加酸枣仁、柏子仁、远志、茯神、石菖蒲；浮肿明显者加猪苓、大腹皮、冬瓜皮、车前子；阳虚甚者，加附子、淫羊藿；瘀血内停者可加丹参、赤芍、桃仁、红花。

5. 脾肾阳虚证

主症：倦怠乏力或气短懒言，畏寒肢冷。

次症：面色㿠白，腰痛膝软，脘腹胀满冷痛，颜面及下肢浮肿，食少纳呆，大便溏，夜尿清长，舌淡有齿痕，苔白滑，脉沉迟无力或弱。

证候分析：脾肾阳虚，湿邪不化，耗伤气血，机体失养，故倦怠乏力、气短懒言；脾肾阳虚，不能温煦肌表四末，故畏寒肢冷；阳虚气血运行无力，不能上荣于面，故面色㿠白；腰为肾之府，肾主骨，肾阳虚衰，腰膝失于温养，故腰痛膝软；脾阳虚衰，运化失健，故食少纳呆，脘腹胀满；脾肾阳虚，阴寒内盛，寒凝气滞，故脘腹冷痛；中阳不振，水湿内停，泛溢肌肤，故浮肿；脾肾阳虚，水湿内盛，水湿不化，流注肠中，故大便溏；阳虚温化无力，膀胱气化功能障碍，故夜尿清长；舌淡有齿痕，苔白滑，脉沉迟无力或弱为脾肾阳虚之征。

治法：温补脾肾。

代表方：实脾饮合金匮肾气丸加减。

常用药：党参、白术、茯苓、熟地黄、山萸肉、淫羊藿、附子、肉桂、草果仁、巴戟天、肉苁蓉。

兼症：脾虚倦怠乏力者，加黄芪、山药；湿邪困脾，脾阳不振纳呆者，加干姜、公丁香；肾阳虚甚者，加附子、胡芦巴；全身浮肿、尿少者加猪苓、泽泻、木瓜、大腹皮、薏苡仁；阴虚甚者，加菟丝子、枸杞子；阳虚甚者，加淫羊藿。

6. 脾肾两虚，湿浊瘀血证

主症：周身乏力，气短懒言，面色晦暗，腰膝酸软。

次症：脘腹胀满，食少纳呆，肢体浮肿，肌肤甲错，舌质紫暗或有瘀点瘀斑，舌苔厚腻，脉沉滑或沉缓。

证候分析：脾气虚，水谷精微运化失常，气血生化乏源，机体失养，故周身乏力、气短懒言；腰为肾之府，肾主骨生髓，肾精不足，腰脊失养，故腰膝酸软；瘀血内阻，新血不生，皮肤爪甲失养，故面色晦暗、肌肤甲错；湿浊蕴结，脾胃运化受阻，故食少纳呆；脾肾两虚，水液代谢失常，水湿内停，泛溢肌肤，故浮肿；舌质紫暗或有瘀点瘀斑，舌苔厚腻，脉沉滑或沉缓为脾肾两虚、湿浊瘀血之征。

治法：补脾肾，泻湿浊，解毒活血。

代表方：补脾肾泄浊汤加减。

常用药：党参、白术、茯苓、熟地黄、菟丝子、大黄、黄连、草果仁、半夏、丹参、赤芍、甘草。

兼症：气虚明显者，合用参芪地黄汤；贫血者，加归芍六君子汤及首乌、黄精；头胀痛者，加代赭石、珍珠母、石决明；耳鸣者，加路路通、磁石；大便秘结者加大黄、枳实、厚朴；眠差者，加酸枣仁、柏子仁、远志、茯神、石菖蒲；恶心呕吐者，加紫苏、藿香、芦根、竹茹；全身浮肿、尿少者加猪苓、泽泻、茯苓皮、薏苡仁；瘀血明显者，加桃仁、红花、葛根、益母草。

七、康复治疗

中医药在治疗 CRF 方面日臻完善，但因此病的病因病机庞杂，单一的治法难免左支右绌，无法企及较全面的疗效，辨病与辨证相结合，智慧地结合现代和传统的医学经验，多途径给药，不仅具有针对性，还能起到整体治疗的目的。因此更详细地利用现代科技手段使得传统中医药研究日趋合理化、规范化、科学化是当今中医人的责任与担当，赓续发掘中医药治疗 CRF 的特性与优势。

（一）目标

康复治疗的主要目标：消除或控制 CRF 患者的症状、病理生理并发症和后遗症；指导和教育患者在日常生活中如何自我管理，所以康复治疗可以认为是临床治疗的延续，是临床医学整体的一部分。

（二）治疗措施

1. 心理疏导

CRF 是持续进展的慢性病，因沉重的经济负担和反复的治疗，给患者心理带来了严重侵害，产生不同程度和类型的心理障碍，如孤独、苦恼、焦虑、易怒及抑郁等，对此要求医务人员除了积极处理患者躯体上的不适，对出现了的心理障碍也要给予足够的重视，并给予帮助。首先，要建立良好的医患关系，同情患者并不断给予鼓励，除制定合适的治疗方案和确定要达到的治疗目标外，还应进行有关自理能力和康复治疗技术的教育，耐心解释各种疑问，主动介绍一些生理心理方面的知识，不断鼓励患者以积极态度面对人生。

2. 中药大黄饮片代茶饮

中药在改善 CRF 早期症状、延缓肾衰竭进展及推迟透析时间等方面具有独特优势，其中大黄无论是单品还是制剂，都发挥着一定的作用。大黄最初被认为是通过其泻下作用延缓肾衰竭的，但越来越多的学者发现除泻下作用外，大黄多种有效成分起到了抗肾脏纤维化的作用。通过泻下及抗纤维化治疗，从而达到改善症状、延缓肾衰竭进展等目的。应用时，将大黄饮片洗净煮水或热水浸泡，每日早晚适当饮用，维持每日排便 2～3 次为度。

3. 中药穴位贴敷

贴敷选用肾俞穴及神阙穴。肾俞穴为肾在大肠经上的背腧穴，为临床治疗肾病固定穴。神阙穴位于任脉之上，连通十二正经，交通五脏六腑之气，有补肾填精、纳气行水、利湿浊之功。敷贴方药：黄芪、杜仲、续断、生地黄、当归、益母草、车前子、生牡蛎、制附子、炒枳壳。以上诸药研末混合均匀，用姜汁调和成膏或丸取双肾俞穴、神阙穴，外用胶布固定，4～6 小时后取下（视气温、患者耐受程度适当调整贴敷时间），清洁脐中（神阙穴）并保持干燥，每日 1 次。

4. 中药足浴

药物选择：麻黄、桂枝、大黄、附子、透骨草、桃仁、红花、当归、苦参、苍术等，加水煎煮，取汁 3000ml，水温 40～45℃，将药液倒入套有一次性塑料袋的木桶中，将双足至膝浸入水中，上盖大浴巾保持恒温足浴 30min，同时指导患者双足在木桶内互相搓动，使患者出汗，汗后静卧，每日 1 次。

5. 耳穴压豆

药物选用王不留行，穴位以神门、交感、皮质下为主穴，配穴选肝、脾、肾，然后用棉棒在耳郭相应穴位上找到敏感点，将粘有王不留行籽的胶布贴在选好的穴位上，找准压痛点。用拇指和示指对压耳穴，手法由轻至重按压，使之产生酸、麻、胀、痛感，耳郭出现发红、发热效果更佳。每日按压 3～5 次，每次 3～5min，睡前加强按压，每日更换 1 次，两耳交替施治。

6. 艾灸治疗

穴位选取脾俞、肾俞、膀胱俞、三焦俞、足三里、丰隆、神阙、中极等穴，一般选择先阳经穴位，后阴经穴位顺序施灸。施灸以皮肤红润不起疱为度，每日 1 次，每次灸 2 炷，30 天为 1 个疗程。艾炷燃烧时，应认真观察，防止艾灰脱落以免灼伤皮肤或烧坏衣物等。

参 考 文 献

葛均波，徐永健，王辰，2018. 内科学 [M]. 北京：人民卫生出版社：518.

徐大基，2004. 张琪教授治疗慢性肾衰的组方思路考释 [J]. 中医药学刊，6（22）：976-978.

张佩青，2015. 张琪教授辨证治疗慢性肾衰竭的临床疗效研究 [J]. 中国中西医结合肾病杂志，3（16）：242-244.

张雪琴，张晓燕，2017. 中医外治十法治疗慢性肾衰 [J]. 中医临床研究，9（26）：141-143.

中华医学会，2013. 临床诊疗指南：肾脏病学分册 [M]. 北京：人民卫生出版社：218.

（刘庆燕　董云英）

第八节　糖尿病肾病

一、概　　述

　　糖尿病（diabetes mellitus，DM）是由多种病因引起的以慢性高血糖为特征的代谢性疾病，其高血糖主要由胰岛素分泌障碍和（或）产生胰岛素抵抗所致。糖尿病肾病（diabetic nephropathy，DN）是糖尿病微血管病变导致肾小球硬化的一种疾病，是糖尿病的主要死亡原因之一。

二、病因和发病机制

　　迄今为止，DN 发生发展的机制尚未完全明了，但公认由胰岛素代谢障碍导致的长期高血糖是发生的最关键原因。高血糖造成肾脏血流动力学改变、糖代谢异常所致的一系列后果以及与遗传因素相互作用是造成肾脏病变的基础，众多生长因子、细胞因子被激活则是病变形成的直接机制。

三、病　　理

　　光镜下，早期可见肾小球肥大，基底膜轻度增厚，系膜轻度增生。随着病情进展，基底膜弥漫增厚，基质及系膜细胞增生，形成典型的 K-W（Kimmelstiel-Wilson）结节。同时可见内皮下纤维蛋白帽、球囊滴、小动脉透明样变、肾小管萎缩、近端肾小管上皮细胞空泡变性、肾乳头坏死及间质炎症细胞浸润等。

　　免疫荧光可见沿肾小球毛细血管祥、肾小管和肾小球基底膜弥漫的线状 IgG 沉积，伴有 IgM、C3 等沉积。系膜区及 K-W 结节中罕见 IgG、IgM 或 C3 沉积。

　　电镜下，早期肾小球基底膜不规则增厚，系膜区扩大，基质增多，晚期则形成结节状，这与光镜下所见 K-W 结节吻合，渗出性病灶可见细微颗粒状电子致密物，还可见足突融合等。

四、临床表现

（一）症状

1. 蛋白尿

早期 DN 无临床蛋白尿，只有用敏感方法才能检测出微量蛋白尿。临床 DN 早期唯一的表现为蛋白尿，蛋白尿从间歇性逐渐发展为持续性。

2. 水肿

DN 早期一般没有水肿，少数患者在血浆蛋白降低前，可有轻度水肿。若出现大量蛋白尿，血浆蛋白低下，水肿加重，多为疾病进展至晚期表现。

3. 高血压

在无肾病的 1 型糖尿病（T1DM）患者中高血压患病率较正常人并不增加，2 型糖尿病（T2DM）患者伴高血压者较多，但出现蛋白尿时高血压的比例也升高，在有 NS 时患者伴有高血压，此高血压大多为中度，少数为重度。

4. 肾衰竭

DN 进展快慢有很大的差异。有的患者轻度蛋白尿可持续多年，但肾功能正常，有的患者尿蛋白很少，可快速发展出现 NS，肾功能逐渐恶化，最终出现尿毒症。

5. 贫血

有明显氮质血症的患者，可有轻度的贫血。

6. 其他脏器并发症表现

①心血管病变：如心力衰竭、心肌梗死。②神经病变：如周围神经病变。③自主神经病变：累及自主神经时可出现神经源性膀胱。④视网膜病变：DN 严重时几乎 100%合并视网膜病变，但有严重视网膜病变者不一定有明显的肾脏病变。当 DN 进展时，视网膜病变常加速恶化。

（二）分期分级

无论是 T1DM 还是 T2DM，30%～40%的患者可出现肾脏损害，而 T2DM 中约 5%的患者在诊断为糖尿病的同时就已存在糖尿病肾脏损害，当 DN 的诊断确立后，要进行 DN 的分期诊断，Mogensen 根据 T1DM 的病程及病理生理演变过程将 DN 改变分为 5 期，轻重与肾小球硬化呈正相关。

Ⅰ期：这一期主要以 GFR 增高和肾体积增大为特征。这种初期的病变与患有高血糖的水平是一致的，但是可逆的，经过医院给予的胰岛素治疗可得以恢复，这一期没有病理组织学的损害，此期又被称作肾小球高滤过期。

Ⅱ期：该期患者的尿白蛋白排泄率（UAER）已呈现正常（<20μg/min 或<30mg/24h＝但肾小球已出现结构上的改变。运动后 UAER 增高组可恢复。肾小球基底膜（GBM）开始增厚，

系膜基质开始增加，GFR 多高于正常范围并与血糖水平呈现一致，GFR>150ml/(min·1.73m^2) 的患者的 HbA1c 常>9.5%。GFR<150ml/(min·1.73m^2)和 UAER>30μg/min 的患者更易发展为临床肾病。DM 肾受累Ⅰ、Ⅱ期患者血压多正常，此期又称做正常蛋白尿期。

Ⅲ期：此期又称作早期 DN。患者 UAER 为 20～200μg/min，患者的血压出现轻度的升高趋势，开始出现肾小球的功能减退。

Ⅳ期：是临床上的 DN 或显性的 DN。这一期的特点是患者开始出现大量的白蛋白尿（每日大于 3.5g）、水肿和高血压。DN 患者的水肿开始变得比较严重，对利尿药反应差。

Ⅴ期：即为终末期肾功能衰竭期。DM 患者一旦出现持续性尿蛋白就有可能发展为 DN，由于肾小球基底膜广泛增厚，肾小球毛细血管腔进行性狭窄和更多的肾小球坏退，肾脏滤过功能进行性下降，导致肾功能衰竭。

根据临床与病理过程，Mogensen 将 DN 分期简要概括如表 2-3 所示。

表 2-3　DN 分期

分期	表现
Ⅰ期	肾小球肥大，呈高滤过状态，GFR 升高，无肾脏病理组织学改变
Ⅱ期	间歇性微量白蛋白尿期，尿蛋白排泄率正常或运动后增高，肾脏病理可有肾小球基底膜增厚和系膜扩张；需排除其他因素引起的尿白蛋白排泄一过性增加
Ⅲ期	持续性微量白蛋白尿期，GFR 正常，病变仍为可逆性
Ⅳ期	显性蛋白尿期，尿常规检查尿蛋白水平从+～++++，可多达肾病范围的蛋白尿，GFR 下降，病理上有典型的弥漫性肾小球硬化改变
Ⅴ期	肾功能衰竭期，尿蛋白排泄可减少，肾功能异常

2010 年，肾脏病理学会研究委员会首次提出了 DN 病理分级标准，在 T1DM 和 T2DM 患者中均适用，肾小球损伤分级见表 2-4。

表 2-4　肾小球损伤分级

分级	表现
Ⅰ级	肾小球基底膜增厚
Ⅱa 级	轻度系膜增生
Ⅱb 级	重度系膜增生
Ⅲ级	一个以上结节性硬化（K-W 结节）
Ⅳ级	弥漫性肾小球硬化

五、相 关 检 查

1. UAER 和尿白蛋白肌酐比值

微量尿白蛋白是 DN 早期的临床表现，也是诊断 DN 的主要依据。其评价指标为 UAER 或尿白蛋白肌酐比值（UACR），定时或 24 小时尿标本收集极为不方便，而且不能提高检测的准确度，与之相比 UACR 更加稳定且标本收集方便，只需要检测单次随机尿（清晨首次尿最佳）即可，故各临床指南和专家共识均推荐使用 UACR。UAER 为 20～200μg/min，临床可诊断为早期 DN，判定是至少在 6 个月内连续查 2～3 次尿，取平均值达到 20～200μg/min，当 UAER 持续大于 200μg/min 时，即诊断为 DN。

UAER 异常的定义见表 2-5。

表 2-5　UAER 异常的定义

尿蛋白排泄	单次样本	24 小时样本	某时段样本
	UACR(mg/g)	24 小时 UAER（mg/24h）	UAER(μg/min)
正常白蛋白尿	<30	<30	<20
微量白蛋白尿	30～300	30～300	20～200
大量白蛋白尿	>300	>300	>300

2. 尿蛋白定量

常规尿蛋白定量＞0.5g/24h，可诊断临床 DN，但需要排除其他可能引起蛋白尿的原因。

3. 血糖测定

空腹血浆葡萄糖≥7.0mmol/L，或口服葡萄糖耐量试验（OGTT）或餐后 2 小时血浆葡萄糖＞11.1mmol/L，可诊断为 DM。

4. 血尿β$_2$-MG

DN 患者早期即可出现升高，可作为一项临床检查指标。

5. 肾功能检查

DN 晚期患者内生肌酐清除率下降，血尿素氮、肌酐升高。

6. 眼底检查

DM 视网膜病变和肾脏微血管病变可同时存在，一旦出现视网膜病变，需要警惕肾脏病变。

7. 肾脏形态学检查

DN 早期肾脏体积增大、重量增加。

8. 肾组织学检查

肾组织学检查是诊断 DN 的重要手段。

六、诊　　断

（一）筛查

①对于 T1DM 病程≥5 年及 T2DM 患者，从诊断开始，每年检查 UAER 或 UACR；②对于所有成年糖尿病患者，每年检测血肌酐，评估 GFR 和对 CKD 进行分期。

（二）诊断

糖尿病患者中出现下列任何 1 项，就可以考虑是 DN：①大量的白蛋白尿；②糖尿病视网膜病变基础上伴微量白蛋白尿；③病程 10 年以上的糖尿病患者出现微量白蛋白尿，必要时肾活检明确诊断，肾脏病理被认为是诊断 DN 的金标准。

DN 诊断标准如表 2-6 所示，诊断 DN 时要排除非 DN，鉴别困难时需肾脏穿刺病理检查来鉴别。

表 2-6　DN 诊断标准

美国肾脏病基金会标准	大部分糖尿病患者中，出现以下任何 1 条考虑 DN 1.大量或显性尿白蛋白 2.糖尿病视网膜病变伴微量白蛋白尿 3.10 年以上糖尿病病程的 T1DM 中出现微量白蛋白尿
中华医学会糖尿病学分会微血管并发症学组建议	大部分糖尿病患者中，出现以下任何 1 条考虑 DN 1.大量或显性尿白蛋白 2.糖尿病视网膜病变伴任何一期 CKD 3.10 年以上糖尿病病程的 T1DM 中出现微量白蛋白尿

七、鉴 别 诊 断

中医对患者进行诊治时，主张"望、闻、问、切"，这其实就是在鉴别诊断疾病。现代医学当中，对不同疾病有不同的鉴别标准，下面介绍一下 DN 与几种常见病的鉴别。

（一）糖尿病合并原发性肾小球肾炎

糖尿病可与原发性肾小球肾炎并存，有报道多合并 IgAN，易误诊为 DN，糖尿病患者在病情稳定，血糖控制良好等情况下，出现尿中红细胞增多，大量蛋白尿，或者出现血肌酐飞速增高，以及肾脏体积变小，或无糖尿病视网膜病变，就要考虑糖尿病合并慢性肾炎可能，这种情况下如何鉴别，往往依赖于肾穿刺活检术，肾活检可以看到明显的糖尿病典型的 K-W 结节。

（二）糖尿病合并继发性肾炎

糖尿病常与继发性肾炎相并存，而误诊为 DN，但后者常有继发性肾炎的临床表现及实验室检查，如糖尿病合并狼疮性肾炎及其他自身免疫病及淀粉样变性等，可有相关的免疫学指标异常及全身多系统的表现，必要时进行肾活检病理诊断。

（三）糖尿病酮症酸中毒及糖尿病伴有心力衰竭

可出现一过性蛋白尿，代谢紊乱或心力衰竭纠正后尿蛋白消失。

（四）泌尿系感染

细菌为主，同时伴有尿路刺激症状尿频、尿急、尿痛，腰痛，感染控制后尿蛋白可减少或消失。

（五）高血压性肾病

糖尿病合并高血压的患者可以出现蛋白尿、少量血尿。肾功能进行性减退，需与 DN 鉴别，高血压性肾病又称高血压肾小动脉硬化，常伴有动脉硬化性视网膜病变，缺乏糖尿病视网膜病变典型表现，同时伴有左室肥厚、冠心病、心力衰竭、脑动脉硬化、脑血管意外等，肾活检表现肾小动脉硬化，肾小球缺血，无典型的 K-W 结节。

八、西 医 治 疗

将血糖控制在接近正常的水平是防止 DN 的发生和延缓 DN 发展的最为重要的治疗措施，美国"糖尿病控制与合并症实验研究"（DCCT 试验）的结果表明，强化胰岛素治疗使血糖长期控制在接近正常水平能够减少 T1DM 患者 DN 的发生率和延缓其进展。"英国前瞻性糖尿病研究"（UKPDS 试验）显示，长期严格控制血糖，可减少 T2DM 患者 DN 的发生。因而，血糖的控制是防治糖尿病发生和发展的基础，故对 DN 的基础治疗仍是积极控制糖尿病。

（一）一般治疗

1. 生活方式

生活方式干预还包括低盐低脂低蛋白饮食、运动、戒烟、限制饮酒、控制体重、进行体育锻炼等，长期规律的、合理的运动可减轻体重，改善脂质代谢，控制血糖、血压，提高生活质量，有利于减缓 DN 进展，保护肾功能；吸烟是糖尿病患者白蛋白尿及肾功能进展的危险因素，戒烟或减少吸烟是糖尿病患者预防或控制进展的重要措施，对于肥胖或超重的 T2DM 患者，建议通过饮食、运动合理减轻体重。明显水肿，蛋白尿、高血压者，宜卧床休息，禁用肾毒性药物。

2. 医学营养治疗

（1）总热量

在保证胰岛素的情况下可适当增加糖类，每日摄入的总热量应使者维持或接近理想体重，肥胖者可适当减少热量，消瘦者可适当增加热量。每日饮食应该根据自己身体所需的热量。可以选择一些热量高而蛋白质含量低的主食类食物，如土豆、藕粉、粉丝、芋头、白薯、山药、南瓜、菱角粉、荸荠粉等，膳食总热量达到标准范围。透析后因病情改善，饮食的总热量和蛋白质量应比透析前适当增加。

（2）蛋白质、氨基酸摄入

对于非透析 DN 患者，因为糖尿病患者肾功能下降、尿白蛋白增加，目前主张在 DN 的早期即应限制蛋白质的摄入，摄入量大约应为 0.6~0.8g/（kg·d），因此肾病患者应避免高蛋白饮食，控制蛋白质每日摄入量，进行优质低蛋白质饮食。所谓优质，牛奶蛋白是最好的，其次是禽蛋蛋白，再其次是鱼类蛋白、瘦肉蛋白，植物蛋白不易吸收为劣质蛋白，比如豆制品，日常的馒头、米饭所含的蛋白，应该限制，其会增加肾脏负担。对透析患者，透析后常伴有蛋白能量消耗增加，食欲增加，适当增加蛋白质摄入有利于保存肌肉容量及功能。透析后饮食中蛋白质量按每日 1~1.2g/kg 体重供给，每日可食鸡蛋 2 个，牛奶 500ml，适量的鱼类、瘦肉等为佳，尽可能多摄入必需氨基酸，也可以口服α-酮酸来代替部分必需氨基酸。

（3）钠、钾摄入

对于 DN 患者来讲，高盐摄入可升高血压及尿蛋白，增加心脑血管疾病及全因死亡的风险，应该控制盐的摄入量，对于水肿或尿量减少的患者尤为重要，限制盐摄入（≤6g/d）可降低血压和尿蛋白，并可加强肾素-血管紧张素系统（renin-angiotensin system，RAS）抑制剂的肾脏保护作用，因此，推荐 DN 患者盐的摄入少于 6g/d，但不应低于 3g/d。对于合并高钾血症的患者，还需要限制钾盐摄入。DN 由于肾功能减退，肾脏对钾的排泄功能降低，易出现高钾血症，一旦出现，将诱发心律失常，甚至危及生命，所以，应限制含钾饮料、含钾水果的摄入，如橘子、香蕉等，每日应低于 1500～2000mg，如有呕吐、腹泻等失液体情况，可适量增加钠、钾摄入，故饮食中钠、钾的摄入需个体化，根据患者是否有合并症、药物情况等调整，此外，蛋白质中含有丰富的钾，控制蛋白质摄入在一定程度上也利于限钾。

（4）维生素摄入

摄入充足维生素、微量元素。特别是维生素 B、维生素 C 和锌、钙、铁等，可对肾脏起保护作用，如维生素 D、维生素 C、维生素 E，所以多吃玉米等粗粮以及蔬菜、水果等有益。

（5）钙、磷摄入

DN 饮食还应注意高钙低磷，肾脏损害时，磷的排泄会减少，导致血磷升高，影响钙的吸收。血中钙的浓度降低，理想的膳食应该是提高钙含量，尽量降低磷含量。高钙的东西往往也高磷，如动物内脏、排骨、虾皮等，不宜多吃。而低蛋白饮食本身就降低了磷的摄入，有利于治疗。透析后饮食中应补充富含铁及维生素 C 的食物，除低磷饮食外，还可加用氢氧化铝，以降低磷的吸收。透析时大量维生素丢失，应给予足量维生素 B 和维生素 C。

（6）脂肪摄入

患者应该减少脂肪的摄入量，现在的研究已证明低蛋白、低胆固醇、不饱和脂肪酸饮食对保护肾功能非常重要，尤其是对于 DN 晚期的患者，橄榄油、花生油中含有较丰富的单不饱和脂肪酸，也可以作为能量的来源。

（7）水的摄入

掌握患者液体出入平衡也很重要。当然 DN 患者透析治疗后，能出现少尿甚至无尿，严格限制水分的摄入，一般每日入液量为前一日的排尿量加上 500ml 为宜，因此患者还需了解食物的含水量，量出为入，保持干体重。当患者合并发热、呕吐、腹泻等丢失液体时，应适当补充液体。

（二）控制血糖

高血糖是导致 DN 的主要因素，美国 DCCT 试验和 UKPDS 试验结果均表明严格控制高血糖能够降低 DN 的发生。根据世界卫生组织的标准，空腹血糖的正常范围是 3.9～6.1mmol/L，餐后 2 小时血糖正常范围是 6.1～7.8mmol/L。对糖尿病患者来说，血糖偏高还会对分泌胰岛素的β细胞产生毒性，导致β细胞分泌胰岛素的功能进一步衰退，减低胰岛素分泌，血糖进一步升高，很快变成严重的糖尿病。

1. 血糖控制目标及药物选择原则

DN 患者血糖控制应遵循个体化原则。血糖控制目标：HbA1c≤7%。GFR＜60ml/

（min·1.73m^2）的 DN 患者 HbA1c≤8%。对老年患者，HbA1c 控制目标可适当放宽至 8.5%。合理的血糖控制可延缓糖尿病患者蛋白尿、肾功能减退的发生和进展。在降糖药的选择中也需权衡利弊，选用有利于控制并发症或不加重并发症的抗高血糖药物。

2. 抗高血糖药物

抗高血糖药物包括双胍类、磺脲类、α-糖苷酶抑制剂、噻唑烷二酮类（TZD）、胰高血糖素样肽-1（GLP-1）受体激动剂、二肽基肽酶Ⅳ（dipeptidyl peptidase Ⅳ，DPP-4）抑制剂、钠-葡萄糖共转运蛋白 2（SGLT2）抑制剂以及胰岛素等。

（1）双胍类

双胍类药物是 T2DM 控制血糖的首选药物（如二甲双胍），肾功能不全时，二甲双胍可能在体内蓄积，甚至引起乳酸性酸中毒。临床上需根据患者 GFR 水平决定二甲双胍是否使用以及用药剂量。

（2）磺脲类

大部分磺脲类药物（如格列美脲、格列齐特、格列吡嗪等）由肝代谢，原形及代谢物主要经肾排泄，因此在肾功能受损的患者中可能蓄积。由于磺脲类药物促进胰岛素分泌，GFR 下降患者接受磺脲类药物治疗的低血糖风险增加，应加强血糖监测。

（3）α-糖苷酶抑制剂

α-糖苷酶抑制剂（如阿卡波糖、米格列醇、伏格列波糖等）口服后被胃肠吸收不到 1%，故一般认为对肾功能无影响。但随着肾功能降低，α-糖苷酶抑制剂及其代谢产物的血药浓度显著增加，GFR<25ml/（min·1.73m^2）的患者应禁用阿卡波糖，GFR<30ml/（min·1.73m^2）的患者慎用伏格列波糖。

（4）噻唑烷二酮类

噻唑烷二酮类药物（如吡格列酮和罗格列酮）主要经过肝代谢，大部分吡格列酮经胆汁由粪便清除。罗格列酮可被完全代谢，无原形药物从尿中排出，其代谢产物主要从尿液（64%）、粪便（23%）排出，肾功能下降的患者无需调整剂量。严重肾功能障碍者应禁用吡格列酮。

（5）GLP-1 受体激动剂

GLP-1 受体激动剂包括利拉鲁肽、艾塞那肽、利司那肽等。利拉鲁肽代谢产物可通过尿液或粪便排泄；艾塞那肽经蛋白水解酶降解后，主要通过肾小球滤过消除；利司那肽通过肾小球滤过清除，然后经过肾小管重吸收及后续的代谢降解，产生更小的肽和氨基酸，再次进入蛋白质代谢过程。这类药物均可应用于 CKD 1～3 期患者，终末期肾病患者不建议使用。

（6）DPP-4 抑制剂

DDP-4 抑制剂包括利格列汀、西格列汀、沙格列汀、维格列汀以及阿格列汀等。利格列汀主要以原形通过肠肝系统排泄，肾排泄低于给药剂量的 5%，因此使用不受肾功能降低的影响，用于 CKD 1～5 期的患者均无需调整剂量。西格列汀主要以原形从尿中排泄，GFR>50ml/（min·1.73m^2）不需要调整剂量，GFR 在 30～50ml/（min·1.73m^2）之间剂量减半，GFR<30ml/（min·1.73m^2）减为 1/4 剂量。沙格列汀在肝脏代谢，通过肾和肝排泄，GFR<45ml/（min·1.73m^2）剂量减半。维格列汀代谢后约 85%通过尿液排泄，中度或重度肾功能不全患者中剂量减半。阿格列汀主要以原形通过尿液排泄，中度肾功能受损患者剂量减半，重度患者使用 1/4 剂量。有研究显示 DPP-4 抑制剂可能具有降低尿白蛋白的作用。

（7）SGLT2 抑制剂

SGLT2 抑制剂包括达格列净、恩格列净和卡格列净等。达格列净及相关代谢产物主要经肾脏清除，一般 GFR＜60ml/（min·1.73m^2）时不推荐使用，但有研究显示 GFR 在 45～60ml/（min·1.73m^2）时使用达格列净是安全有效的。恩格列净主要经粪便（41.2%）和尿液（54.4%）消除，GFR＜45ml/（min·1.73m^2）时禁用。卡格列净主要经粪便（51.7%）和经尿液（33%）排泄，GFR 在 45～60ml/（min·1.73m^2）时限制使用剂量，为每日 100mg，GFR＜45ml/（min·1.73m^2）的患者不建议使用。SGLT2 抑制剂的降糖作用随肾功能减退而下降，直至无明显疗效。应注意的是，SGLT2 抑制剂可能增加尿路及生殖道感染风险，患者应适量增加饮水，保持外阴清洁。

（8）胰岛素

没有确凿证据表明胰岛素治疗有降糖之外的肾脏获益，胰岛素治疗的目的是改善血糖控制。在 DN 的早期阶段，由于胰岛素抵抗增加，胰岛素需求可能增加。对于中晚期 DN 患者，肾脏对胰岛素的清除减少，胰岛素需求量可能下降。对于老年中晚期 DN 患者应尽量预防低血糖发生。

（三）控制血压、降低蛋白尿

高血压是加速 DN 进展的重要因素，也是决定患者心血管病预后的主要风险因素。

1. 血压控制目标

DN 伴有蛋白尿的患者，血压应控制在 130/80mmHg 以下，但舒张压不宜低于 70mmHg，老年患者舒张压不宜低于 60mmHg。

2. 降压药物选择

（1）ACEI/ARB

对糖尿病伴高血压且 UACR＞300mg/g 或 GFR＜60ml/（min·1.73m^2）的患者，强烈推荐 ACEI 或 ARB 类药物治疗（如贝那普利、坎地沙坦），不伴高血压，无白蛋白尿且 GFR 正常的糖尿病患者，不推荐使用 ACEI 或 ARB 类药物等进行预防。ACEI/ARB 禁用于伴有双侧肾动脉狭窄的患者。

（2）利尿剂

氢氯噻嗪对中重度肾功能损害患者的效果较差，GFR＜30ml/（min·1.73m^2）的 DN 患者应慎用；呋塞米在肾功能中重度受损时仍可使用，必要时加大剂量。盐皮质激素受体拮抗剂（mineralocorticoid receptor antagonist，MRA）也有利尿作用，常用的 MRA 为螺内酯和依普利酮。用药期间应监测血钾，防止发生高血钾，因利尿剂影响糖代谢故应慎重使用。

（3）CCB

CCB（如苯磺酸氨氯地平、硝苯地平缓释片等）是一类无绝对肾脏禁忌证的降压药物。在肾功能受损时，长效 CCB 无需减少剂量。

（4）其他种类降压药物

β受体阻滞剂常用药包括美托洛尔和比索洛尔等，肾功能异常对美托洛尔的清除率无明显影响，DN 患者无需调整剂量，但比索洛尔从肾脏和肝脏清除的比例相同，GFR＜20ml/（min·1.73m^2）时每日剂量不得超过 10mg。α受体阻滞剂多在肝脏代谢，由粪便排出，少部分经尿液排泄，故肾功能损伤患者大多无需改变剂量。

（四）纠正脂质代谢紊乱

研究发现，降血脂不仅可以减少蛋白尿，延缓 DN 的进程，还可以大大降低心血管病的发生率，良好的血脂管理可改善 DN 患者预后。

1. 血脂控制目标值

进行调脂治疗时，推荐 LDL-C 作为首要目标，非 HDL-C 作为次要目标。DN 患者血脂治疗目标为：有动脉粥样硬化性心血管疾病病史或 GFR＜60ml/（min·1.73m^2）等极高危患者 LDL-C 水平小于 1.8mmol/L，其他患者应小于 2.6mmol/L。

2. 降脂药物

（1）他汀类药物

研究显示，他汀类药物对肾功能无不良影响，在患者可耐受的前提下，推荐 DN 患者接受他汀类药物治疗。常用的他汀类药物包括阿托伐他汀、辛伐他汀、氟伐他汀、瑞舒伐他汀和普伐他汀等。当 DN 患者处于 CKD 1～3 期时，他汀类药物的使用无需减量；处于 CKD 4～5 期，阿托伐他汀可无需减量，辛伐他汀应减量使用，而氟伐他汀、瑞舒伐他汀、普伐他汀均应谨慎使用；不推荐未使用他汀类药物的透析患者开始他汀类药物治疗，但已开始他汀类药物治疗的透析患者可继续使用，除非出现副作用。DN 易发生他汀类药物相关肌病，故应避免大剂量应用。

（2）其他调脂药物

他汀类药物治疗不能达标时，可联合应用依折麦布、前蛋白转化酶枯草溶菌素-9 抑制剂等。因贝特类药物会增加 DN 患者肌炎、横纹肌溶解和肝脏损害风险，故仅推荐应用于严重的高甘油三酯血症（甘油三酯＞5.7mmol/L），另有研究显示，烟酸类药物对改善肾脏预后无明显作用，因此不推荐他汀类和烟酸类药物联合治疗。

（五）透析治疗和肾移植

一旦 GFR＜15ml/（min·1.73m^2），可考虑腹膜透析、血液透析等替代治疗，有肾移植条件者应进行肾移植，或胰肾联合移植。

（六）其他防治措施

慎用或避免使用具有肾毒性的药物，如非甾体抗炎药、含马兜铃酸的中草药、造影剂等，预防感染，避免 ACEI、ARB、利尿剂等药物引起的急性肾损伤，从而进一步加重肾损害。

九、中医辨证论治

（一）辨证要点

中医学认为本病属于"消渴""肾消""水肿""虚劳"等范畴，现代中医将之称为"消渴肾病"。本病为本虚标实，虚实夹杂的病证，本病的病位在肾，涉及肝、脾等，肾虚为本，以气滞、湿热、痰浊、瘀血为标,故健脾益肾为基本治疗大法,兼以行气祛湿,活血化瘀等。

（二）证治分型

1. 消渴病肾病（DN）早期（MogensenDN Ⅲ期）、中期（MogensenDN Ⅳ期肾功能正常）

（1）基本证候

1）气阴虚血瘀证

主症:神疲乏力,少气懒言,咽干口渴、手足心热或五心烦热,舌胖,脉弱。

次症:或肢体麻木,肌肤甲错,或者舌瘦红而裂,脉细数,或肢体麻痛,紫暗、瘀斑,脉细弱。

证候分析:气虚故见神疲乏力、少气懒言,阴虚则五心烦热、手足心热,气虚无力推动血行,则血瘀,见肢体麻木,肌肤甲错。

治法:益气养阴,补肾化瘀。

代表方:参芪地黄汤、清心莲子饮、生脉散加减。

常用药:生黄芪、沙参、麦冬、生地黄、山茱萸、地骨皮、桑白皮、鬼箭羽、丹参、葛根、土茯苓。

2）阳气虚血瘀证

主症:畏寒肢冷,腰膝酸软,浮肿,神疲乏力,倦怠懒言,食少纳呆,舌胖苔白,脉沉弱缓。

次症:肢体麻痛,或偏瘫,或肌肤甲错;或腰部刺痛或紫暗、瘀斑。

证候分析:阳虚,气不化水,水邪泛滥故浮肿,腰为肾之府,肾主骨髓,肾虚腰脊失养则腰膝酸软,阳虚不能温煦故畏寒肢冷,气虚故倦怠懒言,脾虚运化无力则食少纳呆,气虚无力推动血行,则血瘀,见肢体麻木,肌肤甲错,或腰部刺痛。

治法:益气温阳,补肾化瘀。

代表方:参苓白术散、胃苓汤、水陆二仙丹加减。

常用药:炙黄芪、太子参、苍术、白术、山药、莲子、芡实、金樱子、砂仁、肉桂、姜黄、川芎、炒薏苡仁、茯苓。

3）阴阳俱虚血瘀证

主症:腰膝酸软,畏寒肢冷,周身浮肿,神疲乏力,舌胖苔白,脉沉细缓。

次症:咽干口渴,或有盗汗,腰部刺痛,痛有定处,或者皮肤瘀斑、肌肤甲错,口唇舌紫或紫暗、瘀斑。

证候分析:肾阳虚衰,水湿下聚故腰以下肿甚,见周身浮肿,肾虚腰脊失养则腰膝酸软,阳虚不能温煦故畏寒肢冷,阴虚则咽干口渴,或有盗汗,脾虚运化无力,无力推动血行,则血瘀,见腰部刺痛,痛有定处。

治法:滋阴助阳,补肾化瘀。

代表方:玉屏风散、肾气丸、五子衍宗丸加减。

常用药:生黄芪、太子参、山茱萸、山药、枸杞子、菟丝子、肉桂、姜黄、当归、川芎、生薏苡仁、土茯苓。

（2）兼夹证

1）兼气滞证：情志抑郁，胸胁脘腹胀满，嗳气，善太息，腹满痛得矢气则舒，舌暗苔起沫，脉弦。

治法：理气解郁。

推荐方药：可酌用香附、枳壳、陈皮、荔枝核等。

2）兼痰阻证：形体肥胖，胸脘满闷，或呕吐痰涎，或咳嗽有痰，肢体困重，舌苔白腻，脉滑。

治法：化痰除湿。

推荐方药：可酌用陈皮、制半夏、荷叶等。

3）兼热结证：口渴多饮，多食，大便干结，小便频多，喜凉，舌红苔黄干，脉滑数而实。

治法：清泄结热。

推荐方药：可酌用大黄、黄连、黄芩、知母、桑白皮、夏枯草。

4）兼郁热证：口苦，咽干，头晕目眩，心烦眠差，恶心欲呕，食欲不振，胸胁苦满，嗳气，舌略红，舌苔略黄，脉弦或数。

治法：清解郁热。

推荐方药：可酌用柴胡、黄芩、赤芍、白芍、牡丹皮、山栀、夏枯草等。

5）兼湿热证：头晕沉重，脘腹痞闷，四肢沉重，口中黏腻，大便不爽，小便黄赤，舌偏红，舌苔黄腻，脉滑数或濡数滑、弦滑。

治法：清化湿热。

推荐方药：可酌用苍术、薏苡仁、制半夏、地肤子、石韦、萆薢。

6）兼水湿证：面目及肢体浮肿，或小便量少，四肢沉重，舌体胖大有齿痕，苔水滑，脉弦滑，或沉。

治法：利水渗湿。

推荐方药：可酌用猪苓、茯苓、陈皮、大腹皮、桑白皮、冬瓜皮、石韦、土茯苓。

7）兼饮停证：背部恶寒，咳逆倚息不得卧，或胸膺部饱满，咳嗽引痛，或心下痞坚，腹胀叩之有水声，舌苔水滑，脉沉弦或滑。

治法：通阳化饮。

推荐方药：可酌用猪苓、茯苓、桂枝、白术、车前子（包煎）、炒葶苈子、桑白皮。

2. 消渴病肾病晚期（MogensenDN Ⅳ期肾功能不全和Ⅴ期）

（1）基本证候

1）气阴虚血瘀湿浊证

主症：神疲倦怠，面色无华，五心烦热，食少纳呆，恶心呕吐，或肢体麻痛，口唇舌紫。

次症：或食少纳呆，恶心呕吐，或口中黏腻，口有尿味，或紫暗、瘀斑，舌苔白腻，脉细弱。

证候分析：气虚故见神疲乏力、少气懒言，阴虚则五心烦热、手足心热，气虚无力推动血行，则血瘀，见肢体麻木，肌肤甲错，湿浊阻滞中焦见食少纳呆，恶心呕吐，口中黏腻。

治法：滋肾护元，益气养血，祛瘀化湿，泄浊解毒。

代表方：当归补血汤、生脉散、左归丸、黄连温胆汤、升降散加减。

常用药：生黄芪、当归、沙参、麦冬、生地黄、鬼箭羽、丹参、葛根、土茯苓、黄连、陈皮、竹茹、姜半夏、枳壳、生大黄。

2）阳气虚血瘀湿浊证

主症：畏寒肢冷，腰膝怕冷，面足浮肿，神疲乏力，食少纳呆，舌胖苔白，脉沉细缓。

次症：神志呆钝或食少纳呆，恶心呕吐，或肢体麻痛，痛有定处，舌质紫暗、瘀斑、瘀点。

证候分析：肾虚气化失司，水湿内停故见浮肿，肾阳虚衰，水湿下聚故腰以下肿甚，肾虚腰脊失养则腰膝酸软，阳虚不能温煦故畏寒肢冷，湿浊阻滞中焦见神志呆钝或食少纳呆，恶心呕吐，阴虚则咽干口渴，或有盗汗，脾虚运化无力，无力推动血行，则血瘀，见腰部刺痛，痛有定处。

治法：温肾护元，益气养血，祛瘀化湿，泄浊解毒。

代表方：当归补血汤、香砂六君子汤、大黄附子汤加减。

常用药：炙黄芪、当归、太子参、苍术、白术、山药、莲子、芡实、金樱子、木香、砂仁、陈皮、姜半夏、姜黄、川芎、炒薏苡仁、茯苓、土茯苓、熟大黄。

3）气血阴阳俱虚血瘀湿浊证

主症：畏寒肢冷，腰膝怕冷，面足浮肿，面色无华，唇甲色淡，神疲乏力，食少纳呆，舌胖苔白，脉沉细缓。

次症：神志呆钝，或烦闷不宁，或肢体麻痛，痛有定处，舌质紫暗、瘀斑、瘀点。

证候分析：肾阳虚衰，水湿下聚故腰以下肿甚，见周身浮肿，肾虚腰脊失养则腰膝酸软，阳虚不能温煦故畏寒肢冷，阴虚则咽干口渴，或有盗汗，脾虚运化无力，无力推动血行，则血瘀，见腰部刺痛，痛有定处，脾虚运化无力，湿浊阻滞中焦见神志呆钝或烦闷不宁。

治法：补肾培元，益气养血，祛瘀化湿，泄浊解毒。

代表方：当归补血汤、右归丸、温胆汤、温脾汤加味。

常用药：炙黄芪、太子参、山茱萸、陈皮、姜半夏、枳壳、茯苓、当归、川芎、姜黄、生薏苡仁、土茯苓、熟大黄。

（2）兼夹证

1）兼动风证：肢体抽搐，甚则角弓反张，或手足震颤，小腿抽筋，全身骨骼酸痛、乏力，舌淡，脉细弱，或弦细。

治法：柔肝缓急，平肝息风。

推荐方药：可酌用赤芍、白芍、薏苡仁、木瓜、生牡蛎、生龙骨。

2）兼动血证：牙龈出血，皮下紫癜，呕血，咳血，吐血，便血。

治法：凉血和血止血。阴虚、阳虚、血瘀、湿浊证同见。

推荐方药：可酌用三七粉、茜草、仙鹤草，或服用云南白药。

3）兼伤神证：表情淡漠，或躁扰不宁，嗜睡，甚则意识蒙眬，昏不知人，神昏谵语。

治法：化浊醒神开窍。

推荐方药：可酌用石菖蒲、郁金、荷叶，或服用玉枢丹。

十、康 复 治 疗

DN 是糖尿病微血管并发症之一，若未得到及时有效治疗，最终发展成终末期肾病，威胁患者生命安全，影响生活质量，诊病症程长，并发症多，病情好转缓慢，治疗费用高，加之患者对 DN 缺乏足够了解，导致患者治疗依从性差，不利于治疗及预后，在中西医治疗的基础上通过积极心理干预，采用中医外治方法等，可有效改善治陪效果，提高 DN 患者的生活质量。

（一）教育

要运用科普知识教育 DN 患者懂得疾病的基本知识，使患者获得疾病相关知识及技能的同时，树立战胜疾病的信心，帮助和监督患者进行自我管理。

（二）自我监测血糖

随着血糖测定仪的逐步普及，教会患者如何控制饮食、如何根据自身血糖情况自我检测血糖，养成良好的遵医行为，严格执行就医计划，以帮助患者提高治疗的依从性。

1. 心理治疗

DN 是一种慢性疾病，长期的治疗会使患者产生焦虑、抑郁、悲观等心理障碍，注意患者情绪变化，对患者进行心理干预，加强与患者交流沟通，满足患者的合理要求，建立良好的医患关系。分散其对疾病的过分注意，让患者的情绪得以舒缓，改善其心理状态，同时加强同患者家属的沟通，因为患者治疗配合程度以及心理状态受家属态度影响很大，定期发放糖尿病健康教育手册，鼓励患者及家属互相介绍经验，进行有关自理能力和康复治疗技术的教育，通过多种治疗手段可以更好地控制 DN 的进展。

2. 针灸

针灸治疗 DN 根据脏腑与经络之间的关系，多在足少阴肾经、足太阳膀胱经上选穴，一般选穴为肾俞、足三里、脾俞、三阴交、关元、太溪等。

（1）针法

应在辨证论治的基础上施针法：若为脾肾两虚者，应取中脘、脾俞、肾俞、足三里和三阴交；若为肝肾阴虚者，则取风池、曲池、太冲、阳陵泉、侠溪和三阴交；若为肝郁脾肾两虚、瘀血浊毒内阻型，则取夹脊穴、期门、章门、中脘、天枢、地机、太溪。

（2）灸法

应在辨证论治的基础上施灸法：若为湿浊证型 DN 恶心呕吐者，取穴为肾俞、膈俞、胃俞、中脘、足三里；若为阳虚证 DN 下肢水肿者，取关元、阴交、神阙、水分、脾俞、肾俞。

（3）耳针法（耳穴埋籽法）

应在辨证论治的基础上施耳针法：若为早期 DN 气阴两虚者，取穴为胰腺、内分泌、三焦、肾、肺、脾、胃等耳穴；若为阳气虚血瘀湿浊证水肿症状明显者，以肾、脾、内分泌为主穴，肾俞、交感、神门、三焦、肾上腺为配穴，此外，亦可用王不留行籽按压上述穴位；若为肾性高血压者，取肾、神门及皮质下。

3. 穴位贴敷法

早期 DN 中气阴两虚证患者可给予穴位贴敷（肾俞、脾俞、足三里、三阴交、神阙、双涌泉）。

4. 中药灌肠

通过中药灌肠可以将血尿素氮和肌酐转运到肠道排出体外，从而改善患者的症状。研究显示，以大黄为主的灌肠液用于治疗本病的较多。采用生大黄、煅牡蛎、蒲公英、丹参中药灌肠。

5. 中药足浴法

药物选择以补肾健脾药为主，如生黄芪、山药、当归、白术、茯苓、仙茅、山萸肉、肉桂、制附子等。血压高者可加杜仲、钩藤等；血脂高者可加山楂、决明子等；水肿者可加猪苓、车前草等；下肢冷者可加肉桂、制附子、吴茱萸、干姜等；下肢麻木者可加丹参、川芎、红花、牛膝等。

6. 中药离子导入法

中药离子导入法的药物选择以活血通经药为主，如白附片、川芎、威灵仙、牛膝、当归、丹参、红花、赤芍等。腰酸腰痛者可加杜仲、寄生、狗脊、山萸肉、三七等；乏力者可加黄芪、党参、菟丝子等。

7. DN 的食疗偏方

（1）芡实白果粥

芡实 30g，白果 10 个，糯米 30g。将白果去壳。与芡实、糯米共入锅中加水适量，熬煮成粥。本方可用于治疗症见小便淋浊、尿中大量蛋白排出者。

（2）黑豆炖猪肉

黑豆 50g，猪瘦肉 100g。先将猪瘦肉置于水中，上火煮沸，去汤，再加水下黑豆共炖，待肉、豆烂后加适量调味品，食肉饮汤。本方有补肾、利尿、健脾的功效。

（3）山药汤

鲜山药 100g，莲子 10 个，莲须 10g，同加适量水煎服。每日 1 剂。功能健脾、固肾、利水。主治 DN，症见蛋白尿长期不消。

综上所述，针刺疗法、穴位贴敷、中药保留灌肠、中药足浴法、中药离子导入法和中药灌肠法等中医外治法在治疗 DN 方面具有副作用较小、费用低廉、操作简单方便、易于推广等优势，且能调节机体阴阳平衡、有效减轻老年人的肝肾负担，有效控制和延缓病情的进展，疗效肯定，值得临床上进一步研究。

参 考 文 献

孙占学，李曰庆，张丰川，等，2016. 中医外治法源流 [J] . 中华中医药杂志，31（11）：4416-4419.

张健豪，江花，2016. 针灸治疗糖尿病肾病选穴研究 [J] . 中国中医药现代远程教育，14（13）：135-137.

LIsTED N，1995. Effect of intensive on the development and progression of diabetic nephropathy in the Diabetes Control and Complicatipns Trial [J] . Kidney int，47：1703-1720.

TORNER R C，HOLMAN R R，CULL C A，et al，1998. Intensive blood-glucose control with sulphonylureas or insulin compared with conventional treament and risk of complications in patients with type 2 diabetes（UKPDS 33）[J] . Lancet，352：837-853.

（董云英 于 梅）

第九节 高血压肾病

高血压在我国的发病率非常高，收缩压≥140mmHg 或者舒张压≥90mmHg 即可诊断为高血压，由于高血压最容易损害的脏器是肾脏，所以该病是引起肾病的重要因素，最终导致肾脏小动脉或者肾实质损害，也就是高血压肾病（hypertensive renal disease）的发生，近年来由高血压导致 CKD 的数量逐渐增多，而且高血压和肾脏病可以互为因果，相互影响，加重病情恶化。尤其是很多人认为高血压一旦用药就很难停药，因此在高血压发病早期拒绝服用降压药物，病情持续发展，最终损伤肾脏，导致肾脏功能下降，引起尿毒症，终末期肾病可能是导致高血压患者死亡的重要原因之一。

高血压肾病的病因较为复杂，一般认为与遗传、肥胖及饮食习惯等多种因素有关。高盐饮食可以诱发高血压早期肾损害，而摄盐量的多少和醛固酮水平则呈正相关，也就是摄盐量多的高血压患者容易出现高血压早期肾损害。肥胖人群容易合并高瘦素血症，瘦素水平高可诱发氧化应激，促进炎性因子的表达，参与炎症反应，氧化应激与炎症反应是造成肾病的机制之一，说明肥胖与高血压肾病发生有关。

一、临床表现及检查

（一）临床表现

高血压肾病的临床表现主要为蛋白尿及肾损害，以男性多见，男女患病比约为 2∶1。

高血压控制欠佳的患者约半数会出现蛋白尿，一般最先出现微量蛋白尿，也是心脑血管疾病不良预后的标志，说明其可损伤全身内皮系统的功能。因此高血压患者除了要定期监测血压，还要定期监测微量尿蛋白，以便早期发现肾脏损伤。研究表明轻中度高血压的肾脏血流量减少，重度高血压或者原发性高血压晚期出现 GFR 下降，说明肾脏已经出现了不可逆的损伤。原发性高血压患者在患病 10 年后约 10% 的患者血肌酐水平开始升高，其中约 5% 在 10 余年后可发展至肾衰竭。

恶性高血压指的是舒张压≥130mmHg 的重度高血压合并双侧视神经乳头的水肿和眼底视网膜水肿及出血渗出的临床综合征。恶性高血压肾损害的临床表现主要如下。

1. 首发症状

首发症状一般为视物模糊、头痛及体重下降，大多数起病较为突然。恶心、呕吐等胃肠道症状，呼吸困难，夜尿多，尿多，血尿较为少见。

2. 血压

患者往往有多年良性高血压病史，也有以恶性高血压为首发表现的，收缩压在 150～290mmHg，舒张压在 100～180mmHg。

3. 肾脏表现

恶性高血压的常见受累器官是肾，约 60%～90% 的恶性高血压患者会出现肾脏受累。半数出现镜检血尿，20%出现肉眼血尿及红细胞管型，70%蛋白尿＜4g/d，约 3/4 患者出现白细胞尿。肾功能损害以进展性肾衰竭、急性肾衰竭为主。

4. 眼底表现

双侧视神经乳头的水肿和眼底视网膜水肿及出血渗出是恶性高血压肾损害的眼底表现，约半数会表现为视力障碍。通过积极的降压治疗，患者的视神经乳头水肿、眼底出血及渗出可以在半个月至 3 个月后消失，视力也能慢慢恢复至正常。

5. 肾外表现

神经系统主要表现为头痛、一过性或局灶性脑缺血、脑出血及蛛网膜下腔出血。心脏受累主要表现为左心室肥厚、急性左心衰竭、肺水肿、心绞痛、心肌梗死。血液系统主要表现为贫血、血小板减少、微血管病性溶血性贫血、溶血尿毒症综合征。

6. 电解质异常

约半数表现为低钾性代谢性碱中毒。

（二）检查

1. 体检

长期血压高于 140/90mmHg；也可出现眼睑水肿和（或）下肢水肿、眼底检查可出现动脉硬化性视网膜病变、心脏增大。若伴高血压脑病，患者也可出现神经系统异常的表现。若眼底检查有棉絮状的软性渗出和火焰状、条纹状的出血，可考虑恶性高血压肾硬化症。

2. 实验室检查

24 小时尿蛋白定量常小于 2g。尿常规示尿蛋白＋～＋＋。还可能出现血肌酐、尿素氮升高，尿浓缩、稀释功能障碍，NAG 酶、尿微量白蛋白、尿 β_2 微球蛋白升高。

3. 影像学检查

心电图常显示左心室高电压；超声提示肾脏早期一般无变化，若发展到肾衰竭可表现为肾脏缩小。超声心动图或者胸片可出现左心室肥厚或者扩大、主动脉硬化。早期核素检查可发现肾功能损害。

4. 肾活检

根据具体病情在医生建议下进行。

二、发病机制研究

高血压肾病的发病机制还没有完全明确，主要与高血压能够导致肾血流动力学变化有关，包括肾小球内"三高"状态、血管重塑等，也与炎症反应、氧化应激等相关。

1. 肾血流动力学改变

肾血流动力学的改变能够损害肾血管和肾实质。由于长期的高血压状态导致血管发生了重塑，肾血流量进而下降，导致肾缺血，而出现肾小球"高压力、高灌注、高滤过"的"三高"

现象，伤害肾实质，GFR 下降，最终导致终末期肾病的发生。

2. 血管内皮细胞功能障碍

机体长期处于高血压的影响下，血管内皮细胞合成和释放血管舒张因子减少，合成血管收缩因子增多，肾脏血管自身增强了缩血管物质反应性，使肾血管的损害加重。

3. 肾素-血管紧张素-醛固酮系统

研究表明高血压肾病的发生与肾素-血管紧张素-醛固酮系统（RAAS）关系密切，高血压患者血管紧张素 II 水平较高，血管紧张素 II 能够加重肾损害和纤维化，而且导致肾损害的原因也包括醛固酮异常增多。

4. 氧化应激和炎性反应

氧化应激通过增加毛细血管通透性、促进细胞凋亡、激活信号通路等途径导致肾病的发生。高血压肾病的发生也与多种炎症因子、炎症细胞有关。

三、病 理 特 征

高血压肾损害也称良性肾硬化，其病理表现主要为肾小动脉中层的结缔组织取代了血管平滑肌细胞，常伴血浆蛋白在内膜下玻璃样变性，肾小球毛细血管基底膜缺血皱缩，肾小管上皮细胞空泡和颗粒变性，间质多灶状单核细胞和淋巴细胞浸润，晚期可见肾小球硬化和严重间质小管损伤。免疫荧光无特异表现，电镜表现和光镜表现一致。

恶性高血压肾损伤病理检查可见小动脉内膜呈现洋葱皮样增厚的增殖性小动脉病，也可出现肾小球节段性纤维素样坏死。

四、诊 断

高血压肾损害主要通过临床表现做诊断，首先要排除先天性或遗传性肾脏病、肾毒性物质暴露史，当收缩压≥140mmHg 或者舒张压≥90mmHg 诊断为高血压的患者出现持续性微量白蛋白尿或者轻至中度蛋白尿或者血肌酐升高等肾小球功能损害的临床表现时，可诊断为高血压肾损害。有时临床会出现胆固醇栓塞、肾动脉狭窄、其他肾小球疾病导致的继发性高血压，其临床表现与高血压肾损害相似，必要时可行肾穿刺活检予以鉴别诊断。

恶性高血压肾损害诊断标准：①患者血压急剧升高，舒张压≥130mmHg；②高血压眼底病变：眼底III级和（或）IV级病变即眼底出血、渗出和（或）视神经乳头水肿。

五、西 医 治 疗

（一）降压治疗

1. RAAS 抑制剂

RAAS 抑制剂包括 ACEI 和 ARB，能够保护高血压患者的心、脑、肾等靶器官。高血压肾病能够引起蛋白尿，高血压和蛋白尿能够加重肾脏病进展，而 ACEI 和 ARB 不仅能够使血压下降，还能够使尿蛋白下降，使肾小球内"三高"下降，从而起到保护肾脏的作用。ACEI 的副作用有血钾升高、干咳和血管神经性水肿，因此相较于 ACEI，ARB 有如下优点：干咳的副作用少、降压效果更持久平稳、对肾小球毛细血管压影响更加小。因此 ARB 被认为是首选药物，《中国高血压防治指南（2018 年修订版）》就提出 ARB 更加适合微量白蛋白尿患者。当 ARB 发挥最大功效时能够令患者减少一半患高血压肾病的风险。

2. CCB

临床上经常使用能够降低系统血压、降低肾单位代谢、促进一氧化氮合成的二氢吡啶类 CCB 以保护肾功能，肾功能衰竭患者也能用。单独使用 CCB 的效果不如联合 ACEI 或者 ARB 的效果。

3. 降压药联合应用

据统计，我国高血压肾病患者使用的降压药主要是 ARB 联合 CCB 或者 ACEI 联合 CCB，大概占 40%。有研究表明，ACEI 或者 ARB 联合利尿剂治疗高血压肾病的效果不如联合 CCB 的效果。ARB 联合 CCB 在控制尿微量白蛋白、尿酸、血肌酐方面，要比单独使用 ARB 或 CCB 效果更好。

4. 静脉应用降压药

（1）硝普钠

硝普钠是一种强效的无选择性作用于血管的血管舒张药，起效较快，数秒即可起效，但作用时间较短，约 2～5min，一般起始剂量是每分钟 0.25～0.5μg/kg，可根据病情酌情加量，最大可至 8～10μg/kg，但是使用时间要小于 10min，肾衰竭患者要慎用硝普钠，防止氰化物中毒的发生。

（2）拉贝洛尔

可以持续静脉输注或者间断静脉注射，持续静脉输注起始为 5mg/h，最大量为 155mg/h；间断静脉注射法首剂为 20mg，此后每 10min 20～80mg，每日最大量为 300mg。

（3）尼卡地平

尼卡地平是一种能够扩张冠状动脉、外周血管和脑血管的 CCB，起始量为 5mg/h 静脉输注，最大量为 15mg/h。

（二）纠正代谢紊乱

高血压患者往往伴有代谢紊乱，而代谢紊乱则会加速高血压肾病的发生，因此纠正代谢紊乱能够减轻肾脏损害。①高血压容易升高血尿酸，而高尿酸血症反过来也会加重肾病，互为恶性循环，因此血尿酸的降低能够减轻肾损害；②相比于单独使用氯沙坦，使用氯沙坦联合叶酸片治疗高血压肾损害合并高同型半胱氨酸血症，能够更好地保护肾脏；③血脂升高也会加重肾病，因此控制血脂能够保护肝肾功能。

（三）肾脏替代治疗

高血压肾病合并尿毒症时则需要肾脏替代治疗，可以根据患者临床情况和当地医疗条件选择血液透析治疗或腹膜透析治疗，但是如果经过 1 年的积极治疗，患者仍然不能摆脱透析，则可以考虑肾移植治疗。

（四）改善生活方式

需要改善高血压肾病患者的生活方式，应该尽量采用低盐低脂优质低蛋白 [＜0.6g/（kg·d）] 饮食，低蛋白饮食能够使蛋白质代谢废物的蓄积减少，早期肾损害患者（CKD 1 期）则应适量减少摄入蛋白质饮食，每日摄入量为 0.6～0.8g/kg 即可；除此之外还应该控制酒量，戒烟，避免长期焦虑、紧张、抑郁的情绪等。高血压肾病患者在被症状困扰时，多有消极情绪，采用屈服应对策略，心理弹性较差，提醒各位医生在治疗的同时正确引导患者积极应对，保持健康心理，则有利于患者的康复。

六、中医辨证论治

由于高血压肾病整个病程临床表现不同和患者自身差异，较难用一个病名对其做出诊断，故根据主要症状的不同将高血压肾病在中医上归属"水肿""眩晕""腰痛""头痛""虚劳"等范畴。高血压肾病患者往往以水肿为主要临床表现，继而出现尿蛋白，故中医常将其归属为"水肿"范畴。《黄帝内经》最早记载"诸风掉眩，皆属于肝"，《景岳全书·杂证谟·眩晕》认为眩晕的病机乃"虚者居其八九，而兼火兼痰者，不过十中一二耳"。高血压肾病还常以头痛、腰痛、倦怠乏力等虚劳表现为主。

（一）辨证要点

关于高血压肾病的病机有很多说法，但主要概括为肝、脾胃、肾亏虚，因虚致实，痰瘀湿热互结，证属虚实夹杂。高血压肾病病位在肝、脾、肾三脏，基本病机是肝肾阴虚、肝阳上亢、痰热内蕴及阴阳两虚，患者肝肾阴虚日久或者肝阳上亢，导致脉道涩滞，血行不畅；或痰浊久蕴肾络，黏腻缠绵，壅阻脉道，脉失通利则血瘀内生；肾元亏虚导致固摄失职，则出现夜尿频多症状，精微下泄则出现蛋白尿症状，脾肾两虚，运化开阖失司，不能通调水道则出现水肿症状。肾乃元阴元阳之首，为先天之本，肾阴阳两虚，必累及于后天之本脾，脾肾两虚则气化无力，无以推动血液运行，血行缓慢而成血瘀。张琪教授认为高血压肾病主要是由脾肾两虚引起，临床主要表现为蛋白尿和水肿，所以张琪教授提倡以健脾益肾固精为治疗大法，重视脾胃的调理；在治疗过程中，补后天以养先天，重视调理脾胃，以促进自身功能的恢复，使气血充养，从而促进肾脏功能的恢复。

（二）辨证分型

目前高血压肾病暂时还没有统一的辨证分型标准，各个医家按照各自的临床经验对高血压肾病进行辨证分型。本文综合高血压的中医辨证分型及各位医家对高血压肾病的中医辨证分型，结合该病病因病机，总结出以下四型。

1. 肾气不固型

主症：头晕，腰膝酸软，夜尿频甚或不禁，尿后余沥。

次症：女子带下清稀，男子滑精早泄，舌淡苔薄白，脉沉弱。

证候分析：年老肾虚或久病失养，肾气不固则机能活动减退，头目失于阴精的滋养，所以头晕；骨骼筋脉失养，故腰膝酸软；肾气虚膀胱失约，故夜尿频甚或不禁，尿后余沥；肾气不足，精关不固外泄，故女子带下清稀，男子滑精早泄；舌淡苔薄白，脉沉弱，亦为肾气不固之象。

治法：益气固肾。

代表方：五子衍宗丸加减。

常用药：菟丝子、枸杞子、五味子、金樱子、覆盆子、桑螵蛸、芡实、莲子、白术、车前子。

兼证：失眠多梦者加炒枣仁、生龙牡；目涩昏视者加石斛，或合一贯煎加减。

2. 阴虚阳亢型

主症：眩晕，耳鸣如潮，头痛目胀，心烦易怒，失眠多梦。

次症：口苦胁痛，面红目赤，便秘溺赤，每因情志刺激或精神紧张而头痛头晕发作或加重，舌红苔黄，脉弦数。

证候分析：肝阳上亢，上扰清窍，所以见头痛目胀、眩晕、耳鸣如潮；阳亢火扰，心神不安，故见心烦易怒、失眠多梦；阳亢肝火上炎，故见面红目赤、口苦胁痛；舌红苔黄、脉弦数亦为肝阳上亢、火热内盛之貌。

治法：平肝潜阳。

代表方：天麻钩藤饮合六味地黄丸加减。

常用药：天麻、钩藤、石决明、川牛膝、夜交藤、杜仲、山栀子、黄芩、益母草、桑寄生、茯苓、生龙骨、生牡蛎、炒麦芽、熟地黄、山茱萸、泽泻、牡丹皮。

兼证：若兼腑实便秘者加大黄、芒硝通腑泻浊；若肝火偏盛，可加龙胆草、牡丹皮清肝泄热，或改用龙胆泻肝汤加石决明、钩藤以清泻肝火。

3. 痰浊上扰型

主症：头痛昏蒙，眩晕而头重如裹，呕吐寒涎。

次症：食少多寐，胸闷恶心，心悸，或渐口眼歪斜、肢体麻木，或突然昏仆、不省人事、喉中痰鸣，舌苔厚腻，脉多弦滑。

证候分析：痰浊内生、上扰蒙蔽清窍，所以出现头痛昏蒙，眩晕而头重如裹；痰浊中阻、浊气不降、清阳不展，所以胸闷恶心、食少；痰浊上泛，所以呕恶痰涎；痰浊阻遏心神，故心悸多寐；痰浊化火上扰、风痰闭阻经脉，故见口眼歪斜、肢体麻木，或突然昏仆、不省人事、喉中痰鸣；舌苔厚腻、脉多弦滑亦为痰浊内阻之象。

治法：涤痰化浊降压。

代表方：半夏白术天麻汤加减。

常用药：半夏、陈皮、茯苓、白术、天麻、钩藤、石菖蒲、甘草。

兼证：若痰热内蕴改用黄连温胆汤加减。

4. 阴阳两虚型

主症：头晕耳鸣，精神萎靡，健忘，腰膝酸软，行走轻浮无力，气短乏力。

次症：畏寒肢冷，小便清长或夜尿频多，下肢水肿，阳痿遗精，舌淡嫩，脉沉无力。

证候分析：阴精亏虚，髓海不足，故出现头晕耳鸣、精神萎靡、健忘；精虚髓减、肾失充养，故腰膝酸软、行走轻浮无力；阳气虚弱，不能温煦机体，功能活动减弱，故气短乏力、畏寒肢冷；肾阳亏虚，不能温化水液，故下肢水肿，夜间多尿；舌淡嫩、脉沉无力亦为阴阳两虚的表现。

治法：育阴助阳。

代表方：金匮肾气丸加减。

常用药：肉桂、附子、熟地黄、山药、山茱肉、茯苓、泽泻、牡丹皮。

兼证：若兼腰部刺痛，舌质暗淡加桃仁、红花、怀牛膝。

（三）体质分析

高血压肾病患者普遍为兼夹体质，其中第一体质以阴虚质最为常见，两种兼夹质以阴虚质＋血瘀质最为常见，三种兼夹质以阴虚质＋血瘀质＋湿热质最为常见。其病因主要为年老久病、素体亏虚、饮食不节、情志失调、房劳过度等。阴虚则阳亢并生热化为虚火，虚火迫血妄行，血溢于脉外，则见尿血；肾病失封藏摄纳，精微不固，随小溲而下，故可见蛋白尿；肾虚，失于气化，开阖失司，水液输布异常，走于肌肤腠理而致水肿。脾肾脏腑异常，水湿失运，郁久而化热，湿热病理产物内生，湿热下注，膀胱湿热，热盛伤络，迫血妄行，则发生血尿。因此高血压肾病容易发生于阴虚质、血瘀质、湿热质的人群中，所以高血压肾病的早期防治需要综合兼顾阴虚质、血瘀质、湿热质的特点来进行干预，可以从"既病防变"层面延缓病情进一步演化。

七、康 复 治 疗

（一）高血压肾病康复治疗的目标

将高血压肾病患者的血压降到理想水平或者最大耐受程度的同时，还应该全面降低心血管疾病的其他危险因素和高血压并发症所引起的病死率及致残率。其降压标准为收缩压低于150mmHg 为宜，如病情允许可逐步降至低于 130/80mmHg，但舒张压不能低于 60mmHg，以提高患者生存质量，减轻肾损害和延长寿命。

（二）高血压肾病康复治疗的措施

根据高血压肾病患者的血压水平、临床相关疾病、靶器官损害程度和危险因素进行危险度分层，合理制定康复方案。高危和极高危患者应该马上对高血压及其并发症或各种危险因素进行有效的药物治疗和强有力的非药物干预措施；中危患者如果在强化生活方式干预措施几周后仍然无效，可以根据其具体病情和血压水平决定治疗方案；低危患者在继续监测血压和其他相关疾病危险因素的同时，应进行有循证依据的多学科综合干预措施。

1. 运动康复

运动疗法是目前受医学界肯定的对高血压的康复有效的治疗方法，进行有规律的体育锻炼能够增加胰岛素敏感性，调整脂代谢，减轻体重，提高心血管的适应性，使心肺功能得到改善，减少心脑血管疾病的发生，运动疗法治疗高血压的有效性高达 80%。一般而言，依据个人的身体条件选择锻炼方式，一般以慢跑、散步、快步行走、游泳、爬山、太极拳、骑车、健身操为宜，每日体育锻炼 30~60min，低中强度即可，每周 5 天。锻炼需要循序渐进，锻炼过程中需要密切观察血压变化。平时要控制好血压，若没有心脏病和其他疾病，锻炼的强度可达到平素最大脉率的 70%，锻炼后的心率以 90~110 次/分为宜，当然体育锻炼需要个体化，并长期坚持锻炼。对于年老体弱及合并糖尿病、心脑血管疾病的重病患者，则需要在医生指导下暂缓运动，适当减少运动强度。

2. 减轻体重

相较于普通人，体重肥胖者患高血压的概率要高出 3 倍，因此正常血压高限的患者和肥胖高血压患者的体重减轻 4.5~5kg，能够令血压显著下降，可见除了药物治疗外减轻体重是治疗高血压肾病的有效干预措施，体重指数（BMI）一般控制在 $18~24kg/m^2$ 即可。

3. 心理治疗

长期的精神压力和焦虑、抑郁等紧张情绪是导致高血压肾病或其他相关疾病的重要原因之一。因此通过心理调节和治疗，可达到降压、稳压和降低肾损害及减少心血管事件发生的目的。①首先对于精神压力大或者情绪焦虑、抑郁的患者，要针对导致其心理紧张情绪的病因，进行有目的的心理调节，以减轻压力，缓解精神紧张，保持乐观积极的良好心态；②必要时可以采取心理咨询与疏导、支持疗法、音乐疏泄、催眠暗示、行为纠正放松训练和生物反馈等心理治疗。

4. 合理膳食

多项研究表明，合理科学膳食，摄取营养，改善不良饮食卫生习惯，能够控制血压、减轻肾脏损害、减少高血压并发症。合理膳食具体要求如下：

1）控制盐的摄入：每日盐摄入量以 5g 为宜，少于 6g，能够减少高血压的发生。因为研究表明盐摄入和高血压患病率有关，尤其老年人、肾功能不全患者、存在胰岛素抵抗的糖尿病患者、使用环孢素的患者对钠盐敏感性更高。摄入盐越多，尿中钙也排出的越多。因此为了健康应该逐步调整盐摄入量。

2）控制饮酒量或戒酒：酒精对血压有双重调节作用，少量饮酒能够使血压轻度降低，但是大量饮酒能够升高血压。个人体质、体重、种族、性别有所不同，大体来算每日饮用少于30g 乙醇的酒基本不会引起血压升高。大量饮酒者突然戒断可能会出现血压反弹性升高，诱发酒精性肝硬化，加速全身动脉硬化。

3）戒烟：烟草里面的尼古丁能够兴奋交感神经，收缩周围血管，使部分人血压升高，而且吸烟会使患者服药的顺从性降低，使降压药药效降低，并能够促进高血压相关的心血管疾病的发生，因此戒烟能够令一部分人血压下降。

4）多吃富含维生素的新鲜水果和蔬菜，摄入钙、钾等物质。

5）控制脂肪、胆固醇的摄入，令总脂肪摄入小于总热量摄入的30%，其中饱和脂肪酸摄入小于10%。

6）禁用刺激性食物，如腌制品、咸菜、皮蛋及辛辣刺激性食物。

7）适当补充优质蛋白质，如奶制品、豆制品、鱼虾等，摄入蛋白质占总热量约 15%，动物性蛋白质占总蛋白的 20%。

8）适当摄入可溶性膳食纤维，限制摄入蔗糖和葡萄糖的总量，限制糖类的摄入，尤其是糖尿病患者。

9）适量饮茶：绿茶里面有防治高血压的成分，所以适量饮茶可以防治高血压肾病。

高血压肾病食疗方：

（1）桃仁粥

桃仁 10～15g、粳米 50～100g。先将桃仁捣烂如泥，加水研汁去渣，同粳米煮为稀粥。每日 1 次，5～7 天为 1 个疗程。具有活血通经，祛痰止痛的作用。用量不宜过大；妊娠妇女及平素大便稀薄者不宜服用。

（2）山楂粥

山楂 30～40g、粳米 100g、砂糖 10g。先将山楂入砂锅煎取浓汁，去渣，然后加入粳米、砂糖煮粥。可在两餐之间当点心服食，不宜空腹食，以 7～10 天为一个疗程。具有健脾胃、消食积、散瘀血之功。

（3）玉米糕

新玉米面 450g，红糖 200g，食用碱 4g，熟猪油 15g，发酵面 50g。把发酵粉与玉米面掺适量清水和成团后发酵，发酵好后将其他原料一并加入揉匀，用湿布盖好，醒 1 个小时，再反复揉数次后整块放入蒸锅铺平，旺火蒸 25min 左右，出笼略凉后用刀切块随意食用。

（4）玉米须汤

玉米须 15g 或鲜品 30g，每日 1 剂，水煎服，适用于水肿、尿少有蛋白的患者。

（5）芹菜或沙葛炒肉片

芹菜 120g 或沙葛 120g、瘦猪肉或兔肉或鱼肉 50g，加入适量油盐，炒至熟。

（6）桑寄生红枣茶

桑寄生 30g，红枣 5 枚，滚开水泡，代茶饮，适用于一般高血压血虚者。

5. 物理治疗

物理疗法治疗高血压肾病在稳定血压、辅助降压和改善症状方面有一定的疗效，尤其对于老年高血压患者早期应用效果较好。现在较为常用的物理治疗有直流电离子导入、超声波治疗、生物电反馈、磁疗（穴位：耳穴、百会、内关、足三里、曲池等）、水疗、药浴（药物熏蒸疗法），此外日光浴、空气浴、海滨浴、森林浴、矿泉浴等，在促进病情恢复方面也有良好效果。

6. 针灸按摩疗法

针灸刺激人体相应的穴位，在改善症状、降低血压和稳定血压方面有良好的效果，常用的有头针、耳针、体针、梅花针、电针、穴位埋线和艾灸等，其中体针（足三里、合谷、风池、百会、内关、太冲、三阴交、曲池、阳陵泉）最为常用，且简单、安全、有效；耳穴宜取脑干、内分泌、降压沟、神门、心、眼，可用埋针法或王不留行籽贴压，每日压 2～3 次；梅花针可轻叩脊柱两侧、头部，每次 1.5min，隔日或每日 1 次，7～10 次是 1 个疗程。以推拿、揉捏为主的按摩及药枕治疗，可调节大脑皮质功能，改善脑内血液循环，使血管微扩张，血流增加，对于降低血压，缓解头痛、头昏的症状有显著效果。

7. 气功、太极拳疗法

气功和太极拳动作柔和，姿势松缓，能够调节大脑皮质和皮质下血管运动中枢，使交感神经兴奋性降低，使血浆肾上腺素及 5-羟色胺的浓度降低，反射地松弛血管平滑肌，使血压下降；气功和太极拳能够保持心境宁静，有助于消除对外界刺激的反应，同时还可改善机体内的平衡与协调，从而使精神和躯体放松、调节情绪、消除疲劳、改善焦虑抑郁症状，恢复身心健康。

参 考 文 献

陈雁翎，林敏，陈础，1996. 老年高血压的运动康复 [J]. 中国心血管康复学杂志，5（3）：86.

段小嬿，2007. 老年高血压的康复治疗 [J]. 广西医学杂志，29（1）：140-142.

金英，王金泉，2017. 蛋白尿、高血压与肾功能的相互影响 [J]. 肾脏病与透析肾移植杂志，26（1）：63-67.

潘玉环，梁晶花，陈庆贵，1998. 糖尿病并高血压的药物康复治疗 [J]. 心血管康复医学杂志，7（4）：174-175.

谭艳云，2018. 糖尿病肾病与高血压肾病中医体质的差异研究 [D]. 昆明：云南中医学院.

杨伟光，吕国良，2005. 老年高血压康复治疗的现状 [J]. 中国康复，20（4）：244-246.

《中国高血压防治指南》修订委员会，2019. 中国高血压防治指南 2018 年修订版 [J]. 心脑血管病防治，19（1）：1-44.

ANDO K，OHTSU H，UCHIDA S，2014. Anti-albuminuric effect of the aldosterone blocker eplerenone in nondiabetic hypertensive patients with albuminuria: a double-blind, randomized, placebo-controlled trial [J]. The Lancet Diabetes & Endocrinology，2（12）：944-953.

DAS U N，2016. Renin-angiotensin-aldosterone system in insulin resistance and metabolic syndrome [J]. J Transl Int Med，4（2）：66-72.

DOLE6ELOVÁ，JÍCHOVÁ，HUSKOVÁ Z，et al，2016. Progression of hypertension and kidney disease in aging fawn-ho-oded rats is mediated by enhanced influence of renin-angiotensin system and suppression of nitric oxideSystemand epoxyeicosanoids [J]. Clin Exp Hypertens，38（7）：644-651.

LA R，BRUNELLI E，PELLEGRINO D，2017. Oxidative imbalance and kidney damage in spontaneously hypertensive rats: activation of extrinsic apoptotic pathway [J]. Clin Sci（Lond），131（13）：1419-1428.

RUILOPE L M，2002. The kidney as a sensor of cardiovascular risk in essential hypertension [J]. J Am Soc Nephrol，13（3）：165-168.

（周　旋　宋兰艳）

第十节　高尿酸血症肾病

一、概　述

近些年来，随着我国人民生活方式的改变和生活水平的提高，高尿酸血症（hyperuricemia）的患病率呈明显上升趋势，中国成人高尿酸血症的患病率为 10.85% 左右，绝经后女性和中老年男性为高发人群，而且越来越趋于年轻化，高尿酸血症几乎已成为"三高"之外的第"四高"。高尿酸血症是 CKD 最常见的并发症之一，而肾脏疾病也是高尿酸血症的重要病因。高尿酸血症可加重肾脏病的进展和心血管并发症的发生，是导致 CKD、心脑血管疾病和代谢性疾病与发展的独立危险因素。

尿酸由人体的 RNA 和（或）DNA 代谢产生，很多哺乳动物的肝脏中过氧化氢酶体中含有尿素酶，它可以将尿素分解成易于溶解的尿素囊，因而易于从肾脏排出。人体的尿酸有 80%来自细胞核蛋白，还有 20%是从动物性食物或者其他富含嘌呤的食物中分解代谢所产生的。一般男性血尿酸水平大于 420μmol/L，女性大于 360μmol/L，可诊断为高尿酸血症。排泄尿酸最主要的器官是肾。肾每日能排泄人体产生尿酸的 2/3，小肠排泄剩余的 1/3 尿酸到肠道，之后由大肠杆菌分解，这一过程称尿酸的酶解。肾衰竭的患者，消化道排泄的尿酸大大增加以保持血尿酸的正常。通过反馈抑制作用，尿酸的合成量也相应减少。使尿酸产生增加的药物有 6-巯基嘌呤、硫唑嘌呤、硫脲嘌呤、酶抑制剂、肌苷、果糖、胰岛素、茶碱等。

尿酸在肾脏的排泄：尿酸盐与蛋白质在体内的结合率非常低，所以在肾小球尿酸盐几乎是完全自由滤过的。成年人，滤过的尿酸盐在肾小管重吸收 90%左右，因而尿酸的分泌率在 10%左右。雌激素可以增加尿酸分泌率从而降低血尿酸水平，女性停经后尿酸分泌率在成年人间的差异基本消失。尿酸在肾脏排泄分 4 步进行：100%由肾小球滤过，98%～100%由肾小管重吸收，50%由肾小管再分泌，40%由肾小管分泌后再次重吸收。

影响肾排泄尿酸的因素：内源性因素，细胞外液体积、尿的流速、尿酸负荷及尿 pH；外源性因素，食物中的嘌呤增多能增加尿酸的排泄。海鲜、肉类、禽类都属于高嘌呤食物。正常情况下，尿中 50%的尿酸来自食物中的嘌呤分解。高嘌呤饮食时可以使尿酸排泄增加。影响尿酸排泄的药物：吡嗪酰胺、乙胺丁醇，小剂量水杨酸类药物，呋塞米、托拉塞米、氢氯噻嗪、氯噻酮、吲达帕胺，环孢素 A、他克莫司，乙醇（乳酸和酮体），左旋多巴（代谢产物），烟酸，甲氨蝶呤，咪唑立宾，缩血管药物肾上腺素、去甲肾上腺素、部分环氧化酶抑制剂，泻药，β受体阻滞剂，磺胺类降糖药、双胍类降糖药等。

二、西医对高尿酸血症的认识

（一）发病原因

1. 尿酸产生过多

首先，内源性嘌呤产生过多：内源性嘌呤代谢紊乱是最为主要的因素。其中酶的异常增多就会导致嘌呤合成过多。其次，摄入嘌呤过多：血清的尿酸含量和食物内嘌呤含量成正比。摄入的食物中有 25%的 DNA 和 50%的 RNA 均要以尿中尿酸形式排出体外。因此高嘌呤饮食就会导致血中尿酸浓度增高。无嘌呤的饮食就能够降低血尿酸水平的 15%～20%。再次，嘌呤代谢增加：红细胞增多症、横纹肌溶解、癫痫状态、过度运动等都可以加速肌肉 ATP 的降解，吸烟、心肌梗死、急性呼吸衰竭等与 ATP 加速降解也有关系。

2. 肾清除尿酸减少

分泌尿酸的减少一般与肾小球滤过减少、肾小管分泌减少或者肾小管重吸收增多有关。①肾小球滤过减少：高尿酸血症患者中有 90%是因为肾处理尿酸功能出现异常。高尿酸血症合并痛风，其尿酸盐的清除率和 GFR 的比值比正常人要低。肾功能衰竭时 GFR 降低，是高尿酸血症的主要原因。这就是为什么肾衰竭的患者血尿酸都高。②肾小管分泌减少：药物、中毒、内源性代谢产物抑制尿酸排泄和（或）再吸收增加是高尿酸血症的重要原因。阴离子转运系统受乳酸和酮酸类因子干扰时会使尿酸水平出现急性的变化。比如剧烈运动或饮酒后的乳酸增多，会使肾小管分泌尿酸减少造成血尿酸增多。③肾小管重吸收增多：在糖尿病脱水或利尿时，尿酸会因分泌位置的远端重吸收的增加而增加，从而导致高尿酸血症。利尿剂引起高尿酸血症的原因之一是利尿使血容量降低，尿酸的净重吸收增加，使血尿酸增加。许多患者尿酸排泄减少与尿酸产生增多同时存在。

（二）高尿酸血症肾病的病理生理机制

多年来这个问题一直存在争议。很多学者认为高尿酸血症并不会引起肾脏疾病。因为很多高尿酸血症的患者同时有高血压、肥胖、高胰岛素血症、年老等诸多可以导致肾脏病的因素存在。而且有人做过观察，发现痛风患者肾活检的病理改变与高血压患者的肾脏病理改变近似。另外一些学者发现，在临床中高尿酸血症导致的肾脏损伤不仅仅是由于尿酸盐的结晶导致的肾内的梗阻，更主要的是尿酸结晶可以诱发炎症反应而导致肾脏损伤。还有研究发现尿酸盐还可以损伤肾脏的血管细胞。

（三）肾脏疾病引起高尿酸血症的机制

IgA 肾病等许多肾脏病无论肾功能正常与否都会伴有高尿酸血症。一些资料显示 IgA 肾病时，肾脏可能存在排泄尿酸的异常，从而导致高尿酸血症，而高尿酸血症又能够快速加重肾脏损害和肾功能衰竭的进展。目前，对于 IgA 肾病时发生高尿酸血症的机制尚不十分清楚。有研究提示：肾脏疾病时，局部醛固酮增加可能刺激了人尿酸转运蛋白表达的增加，从而导致高尿酸血症，这可能是重要机制之一。

（四）临床表现

很多患者没有特异性的临床表现。

1. 无症状的高尿酸血症

临床上，高尿酸血症肾病不一定都出现尿酸结晶在肾脏沉积。患者往往合并糖尿病、高血压、肥胖、动脉硬化症、冠心病、脑血管疾病、高脂血症、肾结石、尿路感染等多种疾病。这些合并的疾病或者并发症加重了肾脏损害，使得病情非常复杂。

2. 痛风

痛风常见的发病部位为第一跖趾关节、踝关节、足弓、膝关节、肘关节、腕关节、各个指关节等。体征类似于急性感染，有红肿热痛的表现，甚至剧烈疼痛欲撞墙。全身表现可有发热、寒战、心悸，周身不适或血白细胞升高。急性痛风性关节炎发作前可能没有任何先兆。大量饮酒、吸烟、暴食、高嘌呤饮食、疲劳、受凉、感染等均可诱发痛风急性发作。夜间容易发作，疼痛呈进行性加重，可剧烈疼痛。如果不进行预防和治疗，随着病程的延长、病情的进展，会出现慢性关节症状，可能发生永久性破坏性关节畸形。手和足可以出现痛风石，甚至可以排出白垩样尿酸盐结晶碎块。

3. 泌尿系结石

尿酸在尿路中形成结晶，可引起结晶尿和结石，严重时可导致尿路梗阻。患者可有排尿困难、腰痛、腹痛、血尿、尿中析出尿酸结晶。

（五）临床分型

临床上，高尿酸血症导致的肾病分为急性与慢性高尿酸血症肾病。

一般急性高尿酸血症肾病都有明确的诱因，当高尿酸血症急性发作时，往往导致急性肾衰竭，可以表现为少尿性肾衰竭。其主要的发病机制是尿酸在远端肾单位的肾小管形成结晶析出沉积。小管液流经这些肾单位时由于水分被重吸收及进一步酸化，还由于非电离的尿酸在这一酸性环境中的溶解度较低，尿酸在肾内形成微晶体导致"肾内积水"及急性肾衰竭。肾小球滤过速度由于囊内压力增加而减慢，肾血流减少。脱水及细胞外液的不足可通过增加小管液和尿液尿酸浓度而进一步加重肾损伤。急性高尿酸血症肾病往往发生于大量过多的尿酸生成时，这样的内源性尿酸生成过多可见于代谢紊乱或某些酶的异常导致的嘌呤和尿酸生成过量，也可见于横纹肌溶解和某些恶性肿瘤化疗后大量的组织细胞被破坏。肿瘤破坏导致的高尿酸血症一般血尿酸会高于 $893\mu mol/L$，而其他急性肾衰竭一般血尿酸不会高于 $714\mu mol/L$。

如果首次给予高尿酸血症患者足量的促进尿酸排泄药物会导致肾绞痛和急性肾衰竭。此时，由于药物抑制了尿酸在近端小管的重吸收而导致大量的尿酸突然在远端肾单位沉积而发病。高尿酸血症本身并不能引起急性肾衰竭，而是在高尿酸血症时大量的尿酸进入肾小管析出结晶才会导致急性肾衰竭。所以高尿酸血症时抑制过多的尿酸进入肾小管，可以防止急性肾衰竭的发生。

慢性高尿酸血症肾病一般比较隐匿，主要表现为肾间质的损伤。几乎均有肾小管浓缩功能下降，且早于肾小球功能的损伤。可见夜尿增多、多尿、尿比重降低、等张尿。也可以间歇见到少量蛋白尿和镜下血尿、水肿、高血压、轻度的单侧或双侧腰痛。随着病情的进展可见到持续性蛋白尿。之后 GFR 下降，尿素氮升高。

（六）实验室检查

1. 血尿酸测定

需空腹 8 小时以上，一般要求于夜间 12 时后禁食，可以饮水。正常值为男性 149～416$\mu mol/L$，女性 89～387$\mu mol/L$。肾功能衰竭、铅中毒、子痫、妊娠反应、食用富含核酸的食物等可以引起血尿酸增高，饮水、利尿剂等药物的使用也会影响血尿酸的水平。

2. 尿液检查

高尿酸血症肾病通常会出现尿 pH 值低、尿氨排泄减低。尿 β_2 微球蛋白、塔-霍黏蛋白（T-H 蛋白）等一些特殊蛋白在高尿酸血症肾脏轻度受损时即可出现显著改变，早于生化的肾功能异常。根据尿尿酸的测定结果将高尿酸血症和痛风分为排泄不良型和产生过多型。在普通饮食情况下，24 小时尿尿酸超过 800mg 或者控制饮食在低嘌呤饮食 5～7 天后，24 小时尿尿酸仍超过 600mg，可判断为尿酸产生过多，若低于 600mg 则为排泄不良。临床上尿尿酸的检测可以帮助合理选择降尿酸药物和鉴别尿路结石是否是尿酸性结石。

3. 影像学检查

单纯尿酸性结石用超声检查可见回声，但 X 线不显影。痛风受累的关节在 X 线下的特征性表现为软组织和骨质破坏。一般来说骨质破坏大约在起病 10 年后才出现，骨和关节的 X 线表现晚于临床症状。X 线发现骨质破坏说明病情已经较重，病变往往不可逆。

4. 肾活检

如果是病因很清楚的单纯性高尿酸血症肾病，一般不需要肾活检。如果考虑伴随其他肾脏病出现的高尿酸血症，需要肾活检明确。以水为基础的固定方法经常会洗掉尿酸或尿酸盐，肾活检标本很容易丢掉尿酸在间质和小管内的结晶体。所以标本需要酒精固定或冰冻，并在偏振光下观察。尿酸没有特异性的染色。

（1）急性高尿酸血症肾病的病理表现

由于某种原因导致尿液中尿酸浓度骤然增高，大量尿酸结晶堆积于肾脏集合管、肾盂和输尿管，显微镜下可见管腔内尿酸结晶沉积，形成晶体或者呈雪泥样沉积物，有的肾小管被阻塞，近端肾小管扩张，而肾小球结构正常。这些沉积物可以导致梗阻和急性肾衰竭。这种情况一般是可逆的。如果得到恰当的治疗，肾功能可恢复正常。

（2）慢性高尿酸血症肾病的病理表现

慢性高尿酸血症肾病有时可称为痛风性肾病。不严重的长期的高尿酸血症容易导致肾小管间质的慢性病变。血尿酸升高的持续时间和幅度关系着高尿酸血症肾病的严重程度。此种情况时，尿酸结晶主要沉积在远端肾小管和间质，尤其是肾髓质及乳头区。显微镜下可见尿酸和单钠尿酸盐在肾实质沉积。肾间质尿酸结晶来源于集合管，以这些结晶为核心，周围包有白细胞、巨噬细胞及纤维物质，称为痛风石。有长期痛风病史者，肾脏病理不仅表现痛风石在皮髓交界处及髓质深部沉积，而且会伴有纤维形成、肾小球硬化、动脉硬化以及动脉壁增厚。

5. 基因异常及遗传病的检测

排除了饮食、脱水、药物和其他相关疾病之后，仍不能明确高尿酸血症的原因，则应行基因背景检测。

（七）治疗

1. 高尿酸血症的治疗

（1）轻度的高尿酸血症

对于没有症状的高尿酸血症，血尿酸在 420～600μmol/L 时，是否积极治疗尚存在争议。血尿酸增高常常与代谢综合征（胰岛素抵抗、高血压、肥胖、脂代谢异常）及粥样硬化性疾病相关联。有专家主张首先尽量用非药物方法控制血尿酸到正常范围。如多饮水、避免高嘌呤食物的摄入。

（2）慢性高尿酸血症

血尿酸在女性超过 600μmol/L、男性超过 780μmol/L 时，应降尿酸治疗。

治疗高尿酸血症的药物如下。

1）抑制尿酸产生的药物：治疗高尿酸血症的首选药物为别嘌呤醇。它通过抑制黄嘌呤氧化酶达到降尿酸的目的，使嘌呤的合成也降低。它仅仅抑制新合成的尿酸，而对已经出现的尿酸没有抑制作用。它的主要代谢产物别嘌呤二醇的半衰期长达 28 小时，也对维持效果起重要作用。对于肾衰竭的患者，别嘌呤醇对减少尿内尿酸量和控制结石都有很好的作用，而且它的作用不受水杨酸的阻断。肾衰竭时别嘌呤醇的用量要减少。别嘌呤醇可以增加尿酸的前体黄嘌呤和次黄嘌呤含量，可以导致黄嘌呤肾病。CKD 患者同时服用噻嗪类药物时，药物的蓄积与别嘌呤醇的代谢产物别嘌呤二醇可以导致严重的骨髓抑制和其他副作用。这种情况下，别嘌呤醇的用量应控制在 100mg/d 或每周 3 次。大多数人能很好地耐受别嘌呤醇，但也有人会出现严重的过敏反应、肾功能受损，或肝炎、皮肤损伤等，必要时可采用脱敏的服法服用。使用别嘌呤醇之前，如果条件允许建议进行 HLA-B5801 基因检测，若为阳性应避免使用别嘌呤醇。如果肾功能正常，别嘌呤醇的初始剂量应该是 100mg/d，逐渐加量至300~400mg，最大剂量为 800mg/d。肾功能减退者，别嘌呤醇的最大剂量应根据 GFR 调整，若根据 GFR 调整合适剂量下血尿酸无法达标，应改用非布司他或促进尿酸排泄药，后者可与别嘌呤醇联用。

其他如黄嘌呤氧化酶/脱氢酶的抑制剂 TXM-67，适用于别嘌呤醇过敏者。非布司他，推荐起始剂量为 20~40mg/d，如果 2~4 周后血尿酸没有达标，剂量递增 20mg/d，最大剂量为80mg/d，对于轻到中度肾功能减退者的疗效优于别嘌呤醇，并可用于别嘌呤醇过敏或者HLA-B5801 基因阳性者、不耐受和治疗失败的患者。中重度肾功能减退者，非布司他需减量并密切监测肾功能，严重的肝功能损害者慎用，个别患者也发生过敏反应。痛风石在血尿酸降至 300~360μmol/L 后 6~12 个月逐渐溶解。

2）促进尿酸排泄的药物：使用这类药物时注意多饮水（每日超过 2000ml）及碱化尿液，尿液 pH 值应控制在 6.2~6.9。若尿尿酸排泄率＞4200μmol/1.73m² 或者出现泌尿系结石，需减量或停用。代表药物为苯溴马隆，是迄今最强的利尿酸的药物。作用机制主要为通过抑制近端肾小管对尿酸的重吸收促进尿酸的排泄，降低血尿酸的浓度。肾功能正常者推荐剂量为 50~100mg/d，GFR 在 30~60ml/（min·1.73m²）者推荐剂量为 50mg/d，GFR＜30ml/（min·1.73m²）者慎用，肾结石和急性高尿酸血症肾病禁用。

3）尿酸酶类药物：人类没有尿素酶，静脉注射尿素酶药物可以将尿酸分解为尿囊素。可以治疗和预防严重的痛风、化疗后、器官移植后环孢素导致的高尿酸血症，效果很好。但有人对该药有严重的过敏反应。目前此类药拉布立酶、普瑞凯希未在中国上市。

4）新型降尿酸药物：托匹司他，成人起始剂量为每次 20mg，每日 2 次，最大剂量为每次 80mg，每日 2 次。

5）其他降尿酸的药物：氯沙坦、钠-葡萄糖协同转运蛋白、活性炭类吸附剂。

6）血液透析治疗：因恶性肿瘤使用溶细胞药物治疗而产生的急性高尿酸血症或肾衰竭引起的高尿酸血症必要时可以考虑透析治疗。

2. 痛风的治疗

（1）秋水仙碱

秋水仙碱是治疗痛风急性发作的非常有效的药物。治疗 12 小时症状开始缓解，一般 36～48 小时内症状完全消失。用法为每 2 小时口服 1mg，直至获得疗效或者出现腹泻、呕吐为止。发作严重者可能需要服用 4～7mg（平均 5mg）。一次发作的剂量 48 小时内不超过 7mg。

（2）非甾体抗炎药

非甾体抗炎药（NSAID）具有止痛、抗炎的作用。起效快，30min 起效，但有一定的副作用。通常与食物一起服用，连续服用 2～5 天。常用药物有依托考昔（急性痛风性关节炎发作时推荐剂量为 120mg，最长使用 8 天）、双氯芬酸、美洛西康。

（3）糖皮质激素

多关节发作时可短期应用泼尼松，如 20～30mg/d。此类药物仅用于痛风症状非常严重且反复发作的患者，国外为一线药物而国内为二线药物，秋水仙碱和 NSAID 无效或禁忌时才选择，尽量避免与 NSAID 联合应用且尽可能短期使用。

慢性疾病的治疗：秋水仙碱每次 0.6mg，每日 1～3 次（取决于对药物的耐受能力和病情轻重），可降低痛风急性发作次数。当发现发作第一征兆时，立即额外服用一次秋水仙碱 1～2mg，常能制止发作。长期服秋水仙碱可引起神经病变或肌病。它不能阻止痛风石造成的进行性关节破坏。

（4）新型痛风镇痛药物

①白细胞介素-1 抑制剂：利纳西普（rilonacept）；人抗白细胞介素-1β 单克隆抗体：卡那单抗（canakinumab）。②抗肿瘤坏死因子-α 制剂：依那西普、英夫利昔单抗、阿达木单抗。

除特殊治疗外，注意休息，大量摄入液体，宜进软食。有时需要可待因 30～60mg。夹板固定炎症部位有帮助。

3. 对症治疗

其他伴随疾病或并发症，避免应用增高尿酸生成和减少尿酸排泄的药物。

三、中医对高尿酸血症的认识

本病的病因病机主要为素食肥甘厚腻，加之先天禀赋不足，或感受寒湿之邪，而致使湿浊内生，湿热痰浊壅滞，关节、脉络气血瘀滞，不通则痛而发为痛风，病久损及气血阴阳，伤及脏腑，而脾肾尤著，同时或夹瘀血痰浊，或湿热炼液成石，而致变证从生。本病属本虚标实，虚实夹杂之证。本虚有气虚、气阴两虚、脾肾阳虚、阴阳两虚，临证时此辨证分型并非固定不变，而是随着病情的发展变化以及用药的偏胜转化的。如果认识了疾病的演变和发展，既能知其常，又可达其变，临证施治就会得心应手。本病病机演变是气虚→气阴两虚→脾肾阳虚或阴阳两虚，同时可兼夹湿热、寒湿、血瘀、痰浊。 故辨证论治时要注重扶正祛邪，标本兼顾。根据本病的临床表现，分为发作期与间歇期。发作期关节疼痛症状突出，或兼发热等，表现为邪气实为主。间歇期表现或为腰膝酸软，食欲不振，神疲乏力，或为浮肿，畏寒肢冷，腰膝关节酸痛或冷痛，或为腰膝酸软，少气乏力，口干咽燥，五心烦热，夜尿频多，或为腰膝酸软，极度疲乏，畏寒肢冷，五心烦热，以正虚邪恋为主。

痛风肾病（高尿酸血症肾病）CKD 1～3 期的诊疗方案如下。

（一）辨证分型

将痛风肾病分为本证和标证。本病以本虚为主或可兼标实证（1～2 个），临床常见证候如下。

1. 本证

（1）脾肾气虚证

面色无华，腰膝酸软，食欲不振。神疲乏力，下肢浮肿，口淡不欲饮，尿频或夜尿多，舌淡红，有齿痕，苔薄，脉细。

（2）脾肾阳虚证

面色苍白（或黧黑），浮肿，畏寒肢冷，腰膝关节酸痛或冷痛，足跟痛。精神萎靡，纳呆或便溏（五更泄），遗精、阳痿、早泄或月经失调，夜尿频多清长，舌嫩淡胖，有齿痕，脉沉细或沉迟无力。

（3）气阴两虚证

腰膝酸软，面色无华，少气乏力。口干咽燥，五心烦热，夜尿频多，筋脉拘急，屈伸不利，大便干结，舌质红，舌体胖，脉弦细无力。

（4）阴阳两虚证

腰膝酸软，极度疲乏，畏寒肢冷，五心烦热。头晕目眩，大便稀溏，夜尿清长，口干欲饮，潮热盗汗，舌淡白、胖嫩，有齿痕，脉沉细。

2. 标证

（1）湿热内蕴证

四肢沉重，关节灼热肿痛，颜面或下肢浮肿。皮肤疖肿、疮疡，咽喉肿痛，关节痛风石形成，局部红肿疼痛，小便黄赤、灼热或涩痛不利，大便黏滞不爽或秘结，舌红，苔黄腻，脉濡数或滑数。

（2）瘀血阻络证

腰及全身关节刺痛，痛有定处、拒按，口唇、齿龈、爪甲紫暗，肤表赤缕，或腹部青筋外露。面色黧黑或晦暗，肌肤甲错或身有瘀斑，肢麻屈伸不利，病久关节变形，舌质紫暗或有瘀点、瘀斑，脉涩或细。

（3）寒湿痹阻证

畏寒，关节冷痛重着，遇寒加重，得热痛减。局部酸麻疼痛，昼轻夜重，常于天寒雨湿季节发作，或见皮下硬结，红肿不甚，夜尿多，小便清长，舌淡胖，苔白滑，脉弦紧或迟缓。

（4）痰浊内阻证

面色萎黄，关节肿痛不红，肢体困重或麻木、屈伸不利。头重昏蒙，胸脘痞闷，纳呆恶心，口干不欲饮，口中黏腻，咳白黏痰，舌质淡胖，苔白厚腻，脉滑或弦。

（二）辨证论治

根据本病以本虚为主，兼见标实的特点，治疗以治本为主或标本同治。

1. 本证

（1）脾肾气虚证

治法：健脾益肾。

方药：参芪地黄汤加减。熟地黄、山茱萸、泽泻、山药、茯苓、牡丹皮、黄芪、党参、牛膝、肉苁蓉、杜仲等。

中成药：冬虫夏草制剂，如金水宝胶囊、百令胶囊等。

（2）脾肾阳虚证

治法：温补脾肾。

推荐方药：金匮肾气丸合参苓白术散加减。熟附子、茯苓、山药、山茱萸、党参、白术、薏苡仁、桂枝、甘草、熟地黄、党参等。

中成药：金匮肾气丸、参苓白术散、百令胶囊等。

（3）气阴两虚证

治法：益气养阴。

推荐方药：清心莲子饮加减。黄芪、党参、地骨皮、麦冬、茯苓、柴胡、黄芩、车前子、石莲子、甘草等。

中成药：清心莲子丸等。

（4）阴阳两虚证

治法：滋阴助阳。

推荐方药：金匮肾气丸加减。熟地黄、山药、山茱萸、茯苓、牡丹皮、泽泻、附子、肉桂等。

中成药：六味地黄丸等。

2. 标证

（1）湿热内蕴证

治法：清热利湿，通络止痛。

推荐药物：威灵仙、牛膝、苍术、黄柏、胆南星、桂枝、桃仁、红花、羌活、白芷、海风藤、青风藤等。

中成药：黄葵胶囊、四妙丸等。

（2）瘀血阻络证

治法：活血化瘀，通络止痛。

推荐药物：桃仁、红花、生地黄、白芍、当归、川芎、鸡血藤、地龙等。

中成药：血府逐瘀丸等。

（3）寒湿痹阻证

治法：温阳散寒，除湿止痛。

推荐药物：桂枝、制附片、白芍、知母、黄芪、细辛、苍术、白术、甘草等。

中成药：小活络丹、寒湿痹片等。

（4）痰浊内阻证

治法：温化痰饮，泄浊通络。

推荐药物：茯苓、桂枝、白术、陈皮、法半夏、土茯苓、萆薢、苍术、益母草、甘草等。

中成药：二陈丸等。

（三）其他疗法

中成药注射剂治疗：伴有瘀血证时静脉注射参芎葡萄糖注射液、丹参注射液、川芎注射液或红花注射液。

四、康复治疗

（一）心理治疗

紧张、过度疲劳、焦虑、强烈的精神刺激会诱发本病发作。因而应加强心理疏导，减慢行为节奏，设法消除各种心理压力，保持心情舒畅。

（二）针灸疗法

五输穴是人体的特定穴，分布于四肢肘膝以下，与痛风病变部位吻合。主穴：行间、商丘、复溜。配穴：太溪、三阴交、肾俞、足三里。

（三）外治法

局部红肿外敷：①金黄膏；②黄连膏与瘀血膏，按1：1比例；③新癀片，适量外用；④双氯芬酸二乙胺软膏，适量外用；⑤复方水杨酸甲酯薄荷醇贴剂。

（四）中药保留灌肠

中药保留灌肠适用于血肌酐升高且大便不通畅的患者，方药如下：大黄、牡蛎、丹参、蒲公英等。

（五）中药结肠净化

适用于早中期慢性肾衰竭患者，辨证选择不同方剂。每次30min，10～14次为1个疗程，可连续做1～2个疗程。痔疮、肠道肿瘤等患者慎用。

（六）中药离子导入

适用于高尿酸血症肾病出现关节肿胀疼痛者。方药：白芷、连翘、苍术、黄柏、薏苡仁、牛膝等。

（七）控制饮食

尿酸是嘌呤代谢的终产物，从食物中摄入的外源性嘌呤占到了体内总尿酸生成量的1/3左右，因此高尿酸血症及痛风患者要限制高嘌呤含量的食物摄入。高嘌呤食物为嘌呤含量＞150mg/100g的食物；低嘌呤食物为嘌呤含量＜50mg/100g的食物；中嘌呤食物为嘌呤含量介于两者之间的食物。

低嘌呤食物有谷薯类、蔬菜、水果、牛奶、鸡蛋、精白米、面、糖等，其嘌呤含量都很少，日常中可多多选择。

根据第六版《中国食物成分表（标准版）》，生活中较常见的高嘌呤食物主要有下面几种。

1. 菌藻类

茶树菇（干）：293mg/100g；海苔：249mg/100g；姬松茸（干）：226mg/100g；猴头菇（干）：178mg/100g；木耳（干）：166mg/100g。

2. 畜肉类及制品

鹅肝（熟）：468mg/100g；鸭肠（熟）：346mg/100g；猪肥肠（熟）：296mg/100g；猪肝：275mg/100g；猪肺272mg/100g。

3. 鱼虾蟹贝类

干虾仁345mg/100g；生蚝：282mg/100g；扇贝237mg/100g；江虾（熟）：265mg/100g；泥鳅鱼：247mg/100g；小龙虾：174mg/100g；三文鱼：168mg/100g；河鲈鱼（熟）：165mg/100g；草鱼（熟）：162mg/100g。

4. 干豆类及制品

蚕豆：307mg/100g；黄豆：218mg/100g；绿豆：196mg/100g；腐竹：160mg/100g；豆皮：157mg/100g。

嘌呤溶于水，长时间炖煮的老火汤含较多的嘌呤。这些食物对尿酸高及痛风的患者都是需要避免的。

但这类食物也不是完全不能吃，具体如下：

（1）菌藻类

干的菌藻类嘌呤含量都较高，但新鲜的蘑菇以及水发后的木耳嘌呤含量都明显降低，因此新鲜的菌藻类是可以作为日常佳肴的。

嘌呤含量：木耳（发后）38mg/100g；香菇（鲜）37mg/100g；猴头菇（鲜）50mg/100g；茶树菇（鲜）48mg/100g；鸡腿蘑（鲜）21mg/100g；海带根17mg/100g。

（2）畜类、肉类及鱼虾扇贝类

动物内脏和海鲜都含有较多的嘌呤，因此高尿酸血症的患者要适当地管住嘴。但不是完全不能食用此类食物，还是有选择的。我们可以优先选择禽肉，并通过焯水去皮来去掉部分的嘌呤和油脂。海鲜里面还是有部分嘌呤含量很低的食物的，可以适当选择。

嘌呤含量：银鱼23mg/100g；燕窝10mg/100g；海蜇丝9mg/100g；鲜海参8mg/100g；干鲍鱼（发后）9mg/100g。

（3）豆类及制品

虽然黄豆、蚕豆、绿豆、腐竹等都含有较多嘌呤，但经过加工做成豆腐、豆浆后都转为中低嘌呤含量的食物了。且研究显示植物蛋白与高尿酸血症呈负相关，大豆蛋白饮食对尿酸排泄也有一定的促进作用，大豆异黄酮还可能是预防痛风的有益因素之一，因此豆腐等豆制品日常中还是可以选用的。

嘌呤含量：干豆腐（南豆腐）94mg/100g；水豆腐（北豆腐）68mg/100g；熟豆浆29mg/100g。

除此之外要注意：

1）酒精既会减少肾脏尿酸的清除，又会增加体内尿酸的生成和分泌，使血尿酸增加，从而导致痛风发作风险增加。尤其是啤酒又经常配着油腻和高盐食品，其结果是使尿酸增加，但尿液排泄的尿酸却减少，从而诱发痛风发作。因而一定要控制饮酒量。

2）每日饮水要在 2000ml 以上，尿量增加，易于尿酸的排泄。但首选白开水，含糖饮料、果汁中的果糖会促进尿酸的合成，因而不推荐饮用此类饮品。

3）肥胖者，建议平衡膳食、增加运动，管住嘴迈开腿，保持理想体重。

参 考 文 献

丁小强，冯哲，倪兆慧，等，2017. 中国肾脏疾病高尿酸血症诊治的实践指南（2017 版）［J］. 中华医学杂志，97（25）：1927-1936.

王海燕，2009. 肾脏病学［M］. 3 版. 北京：人民卫生出版社：1435-1454.

张佩青，2014. 张琪肾病论治精选［M］. 北京：科学出版社.

MYLLYMAKI J，HONKANEN T，SYRJANEN J，et al，2005. Uric acid correlates with the severity of histopathological parameters in IgA nephropathy［J］. Nephrol Dial Transplant，20：89-95.

（于　梅）

第十一节　狼疮性肾炎

一、概　　述

狼疮性肾炎（lupus nephritis，LN）是系统性红斑狼疮最常见、最重要的并发症，是在系统性红斑狼疮的基础上合并肾脏不同病理类型的免疫性损害，同时伴有明显肾脏损害的临床表现的一种疾病。而系统性红斑狼疮是一种多系统损害的慢性系统性自身免疫病，其血清内有大量不同的自身抗体，以抗核抗体为主。LN 在我国发病率高，是我国最常见的继发性肾小球疾病之一，亦是导致系统性红斑狼疮患者死亡的主要原因。LN 好发于育龄期女性，不同种族中发病率存在显著差异，其临床表现多样化，病情轻重不一，对治疗的反应及预后差异性大。

根据 LN 的临床表现，其可归属于中医"阴阳毒""温毒发斑""日晒疮""水肿""腰痛""痹症"等范畴。

二、病因及发病机制

体内循环中以抗 dsDNA 为主的抗体与相应抗原结合后形成免疫复合物，沉积于肾小球，或 dsDNA 等抗原先与肾小球基底膜结合，再与相应抗体结合，形成免疫复合物，两种途径均可引起炎症反应，在炎症细胞、炎症介质等参与下引发 LN。

三、病　理

（一）病理分型

因 LN 不同病理类型治疗方案不同，故需行肾活检术以明确病理类型，指导治疗，判断预后，根据 2003 年国际肾脏病学会/肾脏病理学会之修定，具体分型如下：

1. Ⅰ型（轻微系膜病变型 LN）

光镜下肾小球形态正常，但免疫荧光可见系膜区免疫复合物沉积。

2. Ⅱ型（系膜增生性 LN）

光镜下可见不同程度的系膜细胞增生或系膜基质增多，伴系膜区免疫复合物沉积，电镜或免疫荧光检查除系膜区沉积物外，可存在很少量、孤立的上皮侧或内皮下沉积物。

3. Ⅲ型（局灶性 LN）

病变范围＜50%的肾小球（局灶），可表现为活动或非活动性、节段性或球性、毛细血管内或毛细血管外增生，通常伴有节段内皮下沉积物，伴或不伴系膜增生性病变。

Ⅲ（A）：活动性病变——局灶增生性 LN。

Ⅲ（A/C）：活动和慢性化病变并存——局灶增生伴硬化性 LN。

Ⅲ（C）：慢性非活动性病变伴肾小球瘢痕形成——局灶硬化性 LN。

4. Ⅳ型（弥漫性 LN）

受累的肾小球≥50%，病变可表现为活动或非活动性、节段性或球性、毛细血管内或毛细血管外增生，通常伴弥漫内皮下沉积物，伴或不伴系膜增生性病变，肾小球的病变又分为节段性（S）（指病变范围不超过单个肾小球的 50%）和球性（G）（指病变范围超过单个肾小球的 50%）。当50%以上受累的肾小球为节段性病变时，称弥漫节段 LN（Ⅳ-S），当50%以上受累肾小球表现为球性病变时，称弥漫球性 LN（Ⅳ-G），此型还包括弥漫性"白金耳"但不伴明显肾小球增生性病变者。

Ⅳ-S（A）：活动性病变——弥漫节段增生性 LN。

Ⅳ-G（A）：活动性病变——弥漫球性增生性 LN。

Ⅳ-S（A/C）：活动和慢性病变并存——弥漫节段增生伴硬化性 LN。

Ⅳ-G（A/C）：活动和慢性病变并存——弥漫球性增生性硬化性 LN。

Ⅳ-S（C）：慢性非活动性病变伴瘢痕形成——弥漫节段硬化性 LN。

Ⅳ-G（C）：慢性非活动性病变伴瘢痕形成——弥漫球性硬化性 LN。

5. Ⅴ型（膜性狼疮肾炎）

光镜、免疫荧光或电镜检查可见大部分肾小球存在弥漫或节段上皮侧免疫复合物沉积，伴或不伴系膜病变，Ⅴ型狼疮肾炎合并Ⅲ型或Ⅳ型病变，需同时诊断Ⅴ+Ⅲ型或Ⅴ+Ⅳ型。Ⅴ型可存在节段或球性肾小球硬化（但非肾小球毛细血管袢坏死或新月体导致的肾小球瘢痕）。

6. Ⅵ型（终末期硬化性 LN）

Ⅵ型指 90%以上肾小球球性硬化，无活动性病变。

以上 6 型，预后依次由好到差。评判肾脏病理活动性病变的指标：①细胞增生；②细胞浸润；③纤维素样坏死、核破裂；④细胞性新月体；⑤透明血栓，白金耳；⑥肾小管间质单核细胞浸润。慢性病变的指标：①肾小球硬化；②纤维素性新月体；③间质纤维化；④肾小管萎缩。若肾组织以活动性病变为主，慢性病变较少，常对免疫抑制治疗反应好，预后也较好，反之，治疗反应及预后也较差。

（二）免疫荧光

免疫荧光检查表现通常为以 IgG 为主的沉积，同时伴有 C4、C1q 及 C3 沉积。"满堂亮"就是 IgG、IgA、IgM、C3、C4、C1q 染色均为阳性的表现，对 LN 诊断有重要意义，而且免疫复合物在肾小管-间质沉积也是其特点之一，各型均可见此表现。

（三）电镜

大多数肾小球的电子致密沉积物为颗粒状，少数可表现为指纹状、结晶、发夹样结构等，还经常可见管状包涵体。肾小管间质及血管也常受累，伴有此损害者往往肾功能损害较重，对治疗反应差，预后亦差。

（四）肾脏病理指数

因病理有活动性和慢性之分，所以在区分病理类型的同时，还要评估肾组织的活动指数（AI）和慢性指数（CI）以指导治疗、判断预后。AI 越高，说明肾脏活动性越明显，是积极给予免疫抑制剂治疗的一个指征，CI 高低则是决定病变的可逆程度与远期肾功能的一个指标。

四、临 床 表 现

（一）症状和体征

1. 肾脏表现

临床表现差异大，最初出现尿异常，可为无症状蛋白尿和（或）血尿、高血压，也可表现为 NS、急性肾炎综合征或急进性肾炎综合征，随着病程发展晚期可进展至尿毒症。蛋白尿为最常见的临床表现，其次为镜下血尿，但肉眼血尿少见，部分患者尿中还有白细胞和管型，少数患者出现肾小管功能障碍导致的肾小管性酸中毒及钾离子代谢紊乱。尿中红细胞、白细胞、管型的多少在一定程度上反映肾脏病变的活动性。

2. 肾外表现

①全身症状：可有乏力、周身不适、发热、纳差、消瘦等症状。②皮肤黏膜：大多数患者会出现皮疹，常见的有颊部蝶形红斑、盘状红斑、光敏感、网状青斑、口腔溃疡、脱发、雷诺现象等。③浆膜炎：如胸腔积液、心包积液。④肌肉骨骼：关节痛是最常见的症状，部分可出

现肌痛、肌炎。⑤心血管：以心包炎最常见，其他可有心肌损害、心律失常、心力衰竭等。⑥肺：间质性病变、肺动脉高压、肺血管炎。⑦神经系统：累及脑为多见，且一旦有此表现均提示病情活动，可表现为头痛、呕吐、癫痫、性格改变、意识障碍、偏瘫、妄想、幻觉、舞蹈病、脑血管意外、昏迷等。⑧消化系统：食欲减退、腹痛、腹水、肝酶升高、呕吐、腹泻等，往往以上症状是病情发作或活动的信号。⑨血液系统：贫血、白细胞或血小板减少、淋巴结肿大等。⑩其他：习惯性自发性流产、口干、眼干、视网膜血管炎等。

（二）实验室检查

1. 一般检查

血常规异常及血沉增快等。血常规异常可有贫血，为正细胞正色素性贫血，其他还可见白细胞减少、血小板减少或全血细胞减少，亦可出现溶血性贫血。

2. 自身抗体

抗核抗体是系统性红斑狼疮的特征性抗体，阳性率高达 98%，抗 dsDNA 抗体阳性率为 40%～90%，此抗体高滴度是病情活动的标志，抗 Sm 抗体阳性率为 20%～76%。

3. 补体

补体 C3、C4 低下，C3 下降是狼疮活动的指标之一。

4. 狼疮带试验

狼疮的阳性率约为 50%，阳性代表狼疮活动性。

5. 尿常规

可表现为单纯蛋白尿，亦可见血尿、白细胞、红细胞、管型等。

6. 肾功能

肾功能正常或下降。

五、诊　　断

诊断标准：首先必须符合系统性红斑狼疮的诊断，在此基础上出现蛋白尿、血尿、管型尿、白细胞尿或肾功能减退时即可诊断。临床上育龄期女性患者出现多系统（皮肤黏膜、浆膜、肌肉骨骼、心肺、神经、消化、血液系统等）损害，并出现自身抗体异常，都应高度考虑系统性红斑狼疮，目前采用的系统性红斑狼疮诊断标准是由美国风湿病学会拟定的，具体如下：①颧部红斑：遍及颧部的扁平或高出皮肤的固定性红斑，常不累及鼻唇沟部位；②盘状红斑：隆起红斑上覆有角质性鳞屑和毛囊栓塞，旧病灶可有皮肤萎缩性瘢痕；③光过敏：日晒后可引起皮肤过敏；④口腔溃疡：口腔或鼻部无痛性溃疡；⑤关节炎：非侵蚀性关节炎，≥2 个外周关节；⑥浆膜炎：胸膜炎或心包炎；⑦肾病变：尿蛋白＞0.5g/d 或细胞管型；⑧神经系统病变：癫痫发作或精神症状；⑨血液系统异常：溶血性贫血或白细胞减少或淋巴细胞绝对值减少或血小板减少；⑩免疫学异常：狼疮细胞阳性或抗 dsDNA 抗体或抗 Sm 抗体阳性或梅毒血清试验假阳性；⑪抗核抗体阳性。上述 11 项中，如果有≥4 项阳性（包括在病程中任何时候发生的），则可诊断为系统性红斑狼疮。在此基础上同时伴有肾脏损害，如尿蛋白、潜血、管型、肾功能损害、肾组织病理损害等，即可诊断为 LN。

在诊断明确后还需判定患者病情的严重性，具体评分如下：脑器质性症状（8 分）、抽搐（8 分）、脑神经受累（8 分）、精神异常（8 分）、视力下降（8 分）、脑血管意外（8 分）、血管炎（8 分）、狼疮头痛（4 分）、肌炎（4 分）、关节炎（4 分）、蛋白尿（4 分）、血尿（4 分）、管型尿（4 分）、脓尿（4 分）、脱发（2 分）、新出皮疹（2 分）、白细胞减少（1 分）、血小板减少（1 分）、发热（1 分）。根据患者前 10 天内是否出现上述症状而评分，总分≥10 分提示系统性红斑狼疮活动。

六、西医治疗

出现尿蛋白和（或）尿红细胞增加、肾病综合征、进展较快的氮质血症、急进性肾炎，都是积极治疗的指征，但固定不变的蛋白尿、氮质血症，尿沉渣或肾活检没有活动性证据时，则不宜过度治疗。

LN 的治疗与病理类型息息相关，不同的病理类型免疫损伤不同，治疗方法亦不同，一般来讲，Ⅰ型和轻症Ⅱ型无需特殊治疗措施，一般给予中、小剂量糖皮质激素治疗，当出现严重肾外表现时则可给予相应治疗，对于较重的Ⅱ型和轻症的Ⅲ型，可给予单纯的糖皮质激素（如泼尼松 0.5～1.0mg/（kg·d））治疗，待病情控制后逐渐减量并维持，如单纯激素治疗效果不佳或有禁忌证时，可给予免疫抑制剂治疗。重症Ⅲ型及Ⅳ、Ⅴ型（Ⅴ+Ⅵ、Ⅴ+Ⅲ）治疗分为诱导阶段及维持阶段，诱导阶段主要用于急性严重性活动性病变以迅速控制病情，一般为 6～9 个月，维持阶段主要是为了稳定病情，减轻组织损伤及慢性纤维化病变，防止复发。

（一）诱导期常用药物及用法

1. 糖皮质激素

冲击疗法为甲泼尼龙每日 0.5g 静脉滴注，3 天为 1 个疗程，若病情需要可再重复 1 个疗程，之后给予泼尼松 1.0mg/（kg·d）口服，4～8 周后逐渐减量，每 2 周减 5～20mg/d，之后再每 2 周减 2.5mg/d 直至每日或隔日 5～15mg 维持。此期为控制病情激素不可缺少，但因剂量大，不良反应亦大，故应逐渐减量直至维持量，同时，还应与其他免疫抑制剂联用，如环磷酰胺、吗替麦考酚酯等。

2. 环磷酰胺

每月静脉给药 1 次，将环磷酰胺与 250ml 生理盐水配置，1 小时以上滴注完毕，同时进行水化以增加尿量，减轻膀胱毒性作用。总疗程为 6～9 个月，总量控制在 9g 以内。第一个月剂量为 0.75g/m^2 体表面积，之后每个月剂量为 0.5～1.0g/m^2 体表面积，用药期间需监测外周白细胞计数，不得低于 $4×10^9$/L，若白细胞数降至（3～4）×10^9/L，环磷酰胺剂量减半，若白细胞数低于 $3×10^9$/L，则需暂停用药。对于年龄>60 岁或血肌酐>300.5μmol/L 的患者，剂量需降低 1/4。虽然环磷酰胺静脉给药效果要优于口服，但静脉用药不良反应较大，常见的不良反应主要为白细胞减少、感染、性腺抑制、脱发等。

3.吗替麦考酚酯

诱导期剂量为 1.0～2.0g/d，分 2 次口服，并根据患者肾功能水平、血浆白蛋白、体重等情况酌情调整剂量，有条件者可监测血药浓度，目标值为 30～45（mg·h）/L，疗程为 6～9个月，若 9 个月后病情为部分缓解，则可将诱导期延长至 12 个月。此药常见的不良反应为感染、白细胞减少及胃肠道反应。

4.环孢素

用药剂量为 4～5mg/(kg·d)，分 2 次口服，还应监测血药浓度，使其维持在 100～200ng/ml之间，3 个月后根据病情逐渐减量，每个月减 1mg/(kg·d) 至 2mg/(kg·d) 维持，疗程不得少于 1 年，半年内肌酐倍增或无效者，则应停药。环孢素最常见的毒性为血肌酐升高、高血压、肾小管间质慢性化改变等。但此药停用后患者复发率较高。

5.他克莫司

诱导期用量为 0.1～0.15mg/(kg·d)，分为 2 次服用，中间间隔 12 小时，需空腹或餐后 2小时口服，用药期间应监测血药浓度，其谷浓度为 5～15ng/ml，若血肌酐升高大于基础值的25%或血肌酐值大于 132μmol/L 则需调整剂量，连续使用半年，如病情缓解（包括完全缓解或部分缓解），他克莫司可减至 0.07ng/(kg·d) 再使用半年，1 年后改为维持治疗。他克莫司主要的不良反应为肾功能异常、血糖、血压的升高。

（二）维持期常用药物及用法

经过诱导治疗患者病情缓解（完全缓解或部分缓解），进入维持治疗阶段。完全缓解是指尿常规正常，24 小时尿蛋白定量＜0.3g，血清白蛋白≥35g/L，血肌酐正常或升高不超过正常范围的 15%，无肾外活动迹象，部分缓解是指尿蛋白下降超过基础值的 50%，24 小时尿蛋白定量≥0.3g，血清白蛋白≥30g/L，肾功能稳定，无肾外活动指征。具体药物用量如下：①泼尼松：每日 10mg，若病情持续缓解，可调整为隔日口服。②吗替麦考酚酯：0.5～0.75g/d 口服。③环孢素：每日 2～3mg/kg 口服。④他克莫司：每日 0.05～0.075mg/kg 口服。⑤硫唑嘌呤：1～2mg/(kg·d) 口服。⑥雷公藤多苷：60mg/d 口服。⑦来氟米特：20mg/d 口服。

（三）重症 LN

1）重型Ⅲ型或Ⅳ型，诱导期可选用方案：①激素＋环磷酰胺；②激素＋吗替麦考酚酯；③激素＋吗替麦考酚酯+他克莫司；④Ⅴ＋Ⅳ型和Ⅴ＋Ⅲ型诱导期可采用激素＋吗替麦考酚酯＋他克莫司。重型Ⅲ型或Ⅳ型、Ⅴ＋Ⅳ型、Ⅴ＋Ⅲ型维持期均可采用以下方案：①激素＋雷公藤多苷；②激素＋来氟米特；③激素＋吗替麦考酚酯；④激素＋硫唑嘌呤。

2）Ⅴ型狼疮需严格控制血压达标，保持在 130/80mmHg 以下，可选用 ACEI 或 ARB类以减少蛋白尿，并给予相应的抗凝、降脂治疗以预防血栓及心血管并发症，同时给予小量激素及雷公藤多苷。对于表现为肾病综合征，且有并发症的高危患者，治疗方案为激素＋吗替麦考酚酯＋他克莫司或激素＋他克莫司，疗程为 6～9 个月，激素＋吗替麦考酚酯＋他克莫司方案可延长至 1 年，维持期可用激素＋他克莫司或激素＋雷公藤多苷或激素＋硫唑嘌呤等治疗。

3）对于其他重型如大量新月体形成、抗核抗体或抗中性粒细胞胞质抗体（ANCA）高滴度阳性、合并栓塞性微血管病变、弥漫性肺泡出血者可采用血浆置换或免疫吸附治疗。

以上为常用治疗方法，因持续缓解病例也有复发可能，故一般不主张完全停用免疫抑制剂治疗，可采用小剂量激素维持，对于不能遵医嘱长期用药患者，可以考虑在持续缓解至少 5 年以后再停止药物治疗，但需密切观察尿常规及免疫相关指标。

七、中医辨证论治

中医古籍无"狼疮性肾炎"之病名，但依据其病因、病机、症状等特点可发现有诸多记载，可为临床诊治提供指导。本病的病机为本虚标实，虚实夹杂，临床治疗时应辨证与辨病相结合，因不同病变阶段的临床表现差异大，加之应用激素、细胞毒药物后机体反应程度不一，导致病机复杂、症候变化多端，故中医治疗抓住不同时期病机特点，分清标本缓急，发挥中医药优势，以达到增效减毒之作用。

（一）辨证要点

本病多因先天禀赋不足，素体虚弱，肝肾亏损，气阴两虚，络脉瘀阻所致，还与感受邪毒、七情内伤、过度劳累、房事不节等有关。其中热毒、阴虚、瘀血为本病病机的关键，早期表现为邪毒炽盛，治疗以清热解毒、祛邪安正为主，后期阳气衰微或阴阳两虚，则当以益气固本、补虚扶正为要。

（二）证治分型

1. 热毒炽盛证

主症：起病急，持续发热，甚者表现为高热，肌肤发斑、颜色紫红，小便短赤，大便干结。

次症：烦躁，口干渴，神昏谵语，关节疼痛，周身乏力，衄血，舌红绛，苔黄略干，脉洪数或弦数。

证候分析：热邪亢盛故发热，火热偏盛，迫血妄行，血溢于肌肤脉络之外故见肌肤发斑、衄血，热扰心神则烦躁、神昏谵语，火热伤津可见口干渴、小便短赤、大便干结，热邪耗气故周身乏力，热邪壅滞，气血郁滞不通则关节疼痛。

治法：清热解毒，凉血消斑。

代表方：犀角地黄汤合五味消毒饮加减。

常用药：水牛角、生地黄清热凉血，赤芍、牡丹皮凉血散瘀，金银花、野菊花、紫背天葵、甘草清热解毒，紫花地丁、蒲公英清热排脓。

兼症：关节肿痛可用宣痹汤去半夏、赤小豆、金银花，加忍冬藤、桑枝以祛风通络；神昏谵语可选用安宫牛黄丸、紫雪丹、新血丹、清开灵、醒脑静以醒神开窍；抽搐者加羚羊角粉、钩藤以清热息风。

2. 湿热壅盛证

主症：浮肿，口黏口苦，小便短赤，大便不爽。

次症：倦怠乏力，纳差，关节疼痛，神昏谵语，舌质红绛，苔黄腻或黄干，脉弦数。

证候分析：水湿之邪泛溢肌肤故见浮肿，湿邪郁久化热，湿热上蒸则口黏口苦，热扰心神故神昏谵语，湿热流注关节，气血郁滞则关节疼痛，湿热困脾，健运失司故纳差，热邪耗气故倦怠乏力，热邪伤津则小便短赤、大便不爽。

治法：清热利湿，凉血解毒。

代表方：疏凿饮子加减。

常用药：羌活、秦艽疏风透表，使在表之水从汗而泄，生地黄滋阴清热，茯苓皮、泽泻利水消肿，白茅根、石韦清热利湿，白花蛇舌草、蒲公英清热解毒，甘草调和诸药。

兼症：神昏谵语可选用安宫牛黄丸、紫雪丹、新血丹、清开灵、醒脑静以醒神开窍；关节肿痛可用宣痹汤去半夏、赤小豆、金银花，加忍冬藤、桑枝以祛风通络。

3. 肝肾阴虚证

主症：腰膝酸软或疼痛，五心烦热或长期低热，面部红斑色泽不鲜，盗汗，溲赤便结。

次症：浮肿，头晕耳鸣，眼干涩，口燥咽干，齿摇发脱，肌肉关节隐痛，舌质嫩红，少苔或光剥，脉细数。

证候分析：腰为肾之府，肾主骨生髓，肾阴不足，髓减骨弱故腰膝酸软或疼痛，肝开窍于目，肝阴不足，目失滋养故眼干涩，肝肾阴虚，脑髓失充则头晕耳鸣、齿摇发脱，阴虚生内热，虚热内蒸故五心烦热或长期低热、面部红斑色泽不鲜、盗汗，阴津亏虚，口舌失润故口燥咽干，津伤则溲赤便结，肾虚气化失司，水湿内停故见浮肿，肌肉关节失于气血煦润故隐痛不适。

治法：滋阴清热，补益肝肾。

代表方：左归丸加减。

常用药：生地黄、山药、山茱萸补肝脾肾之阴，牛膝强肾益精，女贞子、旱莲草补肝肾阴，玄参、牡丹皮清热凉血，茯苓、泽泻利水渗湿，甘草调和诸药。

兼症：水肿者可加猪苓以利水渗湿；阴虚阳亢而头晕耳鸣者可加天麻、钩藤以镇肝息风；阴虚火旺而见尿热、血尿者可改用知柏地黄丸加茜草、仙鹤草、白茅根、侧柏叶、大蓟、小蓟以滋阴凉血。

4. 脾肾气（阳）虚证

主症：眼睑或周身浮肿，腰以下为甚，腰膝酸软，畏寒肢冷，倦怠懒言。

次症：纳少，腹胀便溏，小便不利，舌质淡或淡胖有齿痕，苔白腻，脉沉迟细。

证候分析：脾肾阳虚，气不化水，水邪泛滥故眼睑或周身浮肿，水湿下聚故腰以下肿甚，腰为肾之府，肾主骨髓，肾虚腰脊失养则腰膝酸软，阳虚不能温煦故畏寒肢冷，气虚故倦怠懒言，脾虚运化无力则纳少、腹胀便溏，肾阳不足，膀胱气化不行故小便不利。

治法：补脾益气，温肾助阳。

代表方：济生肾气丸合四君子汤加减。

常用药：熟地黄滋阴补肾，泽泻利湿泄浊，淫羊藿、肉桂补肾助阳，牡丹皮清泄相火，山药、党参、黄芪、白术、炙甘草益气健脾，茯苓健脾渗湿，陈皮理气健脾。

兼症：偏脾阳虚者以实脾饮为主加减；偏肾阳虚者可用真武汤加牛膝、车前子；阳虚不显者去附子、肉桂，以补中益气汤为主加金樱子、菟丝子、补骨脂。

5. 气阴两虚证

主症：腰酸乏力，少气懒言，五心烦热，咽干口燥而饮水不多。

次症：自汗或盗汗，低热，恶风易感冒，大便先干后稀，舌红少津，脉细或结代。

证候分析：肾虚无以益其府故腰酸，气虚故见乏力、少气懒言，阴虚则五心烦热、低热，气阴不足，营卫不固，津液外溢故见自汗或盗汗，肌表不固则恶风易感冒，气阴两虚，阴不足而又津不化故见咽干口燥而饮水不多，脾虚气弱故大便先干后稀。

治法：益气养阴。

代表方：参芪地黄汤加减。

常用药：西洋参益气养阴，黄芪健脾益气，山茱萸补益肝肾，茯苓健脾渗湿，牡丹皮清泄相火，泽泻利湿泄浊，熟地黄滋阴清热，麦冬、五味子养阴生津，甘草调和诸药。

兼症：水肿尿少者加车前子、茯苓以利水渗湿；兼瘀血者加丹参、泽兰以活血化瘀；兼湿热者加白花蛇舌草、半枝莲以清热利湿。

八、康 复 治 疗

LN 为不可治愈性疾病，一旦确诊，疾病将伴随终身，故除药物治疗外，康复疗法具有简便、经济、实用、辅助治疗等优势，对于病情的控制起到了不可替代的作用。

（一）起居饮食宜忌

合理进行饮食起居对于促进疾病缓解及防止复发都有十分重要的意义。①有光过敏者应避免日晒，外出尽可能用太阳伞，同时应避免食用增强光敏感的食物，如无花果、香菜、香菇、油菜、芹菜等。②饮食宜清淡，尽量不食用或少食用刺激性食物及饮料，如浓茶、咖啡、碳酸饮料、海鲜、烟酒等，再者，辣椒、生葱、生蒜、羊肉、狗肉、桂圆等物温燥，可加重患者内热症状，应控制食用。在食物制作方面，宜用煮、炖、蒸等方法，避免煎、炸、烙等加工方法。③避免感冒、各种感染、滥用药物（青霉素、磺胺类、异烟肼、避孕药等）、过度劳累、染发、化妆。④对于水肿者应采用低盐饮食，长期使用激素及细胞毒药物者，可适当增加富含蛋白质、氨基酸、维生素等营养物质的摄入以提高机体抗病能力。⑤缓解期可从事适当的体育锻炼（如散步、气功）和工作，但不可过度，关节发炎则不适宜活动。⑥注意避孕节育，非缓解期的患者妊娠生育存在流产、早产、死胎、诱发母体病情恶化的风险，故病情不稳定时不应怀孕。一般来说，病情稳定 1 至 1 年半以上，细胞毒药物停药半年，激素小剂量维持时可考虑怀孕，怀孕期间定期到肾内科及妇产科监测，如妊娠期间病情活动，应根据情况决定是否终止妊娠。

（二）心理治疗

LN 为终身性疾病，病情常反复发作，且治疗药物不同程度地有一定的副作用，在长期疾病的折磨下，患者普遍存在悲观、焦虑、失望甚则恐惧心理，加之此病患者以育龄期女性多见，易产生害怕容貌改变、不能生育、担心失去家庭之担忧，家属对疾病的认识及态度，治疗费用等诸多因素都会影响疾病的治疗。首先向患者介绍病情，提高患者对疾病的认识，避免一切可能诱发或加重病情的因素，耐心解答患者各种疑问，给予安慰，与患者家属沟通，使患者感到家庭的关怀与照顾。医护人员多用鼓励性语言以增强战胜疾病的信心。

（三）饮食疗法

对于 LN 患者，各个时期临床表现不一，可以在药物治疗的同时加入食疗来提高疗效，具体如下。

1. 赤小豆茅根汤

赤小豆 120g，白茅根 60g，加水煮至赤小豆熟烂，吃豆喝汤。此法可利水消肿，适用于 LN 水肿者。

2. 虫草鸭

鸭 1 只（约 1000g），冬虫夏草 15g，生姜 10g，紫苏叶 6g，砂仁 6g，食盐少许，将鸭去毛及内脏，再将余下药物塞入鸭腹内煮熟，少加食盐，食肉喝汤。有补肾利水消肿之功效，适用于 LN 低蛋白血症水肿伴肾功能损害者。

3. 茅根莲藕粳米粥

茅根、莲藕、粳米各 200g，将茅根切碎放入锅中，加水适量煮开 10min，去渣留汁，再放入粳米煮至熟烂，最后放入莲藕（切小碎块），微滚即出锅。具有清热利湿和胃之功效，适用于热毒炽盛型。

4. 海带荷叶扁豆粥

水发海带、扁豆各 50g。鲜荷叶 3 张，将扁豆洗净加水煮至八成熟，再将切碎的海带及鲜荷叶加入，共同煮烂成粥。具有清热解毒和胃的功效，适用于热毒炽盛型早期的患者。

5. 山萸粥

山萸肉 15g，粳米 50g，二者洗净后一同放入锅中加水适量煮熟，食之，每日 2 次。有滋肾和胃之效，适用于 LN 早期。

6. 薏苡仁绿豆百合粥

鲜百合 100g，薏苡仁 50g，绿豆 25g，白糖适量，将百合掰成瓣，去内膜洗净，绿豆、薏苡仁加水煮至八成熟后加入百合，文火煮烂，加白糖适量。此粥可清热解毒、利湿养阴，适用于 LN 急性复发期、早期或合并感冒时。

（四）针灸疗法

取穴肾俞、关元俞、气海俞、三焦俞、气海、关元、天枢、足三里、阴陵泉、三阴交。每次选穴 5~6 个，轮换刺之，手法为先轻刺激，然后用灸。适用于 LN 属脾肾气（阳）虚者。

（五）推拿疗法

可由患者自行按摩，也可让他人协助完成，具有一定的辅助治疗作用，但需注意手法要轻柔，皮肤上有狼疮斑的地方不要按摩，以免擦破引起感染。①患者取仰卧位，左右两手重叠，右手掌心在下，按于脐部，顺时针方向旋转摩动，逐渐扩大范围至全腹。②可在足三里、气海、关元、中脘、水分、肾俞、命门、阳陵泉、复溜、涌泉等穴位拇指点按，每次选取几个穴位，共按 20min 即可。③两手掌摩擦生热后按于两侧腰部及脊柱两旁，每侧 50 次，每日 2 次。④两手握拳，以食指掌指关节突起处或拇指点按肾俞、命门穴。⑤可用两手掌快速有力地上下推动腰部，直到感到腰部发热为止，每日 3 次。

（六）中药足浴

取磁石 30g，夜交藤、菊花、黄芩各 15g，淮小麦 10g，加适量水煎半小时，去渣取汁，每晚睡前泡脚，注意水温，切不可烫伤。

（七）贴敷疗法

新鲜生姜切片，用胶布固定贴于内关、足三里，上下肢左右交叉贴敷按摩，例如左侧内关配右侧足三里，右侧内关配左侧足三里，按摩约 10min，生姜干后可再换新鲜生姜，适用于脾肾阳虚的蛋白尿或水肿者。

（八）灌肠疗法

方药组成为大黄 30g，丹参 30g，蒲公英 50g，牡蛎 50g，炒薏米 50g，加水适量，煎取 200ml，盐水清洁灌肠后，用此药保留灌肠半小时至 1 小时后排出。适用于 LN 肾功能不全者。

参 考 文 献

李伟，齐振强，2019. 狼疮肾炎的中医中药治疗［J］. 中华肾病研究电子杂志，8（1）：10-12.

方明，2010. 中医药治疗狼疮肾炎的证候与疗效相关研究［D］. 成都：成都中医药大学.

周飞宇，刘红珍，苏润婵，2008. 狼疮肾炎患者心理调查分析及护理干预［J］. 海南医学（2）：85-86.

韩履祺，2008. 狼疮肾炎的诊断、辨证分型及疗效评定（试行方案）［J］. 上海中医药杂志，42（2）：9-10.

中华中医药学会，2008. 中医内科常见病诊疗指南：中医病症部分［M］. 北京：中国中医药出版社.

（张雪枫　覃柳巧）

第十二节　过敏性紫癜性肾炎

一、概　　述

过敏性紫癜（hypersensitive purpura）是一种由免疫复合物介导的系统性小血管炎，20%～80%的患者发生肾损害，称过敏性紫癜性肾炎（hypersensitive purpura nephritis），过敏性紫癜性肾炎除常见皮肤紫癜、伴或不伴有关节疼痛、腹痛、便血等症状外，还可表现为血尿、蛋白尿，严重者可出现高血压、水肿、肾功能受损，肾脏受累多发生在皮肤紫癜后数天至数周，有时同时并见皮肤紫癜、血尿、蛋白尿，部分患者皮肤紫癜出现在腹痛及肾脏损害后。临床表现不一，根据过敏性紫癜性肾炎的临床表现，其属中医"紫癜风""葡萄疫""尿血""肌衄""水肿"等范畴。

二、病 因 病 机

本病病因尚不明确，多与细菌、病毒、寄生虫感染，药物、接种疫苗、结核菌素试验等，虾、蟹、蛋、乳品等食物过敏，花粉、昆虫叮咬、寒冷刺激等因素有关；尚有一小部分患者无明显诱因。主要是过敏原引起免疫复合物形成并沉积于肾脏导致，其病理表现以肾小球系膜增生性病变，伴节段肾小球毛细血管祥坏死和（或）上皮细胞新月体形成，免疫荧光系膜区 IgA 沉积为特征。

三、临 床 表 现

（一）症状

1. 肾外症状

1）皮疹：本病主要临床表现为紫红色斑丘疹，压之可消失，逐渐变为紫红色棕褐色，不痛，有痒感。

2）关节症状：多发性关节痛为特征，常见受累关节是膝、踝和手，无红、热表现，不发生畸形。

3）胃肠道症状：最常见为腹痛，以脐周及下腹为主，可伴有恶心、呕吐及血便。

4）其他症状：如淋巴结肿大、肝脾大、神经系统受累，呼吸循环系统也可受累。

2. 肾脏症状

肾受累多发生于过敏性紫癜起病 4 周内，少数于紫癜消退后数月内，偶见发生于皮肤紫癜前，轻者表现为孤立性血尿和（或）蛋白尿，部分表现为蛋白尿、血尿甚至肾病综合征，少数病例伴有高血压和水肿、肾功能衰竭。

（二）体征

皮疹常对称性分布于双下肢，以踝、膝关节周围多见，伸侧面为多，亦可见于臀部及上肢，高出皮肤，压之不褪色、抚之碍手，多对称性出现，部分可融合成片，严重伴出血、黑便等。可伴关节症状。

（三）临床分型

中华医学会儿科学分会肾脏病学组提出过敏性紫癜性肾炎根据其不同的临床表现可分为：①孤立性血尿或孤立性蛋白尿；②血尿和蛋白尿；③急性肾炎型；④肾病综合征型；⑤急进性肾炎型；⑥慢性肾炎型。各型可单独出现或合并出现。

（四）病理诊断

过敏性紫癜性肾炎基本病理改变以肾小球系膜增生性病变为主，常伴节段性肾小球毛细血管祥坏死、新月体形成等血管炎表现。

（1）光镜

肾小球系膜细胞增生病变，可伴内皮细胞和上皮细胞增生，新月体形成，系膜区炎症细胞浸润，肾小球纤维化，还可见局灶性肾小球坏死甚至硬化。间质可出现肾小管萎缩，间质炎性细胞浸润，间质纤维化等改变。

（2）免疫荧光

系膜区和肾小球毛细血管袢有 IgA、IgG、C3 和纤维蛋白原呈颗粒状沉积。

（3）电镜

系膜区有不同程度增生，系膜区和内皮下有电子致密物沉积。

（五）病理分级

1. 国际儿童肾脏病研究会分级标准

按国际儿童肾脏病研究会（ISKDC）分级标准分为以下 6 级。

Ⅰ级：肾小球轻微病变。Ⅱ级：单纯系膜增生，包括局灶性和弥漫性。Ⅲ级：系膜增生伴＜50%肾小球新月体形成和（或）节段性病变（硬化、粘连、血栓、坏死），包括局灶性和弥漫性。Ⅳ级：系膜增生伴 50%～75%肾小球新月体形成和（或）节段性病变。Ⅴ级：系膜增生伴＞75%肾小球新月体形成和（或）节段性病变。Ⅵ级：膜性增生性病变。

2. 世界卫生组织（WHO）病理分级

Ⅰ：包括微小病变，微小病变伴局灶节段性显著，局灶性增生性肾小球肾炎轻度。Ⅱ：包括弥漫性增生性肾小球肾炎轻度，弥漫性增生性肾小球肾炎轻度伴局灶节段性显著。Ⅲ：包括局灶性增生性肾小球肾炎中等度，弥漫性增生性肾小球肾炎中等度。Ⅳ：包括弥漫性增生性肾小球肾炎重度，终末期肾病。

3. 免疫病理分型

根据肾小球内沉积免疫复合物分为 4 型：单纯 IgA 沉积型、IgA＋IgG 沉积型、IgA＋IgM 沉积型、IgA＋IgG＋IgM 沉积型。

（六）相关检查

1. 血常规检查

血小板计数正常或升高。白细胞正常或轻度增高，合并细菌感染时部分白细胞总数增高达 20×10^9/L，伴核左移。

2. 凝血功能检查

出血时间、凝血时间正常。

3. 感染及病原学检查

C 反应蛋白增高，抗链球菌溶血素"O"增高，咽拭子可见相关细菌、病毒感染。

4. 免疫学检查

抗核抗体及类风湿因子常阴性，部分抗链球菌溶血素"O"抗体效价增高，补体 C3、C4

正常，血沉可增快，约半数急性期血清 IgA、IgM 升高。

5. 潜血试验

伴腹痛者，大便潜血可阳性。

6. 尿常规

本病患者有镜下血尿及肉眼血尿和（或）蛋白尿、管型尿。

7. 肾功能

肾功能多正常，严重病例可有肌酐清除率降低和尿素氮、血肌酐增高。

8. 影像学检查

腹部超声检查和 X 线检查有助诊断。

9. 其他检查

其他检查包括过敏原检测、毛细血管脆性试验（部分患者急性期毛细血管脆性试验阳性）、肾穿刺活检。

四、诊　　断

（一）诊断要点

1）病史：多见于儿童和青少年，尤其 5～10 岁儿童；成年人相对少见，常有上呼吸道感染、昆虫叮咬、药物或食物过敏史。

2）有过敏性紫癜的典型皮肤紫癜表现，伴或不伴腹痛和关节痛。

3）有肾损害的临床表现，如血尿、蛋白尿、高血压、肾功能不全等。

4）肾活检病理改变显示系膜区 IgA 沉积和系膜增生，严重者伴新月体形成。

（二）鉴别诊断

1. 系统性红斑狼疮

好发于育龄期女性，是一种自身免疫性疾病，常可累及肾脏，有典型皮疹、蝶形红斑、非侵袭性关节炎，血清抗核抗体、抗 dsDNA 抗体及抗 Sm 抗体阳性。肾活检可鉴别，如免疫荧光检查，狼疮性肾炎虽然也有 IgA 沉积，但常有大量其他免疫球蛋白沉积，呈"满堂亮"。

2. 系统性血管炎

系统性血管炎是一种多系统、多器官受累的血管炎性疾病，其血清抗中性粒细胞胞质抗体（ANCA）常为阳性，临床常表现为急进性肾炎，病理表现为Ⅲ型（寡免疫复合物性）新月体肾炎。

3. 原发性 IgAN

少数过敏性紫癜性肾炎患者早期仅有肾脏损害而无皮疹及关节和胃肠道等全身受累表现，类似原发性 IgAN，肾活检过敏性紫癜性肾炎肾小球毛细血管节段袢坏死、新月体形成等血管炎表现更为突出，常存在单核细胞和 T 淋巴细胞，结合有皮肤损害，无对称性、出血性皮疹，可鉴别。

4. 特发性血小板减少性紫癜

特发性血小板减少性紫癜是一类原因不明的获得性出血性疾病，以血小板减少、皮肤、黏膜出血倾向，血小板寿命缩短，骨髓巨核细胞代偿性增生及抗血小板抗体阳性为特点。根据皮疹的形态、分布及血小板数量一般不难区别。

5. 急性肾小球肾炎

急性肾小球肾炎一般也有前驱感染史，但无典型皮疹等肾外表现，可与本病鉴别。急性肾小球肾炎早期有血清补体 C3 降低，也有助于鉴别。

6. 外科急腹症

部分过敏性紫癜性肾炎患者早期仅有腹痛，应与急腹症鉴别。过敏性紫癜的腹痛较为剧烈，但位置不固定，压痛轻，一般无腹肌紧张和反跳痛，随时间推移会有典型皮疹的表现，可鉴别。

五、西 医 治 疗

（一）肾外表现的治疗

根据不同临床表现采取相应的治疗措施，在疾病急性期，应注意休息和加强营养，维持水、电解质平衡，若有明确感染（如慢性扁桃体炎、咽炎、上呼吸道感染），应予以有效抗生素治疗，积极寻找可能的过敏原，给予抗组胺药物和维生素 C、钙剂等脱敏治疗。消化道出血仅表现为大便潜血阳性时，如腹痛不重，可用流食，消化道出血严重者应禁食，给予泼尼松口服，或用地塞米松。发热、关节痛者可使用解热镇痛药如吲哚美辛、布洛芬；腹痛者应用解痉挛药物，如山莨菪碱（654-2）口服或肌内注射阿托品。近年来有报道 H2 受体阻滞剂西咪替丁治疗本病，对控制皮疹及减轻内脏损伤有利。本病可有纤维蛋白原沉积、血小板沉积及血管内凝血的表现，故近年来使用肝素治疗，口服双嘧达莫等。

（二）过敏性紫癜性肾炎的治疗

依据肾脏受累的程度不同，给予相应治疗，轻症可不予特殊治疗，但应密切观察和尿液随访。对有重度蛋白尿、急性肾炎综合征、肾病综合征、肾功能改变者应争取及早肾活检明确病理类型给予相应治疗。穿刺活检可对肾损害进行准确的病理分级，明确病理改变和类型，是诊断过敏性紫癜性肾炎的金标准，过敏性紫癜性肾炎的分型既有病理分型还有临床分型。既有临床分型又有病理分型时，优选病理分型决定治疗方案。没有条件获得病理分型时，次选临床分型决定治疗方案。结合 2009 指南治疗方案、2016 指南治疗方案、2012 年 KDIGO 指南中关于治疗儿童过敏性紫癜性肾炎的准则，总结治疗如下。

1. 孤立性血尿或病理 I 级

仅对过敏性紫癜进行相应治疗，镜下血尿目前未见有确切疗效的文献报道。应密切监测病情变化，建议至少随访 3～5 年。

2. 孤立性蛋白尿、血尿和蛋白尿或病理Ⅱa级

ACEI和（或）ARB类药物有降蛋白尿的作用。2012年KDIGO指南建议：对于持续蛋白尿0.5～1g/（d·1.73m²）的过敏性紫癜性肾炎患儿，应使用ACEI/ARB。ARB类常用药为氯沙坦，用法为25-50mg/d口服。ACEI类：卡托普利，用法为每次6.25～12.5mg口服，每日2次。2009年指南指出：雷公藤多苷1mg/（kg·d），分3次口服，每日剂量不超过60mg，疗程3个月。但应注意其胃肠道反应、肝功能损伤、骨髓抑制及可能的性腺损伤的副作用。

3. 非肾病水平蛋白尿或病理Ⅱb、Ⅲa级

对于持续蛋白尿＞1g/（d·1.73m²）、已应用ACEI或ARB治疗、GFR＞50ml/（min·1.73m²）的过敏性紫癜性肾炎患儿，给予激素6个月。或激素联合免疫抑制剂治疗，如激素联合环磷酰胺（CTX），联合环孢素A或他克莫司治疗。2009年指南提出用雷公藤多苷1mg/（kg·d），分3次口服，每日最大量不超过60mg，疗程3～6个月。

4. 肾病综合征或病理Ⅲb、Ⅳ级

该组临床症状及病理损伤均较重，现多倾向于采用激素联合免疫抑制剂治疗，其中疗效最为肯定的是糖皮质激素联合CTX治疗。2009年指南建议首选激素联合CTX冲击治疗，当CTX效果欠佳或不能耐受时，可换其他免疫抑制剂，2016年指南提出可供选择的治疗方案如下：

（1）激素联合CTX冲击治疗

泼尼松1.5～2mg/（kg·d）口服，4周后改隔日口服，4周后阶梯减量。在使用激素基础上应用CTX静脉冲击治疗，常用方法为：8～12mg/（kg·d），静脉滴注，连续应用2天、间隔2周为一个疗程；500～750mg/（m²·次），每月1次，共6次。CTX累积量≤168mg/kg。

（2）激素联合环孢素A

环孢素A口服4～6mg/（kg·d），每12小时1次，于服药后口服1～2周查血药浓度，监测谷浓度在100～200μg/L，诱导期为3～6个月，诱导减量后阶梯减量。

（3）激素联合霉酚酸酯

霉酚酸酯20～30mg/（kg·d）分2次口服，3～6个月后阶梯减量，持续12～24个月。

（4）激素联合硫唑嘌呤

硫唑嘌呤2mg/（kg·d），通常持续8个月至1年。

（5）甲泼尼龙和尿激酶冲击疗法联合咪唑立宾

甲泼尼龙和尿激酶冲击疗法联合咪唑立宾（MUPM）在改善小于50%新月体患者的蛋白尿和过敏性紫癜性肾炎组织学严重度方面是有效的，但对于大于50%新月体患者的过敏性紫癜性肾炎则不是那么有效。

5. 急进性肾炎或病理Ⅳ、Ⅴ级

这类临床症状严重、病情进展较快，现多采用三至四联疗法，常用方案：甲泼尼龙冲击1～2个疗程后口服泼尼松＋CTX（或其他免疫抑制剂）＋肝素＋双嘧达莫；甲泼尼龙联合尿激酶冲击+口服泼尼松＋CTX＋肝素＋双嘧达莫；扁桃体切除及血浆置换。

6. 其他治疗

其他治疗有激素联合他克莫司、利妥昔单抗、血浆置换、静脉滴注免疫球蛋白、光量子血疗法、间歇白细胞去除法、扁桃体切除术、透析和肾移植等。

（三）预后

近年来过敏性紫癜性肾炎发病率逐年升高，尤其是儿童，预后受诸多因素的影响，临床表现与预后不相平行，随着医学的快速发展，各种治疗方法的不断改进，新的治疗方法逐渐增加，对于重症过敏性紫癜性肾炎予以多药强化治疗及血浆置换治疗，使该病预后有了极大的提高。

六、中医辨证论治

（一）辨证要点

本病为本虚标实，临床多见虚实夹杂证，以脾肾亏虚为本，湿毒、热毒、瘀血为标。初期以邪实为主，后期以虚证多见，而瘀血又贯穿疾病始终。初期以祛邪为主，应注意清热解毒、凉血活血，后期以补虚为主，补虚之法有益肺、健脾、温阳、阴阳双补等，全程兼以活血。

（二）证治分型

1. 紫癜肾（过敏性紫癜性肾炎）中医诊疗方案

（1）风热搏结证

主症：皮肤紫癜，瘙痒，血尿（尿检镜下红细胞增多），泡沫尿，发热、咽痛，腹痛或关节疼痛。

次症：颜面或肢体浮肿。舌质淡红或略红，苔白或薄黄，脉浮滑有力。

证候分析：风热之邪袭表，故有发热、咽痛、脉浮等表证。风热之邪与气血相搏，血不循经则发为紫癜、血尿。四肢乃诸阳之本，阳络受损，故发于四肢。舌质淡红，苔白或薄黄，均为风热搏结之象。

治法：疏风清热，清营凉血。

代表方：清营汤加减。

常用药：荆芥、防风、生地黄、牡丹皮、金银花、连翘、赤芍、柴胡、水牛角、竹叶心、紫草、小蓟等。

（2）热毒内炽证

主症：皮肤紫癜颜色鲜红，弥漫四肢、背臀部，可有痒痛；肉眼血尿或镜下血尿，发热、口干，关节肿痛，腰腹痛。

次症：或见黑便，舌质红，苔黄，脉数。

证候分析：热毒内伏，迫血妄行，渗于肌肤则皮肤紫癜，属实证、热证，故发热、口干，血灼伤膀胱血络则有肉眼血尿或见黑便，损伤肠络则腹痛，舌质红，苔黄，脉数均为热毒内炽之征。

治法：清热解毒，凉血止血。

代表方：犀角地黄汤加减。

常用药：水牛角、生地黄、赤芍、牡丹皮、黄芩、金银花、连翘、白茅根、小蓟、甘草等。

（3）湿瘀互结证

主症：紫癜反复，时隐时现，镜下血尿、蛋白尿。

次症：关节肿痛或腹痛，舌质暗红或有瘀点、瘀斑，苔腻，脉滑。

证候分析：湿郁化热，灼伤血络，反复发作，脏腑气血瘀滞，故紫癜反复。瘀阻于肠络，不通则痛，故有腹痛；瘀阻于关节则见肿痛。舌质暗红或有瘀点、瘀斑，苔腻，脉滑，均为湿瘀互结之象。

治法：清热除湿，化瘀止血。

代表方：三仁汤合桃红四物汤加减。

常用药：薏苡仁、白蔻仁、杏仁、通草、法半夏、生蒲黄、滑石、桃仁、红花、川芎、当归、赤芍、小蓟等。

（4）气阴两虚证

主症：紫癜消退或反复发作，间断镜下血尿，腰酸乏力。

次症：常易感冒，口干咽干，手足心热。舌红苔薄，脉细数或沉细。

证候分析：久病伤及气阴，气阴两虚，灼伤血络，紫癜反复发作，灼伤膀胱血络则血尿，或热盛耗伤津液，气随液脱见口干咽干，手足心热，舌红苔薄，脉细数或沉细均为气阴两虚之征。

治法：益气养阴。

代表方：参芪地黄汤加减。

常用药：太子参、黄芪、熟地黄、山茱萸、山药、茯苓、牡丹皮、泽泻、白术、白花蛇舌草、益母草、甘草等。

（5）脾肾阳虚证

主症：皮肤紫癜反复不愈，蛋白尿、血尿持续，面色㿠白，神疲乏力，腰膝酸软，畏寒肢冷。

次症：面浮肢肿，纳差，尿少便溏。舌体胖，边有齿痕，苔白，脉沉细或弱。

证候分析：脾肾阳虚，温化无权，虚寒内生，见面色㿠白，神疲乏力，腰膝酸软，畏寒肢冷，皮肤紫癜反复不愈，畏寒肢冷，面浮肢肿，纳差，尿少便溏，舌体胖，边有齿痕，苔白，脉沉细或弱均为脾肾阳虚之征。

治法：健脾补肾。

代表方：大补元煎加减。

常用药：人参、山药、黄芪、熟地黄、山茱萸、杜仲、当归、枸杞子、炙甘草等。

（6）肝肾阴虚证

主症：紫癜消退或反复发作，镜下血尿持续，腰膝酸软，咽干口燥。

次症：手足心热，头晕耳鸣，体倦乏力，心悸气短。舌质红，少苔或无苔，脉细数或弦细。

证候分析：肝肾阴虚，虚火内生，灼损血络，血随火动，故紫癜反复发作，并有腰膝酸软，头晕耳鸣等。灼伤血络，血不循经则见血尿。舌质红，少苔或无苔，脉细数或弦细，均为肝肾阴虚之象。

治法：滋补肝肾。

代表方：知柏地黄丸合二至丸加减。

常用药：知母、黄柏、生地黄、熟地黄、山茱萸、山药、牡丹皮、茯苓、龟板、女贞子、旱莲草等。

2. 其他医家常用分型

（1）热伤血络证

主症：病程较短，紫癜色红或红紫，出没迅速，皮肤瘙痒或起风团，身热面赤，五心烦热，咽喉肿痛，口渴，溲赤便干，尿血，舌质红或红绛，苔薄黄，脉数。

治法：清热解毒，凉血祛风。

代表方：银翘散合犀角地黄汤加减。

常用药：方中金银花、连翘、地丁、川黄连清热解毒，犀角、牡丹皮、生地黄、赤芍凉血解毒，再配茯苓淡渗利湿，夏枯草清泻肝火。皮疹严重者加紫草、蝉蜕清热透疹；皮肤瘙痒加地肤子、白鲜皮；咽痛加牛蒡子；腹痛加白芍、甘草；胃脘不适加甘草、大枣；鼻衄加藕节、侧柏叶；尿血加大小蓟、白茅根；蛋白尿加益母草。

（2）瘀血阻络证

主症：病程较长，反复发作，出没迟缓，紫癜色紫暗或紫红，关节痛及腹痛，面及下眼睑青暗，皮肤粗糙，白睛布紫或紫红色血丝，咽干，舌体暗或有瘀斑，苔薄白或薄黄，脉涩或弦。

治法：活血化瘀，解毒祛风。

代表方：桃红四物汤加味。

常用药：方中桃仁、红花、当归、川芎、赤芍活血化瘀，生地黄滋阴凉血，此方可选加紫草、蒲公英、黄芩等清热透疹之品，以祛余邪。关节痛加乳香、没药；腹痛加延胡索、川楝子；蛋白尿加益母草。

（3）气虚血亏证

主症：紫癜反复，迁延不愈。紫癜隐约散在，色较淡，劳累后加重，神疲倦怠，心悸气短，蛋白尿，舌淡红，薄白苔或少苔，脉虚细。

治法：补气养血，佐以凉血解毒。

代表方：八珍汤加味。

常用药：方中党参、白术、茯苓、甘草补气健脾，当归、川芎、生地黄、赤芍补血活血凉血，全方共奏气血双补之功。可适当加紫草、白茅根、茜草等增强凉血解毒之功效。蛋白尿明显者加黄芪、益母草；尿血重者加女贞子、旱莲草。

七、康复治疗

过敏性紫癜性肾炎是一种由免疫复合物介导的系统性小血管炎，常发生于 10 岁以下儿童，成年人少见，男性多于女性，过敏性紫癜导致肾受累的比例为 20%～100%，多数患者经正确治疗于数周内痊愈。但也有反复发作或迁延数月、数年者，约 50% 的患者病程反复发作，如果血尿、蛋白尿长期持续存在，亦可伴有肾功能减退，最后导致慢性肾功能衰竭，主张在疾病进展过程中，通过积极干预，缓解该病急性期症状，防治肾脏受累，提高生活质量，改善临床症状。

（一）肾康复目标

肾康复治疗的主要目标：消除或减少蛋白尿、血尿，最大限度控制病情，有肾功能减退的患者帮助他们树立战胜疾病的信心，延缓肾功能进展。

（二）肾康复治疗的措施

肾康复主要是指针对血尿、蛋白尿长期持续存在或伴有肾功能减退的患者，依照临床分型和病理分型进行综合干预治疗，以帮助患者提高治疗的依从性，定期检查，达到延缓疾病进展和提高生活质量的目的。

1. 心理治疗（健康教育）

过敏性紫癜性肾炎是难治性疾病，由于过敏性紫癜性肾炎病程较长，在治疗过程中，紫癜和血尿、蛋白尿反复发作，患者受病痛折磨，很易出现负面情绪，如急躁、焦虑等，应耐心给患者及家属讲述本病的相关知识，对患者及时进行心理教育和疏导，鼓励患者积极进行治疗，对于儿童患者主张家长陪同看卡通片、听故事、做游戏与患儿交流等，分散其对疾病的不良情绪的注意力。除制定合适的治疗方案外，还应进行有关康复治疗技术的教育，发放有关过敏性紫癜性肾炎疾病的健康教育资料，包括如何正确地饮食、运动、保健等。对患者及家属的问题仔细解答，要充分体现对患儿及家长的尊重和理解，使患儿及家属心理上得到支持和安慰。

2. 生活指导

告知患者及家属食物、细菌、药物、花粉、预防接种均可能诱发疾病，应适当卧床休息，避免劳累，养成规律的生活习惯，保证足够的睡眠时间，保持病室内温湿度适宜，空气新鲜，避免潮湿，穿着宽松、柔软衣服，注意休息，预防感冒及其他感染。

3. 饮食指导

饮食首先要避免接触过敏原（如鸡蛋、牛奶、鸡、肉、鱼、虾、蟹以及花粉等），要保证足够热量。在治疗期间进食以清淡为主，禁止食用辛辣刺激食物；禁食用花椒、八角等佐料；避免食用饮料、冰冻食物、油炸方便面等添加防腐剂及色素的食品和易过敏的水果，如芒果、菠萝等。对腹痛严重、肠道出血的患儿要禁食，过敏性紫癜性肾炎患者适量的蛋白质摄入有助于患者的治疗与康复，一般建议每日摄入蛋白质 0.8～1.0g/kg 为宜，以优质蛋白为主，减少摄入植物性蛋白。有氮质血症时应限制蛋白质的入量，约每日 0.5g/kg，减轻肾脏负担；水肿患者限制每日食用盐量；尿少患者应限制钾盐及富含钾离子食物的摄入量。待病情好转后逐渐增加食物，慢慢地增加蔬菜，再过渡到肉类，病情稳定以后可以逐步恢复饮食。本病实者多为热在血分，虚者多为脾不摄血。故实者应食清热凉血之品，如莲藕、荠菜、芹菜、丝瓜、黑木耳等。虚者应以益气健脾摄血为主，如大枣、山药、黄豆、海参等。鲜马齿苋汁、鲜藕汁、鲜柏叶汁、鲜茅根汁适量调服，用于本病血瘀证。

4. 用药指导

根据患者具体病情，指导患者用药。过敏性紫癜性肾炎初期以实为主；久病反复，中后期以虚为主，并认为瘀血贯穿疾病的始终，实者多为热在血分，虚者多为脾不摄血。实证中药以清热凉血为主，虚证多为脾不统血，中药以益气健脾摄血为主，服药时间、服药的多少及服药的冷热等应根据患儿的大小，给了不同药量，要温凉适宜。如患者用药后不良反应严重，及时对症处置。

5. 针灸疗法

本病分为虚证与实证，实证以三棱针选取合谷、曲池、血海、委中、尺泽、少商点刺放血，虚证以毫针选取脾俞、肾俞、足三里、阴陵泉、太溪、三阴交点刺。

6. 穴位注射

有研究证明穴位注射对毛细血管通透性也具有良性调整作用，用卡介苗多糖核酸注射液进行穴位注射治疗过敏性紫癜性肾炎有较满意疗效。实证选取合谷、曲池、血海、委中、尺泽、少商，每次选其中 3～5 个穴位，每穴注射 0.5ml；虚证选取脾俞、肾俞、足三里、阴陵泉、太溪、三阴交，每次选其中 3～5 个穴位，每穴注射 0.5ml。

参 考 文 献

罗苇，冯仕品，王莉，等，2014.279 例儿童紫癜性肾炎临床与病理分析[J].中国小儿急救医学，21（7）：412-414.

HUANG Y J，YANG X Q，ZHZI W S，et al，2015.Clinicopathological features and prognosis of membranoprolifemtive-like Henoch-Schönlein purpura nephritis in children [J].World J Pediatr，11（4）：338-345.

KAWASAKI Y，2011. The pathogenesis and treatment of pediatric Henoch-Schönlein purpura nephritis[J].Clin Exp Nephrol，15（5）：648-657.

OHARA S，KAWASAKI Y，MATSUURA H，et al，2011.Successful therapy with tonsillectomy for severe ISKDC grade VI Henoch—Schönlein purpura nephritis and persistent nephrotic syndrome [J].Clin Exp Nephrol，15（5）：749-753.

YANG B，TAN X，XIONG X，et al，2017. Effect of CD40/CD40L signaling on IL-10-producing regulatory B cells in Chinese children with Henoch-Schönlein purpura nephritis [J]. Immunol Res，65（3）：592-604.

（董云英）

第十三节　系统性血管炎肾损害

系统性血管炎（systemic vasculitis）是指以血管壁的炎症和纤维素样坏死为病理特征的一组系统性疾病，可分为原发性和继发性，继发性是指继发于其他疾病者，如感染、冷球蛋白血症、系统性红斑狼疮等疾病，原发性则主要是指目前病因不明者。为了统一血管炎的分类标准，1994 年在美国的 Chapel Hill 召开了有关系统性血管炎命名的国际会议，会议根据受累血管的大小将系统性血管炎分为三类，即大血管炎、中等血管炎和小血管炎。其中部分小血管炎与抗中性粒细胞胞质抗体（ANCA）相关，又称为 ANCA 相关小血管炎（AASV）。

ANCA 是一种以中性粒细胞和单核细胞胞质成分为靶抗原的自身抗体，目前已经成为部分原发性小血管炎的特异性血清学诊断工具。AASV 主要包括韦格纳肉芽肿病（Wegener granulomatosis，WG）、变应性肉芽肿性血管炎（allergic granulomatous anglitis，AGA）、显微镜下多血管炎（microscopic polyangitis，MPA）以及局限于肾脏的坏死性新月体性肾炎（NCGN）。临床上可以累及多个脏器，主要特征为急进性肾小球肾炎、肺出血、皮疹和呼吸道损害、神经系统损害等。肺、肾可同时受累或先后受累，往往病情较重且进展迅速，若救治不及时，容易导致死亡或进展至终末期肾病，但早期诊断、及时合理治疗往往可逆转病情，挽救患者生命。临床上肾脏受累多表现为少免疫沉积性坏死性新月体肾炎。

AASV 是西方国家最为常见的自身免疫性疾病之一，具有较高的发病率和死亡率，国外相关研究显示，15%的患者在确诊 1 年内死亡，35%的患者在确诊 5 年内死亡。在我国，AASV 发病率尚不清楚。但自 ANCA 在我国推广以来，我国对该类疾病的认识也不断提高。

中医传统典籍中无与"ANCA 相关小血管炎"相同的病名，现代多数中医医家根据疾病的临床证候，将其归于中医"血痹"一类，当病变累及肾脏时又归于"尿血""水肿""关格""癃闭""虚劳"等范畴。该病的病位在小血管，相当于中医"络脉"之血络。络脉之血络在结构定位上与现代医学的毛细血管网甚为相似，故该病具有中医"络病"之特征。

一、病因和发病机制

AASV 的病因尚不明确。目前认为该类疾病的发生与多种因素有关，可能涉及遗传、感染、药物以及职业接触等多种因素。其发病机制目前也尚不清楚，目前认为是综合因素共同参与所致，其中包括体液免疫异常中 ANCA 和抗内皮细胞抗体的作用，还有细胞免疫中 T 淋巴细胞的作用。

二、临 床 表 现

据国外报道，AASV 男性多于女性，好发于中老年，50～60 岁为发病高峰。国内报道显示，患者的男女比例基本一致，其中 65 岁以上的患者占 40%以上，而 20 岁以下的患者也接近 10%，提示本病可见于各年龄组，但以中老年多见。部分患者有上呼吸道感染或药物过敏样前驱症状，好发于冬季。患者常有不规则发热、乏力、皮疹、关节疼痛、体重下降、肌肉疼痛等非特异性症状。

（一）肾脏受累

活动期多表现为血尿，但多为镜下血尿，可见红细胞管型，多伴有蛋白尿；缓解期患者血尿可消失。肾功能受累常见，半数以上表现为急进性肾小球肾炎（rapidlyprogressive glomerulonephritis，RPGN），少数患者可以有少尿和高血压。患者起病呈急性或隐匿性，通常从局部开始发病，如韦格纳肉芽肿病多首先累及上呼吸道，逐渐进展成伴有肾受累的系统性疾病，肾脏病变可轻重不等。相比较而言，显微镜下多血管炎的肾脏受累发生率较高，而且肾脏可以为唯一受累器官。肾脏病变不经治疗病情可急剧恶化。变应性肉芽肿性血管炎国内发病率低，只有个例报道，常于哮喘后平均 3 年内发生，相隔时间短则提示预后不良，变应性肉芽肿性血管炎伴高滴度 ANCA 者肾损害程度可与韦格纳肉芽肿病、显微镜下多血管炎等相仿。

（二）肾外表现

本病在临床上可以累及多个脏器，较为常累及的肾外器官（系统）主要有肺、皮肤、关节、神经系统等。患者往往有不规则发热、疲乏、皮疹、关节疼痛、体重下降、肌肉痛等非特异性症状。不同的患者表现不一，往往造成早期诊断的困难。

1. 肺受累

肺是最常受累的肾外器官，肺部病变是肾外表现中最严重、最值得关注的表现，肺出血占原发性小血管炎的 30%～50%。临床上主要表现为哮喘、咳嗽、痰中带血甚至咯血，严重患者则肺泡广泛出血，且因此发生呼吸衰竭而危及生命。显微镜下多血管炎的患者，胸片往往可见双侧肺中下野小叶性炎症，或因肺泡出血呈密集的细小粉末状阴影，由肺门向肺野呈蝶形分布；高分辨 CT 常可见肺间质纤维化征象，严重者可表现为"蜂窝肺"。韦格纳肉芽肿病往往累及上呼吸道和下呼吸道，肺部可见非特异性炎症浸润、中心空洞或多发性空洞。

2. 眼耳鼻喉受累

眼部受累患者约占患者总数的 20%，可发生结膜炎、巩膜炎、葡萄膜炎等。症状主要表现为眼睛红、畏光、流泪、视力下降。严重的韦格纳肉芽肿病患者可发生球后视神经炎，表现为眼痛或眼眶痛，甚至眼球突出，造成复视。患者中大约有 25%发生咽鼓管炎或中耳炎，临床上表现为耳鸣、听力下降和外耳道溢液。约有 10%的患者发生鼻受累，临床上多表现为鼻塞、流涕、鼻出血和鼻痂形成。喉部受累主要表现为声音嘶哑，严重的韦格纳肉芽肿病患者可见声门下狭窄。

3. 其他脏器受累

约近50%的患者有消化道受累，可发生反流性食管炎、胃炎、胃十二指肠溃疡和肠出血，表现为恶心、呕吐、纳差、腹痛及便血。皮肤受累一般表现为皮疹、溃疡和坏疽。神经系统受累时，外周神经受累多为多发性单神经炎，表现为麻木、感觉减退或亢进，中枢神经受累则表现为癫痫、嗜睡，肌肉受累则表现为肌肉痛、萎缩和行动受限。

三、相 关 检 查

（一）ANCA

血清 ANCA 是 AASV 诊断、监测病情活动和预测复发的重要指标，特异性、敏感性均较好，目前已经成为国际上通用的原发性小血管炎的特异性血清学诊断工具。ANCA 的主要检测方法包括间接免疫荧光和酶联免疫吸附法。应用酒精固定的正常人中性粒细胞可产生两种荧光形态：在胞质内呈粗大颗粒状、不均匀分布者称为胞质型 ANCA（cANCA），荧光沿细胞核周围呈线条状分布者称为核周型 ANCA（pANCA）。cANCA 的主要靶抗原是蛋白酶 3（PR3），pANCA 的主要靶抗原是髓过氧化物酶（MPO），其他还有弹力蛋白酶、组蛋白酶 G、乳铁蛋白等。cANCA/抗 PR3 抗体与韦格纳肉芽肿病密切相关，pANCA/抗 MPO 抗体与显微镜下多血管炎密切相关。

（二）急性期指标

AASV 患者在急性期常有明显的炎症反应指标异常。常有血沉（ESR）增快（≥100mm/h），C 反应蛋白阳性，甚至强阳性。可有γ球蛋白增高，类风湿因子阳性。ESR 和 C 反应蛋白与病情活动相关，虽不如 ANCA 特异、敏感，但仍对判断病情活动、预测复发有较为重要的价值。

（三）血常规

常有白细胞增高和血小板增高，部分患者特别是过敏性肉芽肿血管炎患者嗜酸性粒细胞可增高，多有正细胞正色素性贫血。

（四）补体 C3

补体 C3 多正常或轻度下降。

（五）病理检查

1. 基本病理变化

免疫病理表现为无或仅有少量免疫球蛋白和补体成分在病变处沉积，光学显微镜检查表现为小血管局灶节段性纤维素样坏死，在急性期病变时常伴有中性粒细胞浸润和（或）中性粒细胞核碎裂，而病变静止期或慢性期则可见小血管壁纤维化而引起管腔狭窄。病变常侵犯毛细血管（如肾小球毛细血管襻和肺泡毛细血管）、小静脉和微小动脉，小动脉、中动脉也可累及。坏死性小血管炎可发生在不同组织器官，引起相应组织器官的临床症状，故而临床表现不尽相同。

韦格纳肉芽肿病理改变为伴有坏死性血管炎的肉芽肿病变，常发生在上、下呼吸道，急性期纤维素样坏死性血管炎区域伴以中性粒细胞为主的炎症细胞浸润，后期则以单个核细胞浸润为主。肉芽肿病变周围有多核巨细胞和白细胞层。

变应性肉芽肿性血管炎病理特征为肉芽肿性坏死性血管炎，含有上皮样巨细胞和较为丰富的嗜酸性粒细胞浸润，常累及中、小血管。

2. 肾脏病理变化

肾是 AASV 最易受累的脏器，也是经常进行活检的器官。其肾脏病理变化以少免疫沉积性坏死性肾小球肾炎为特征。免疫荧光和电镜检查一般无免疫复合物或电子致密物发现，或仅呈微量沉着。但近年来随着对 AASV 认识的深入，发现有免疫复合物沉积的肾脏病理表现者不断增多。与经典的少免疫沉积者相比，有免疫沉积者的特点是前驱感染多、尿蛋白量大以及肾功能和预后可能差。光镜检查绝大多数患者表现为局灶节段性肾小球毛细血管襻坏死和新月体形成（≥90%患者），约有 40%的患者表现为新月体肾炎。与免疫复合物介导的新月体肾炎不同，一般肾小球内无明显细胞增生。肾小球毛细血管襻坏死区则肾小球基底膜断裂，包曼氏囊壁粘连、破裂，肾小球周围可伴有多核巨细胞。肾活检标本内经常具有多种不同病变和（或）病变的不同阶段，如细胞性和纤维性新月体、节段性坏死性肾小球和肾小球球性硬化等同时存在。

肾间质常有炎症细胞浸润，其病变程度、病变范围与肾小球病变严重性和受累肾小球的比例有关。炎症细胞通常为淋巴细胞、单核细胞和浆细胞，偶可为较丰富的嗜酸性粒细胞。病变后期或慢性病变肾间质广泛纤维化和肾小管萎缩。

四、系统性小血管炎临床活动和慢性化指标

BVAS（birmingham vasculitis activity score）评分系统（表 2-7）目前被公认为是判断血管炎全身病情活动的临床指标。该评分系统主要基于近 4 周内与小血管炎相关的新出现的症状和体征，涉及小血管炎可以累及的 9 个主要器官，共计 59 个指标。该系统可以准确判断脏器的受累程度，指导临床治疗。BVAS 分值越高，临床疾病活动性越高，同时也提示临床预后越差。

表 2-7　系统性小血管炎 BVAS 评分系统

受累脏器和指标	权重分数	受累脏器和指标	权重分数	受累脏器和指标	权重分数
1.全身表现	最多 3 分	4.耳鼻喉	最多 6 分	心肌病	6
无	0	无	0	7.腹部	最多 9 分
乏力/不适	1	鼻分泌物/鼻堵塞	2	无	0
肌痛	1	鼻窦炎	2	腹痛	3
关节痛/关节炎	1	鼻出血	4	血性腹泻	6
发热（<38.5℃）	1	鼻痂	4	胆囊穿孔	9
发热（>38.5℃）	2	外耳道溢液	4	肠梗死	9
1 个月内体重下降 1～2kg	2	中耳炎	4	胰腺炎	9
1 个月内体重下降>2kg	3	新发生的听力下降/耳聋	6	8.肾脏	最多 12 分
2.皮肤	最多 6 分	声嘶/喉炎	2	无	0
无	0	声门下受累	6	高血压（舒张压>90mmHg）	4
梗死	2	5.胸	最多 6 分	尿蛋白（>+或>0.2g/24h）	4
紫癜	2	无	0	血尿（>+或>10 个 RBC/HP）	8
其他皮肤血管炎	2	呼吸困难/喘鸣	2	血肌酐 125～249μmol/L	8
溃疡	4	结节/纤维化	2	血肌酐 250～499μmol/L	10
坏疽	6	胸腔积液/胸膜炎	4	血肌酐>500μmol/L	12
多发性指（趾）坏疽	6	肺浸润	4	血肌酐升高>10%	12
3.皮肤黏膜	最多 6 分	咯血	4	9.神经系统	最多 9 分
无	0	大咯血	6	无	0
口腔溃疡	1	6.心血管	最多 6 分	器质性精神错乱/痴呆	3
生殖器溃疡	1	无	0	癫痫发作（非高血压性）	9
结膜炎	1	杂音	2	中风	9
巩膜外层炎	2	新近的脉搏消失	4	脊髓病变	9
眼色素膜炎/葡萄膜炎	6	主动脉瓣关闭不全	4	外周神经病变	6
视网膜渗出	6	心包炎	4	多发性运动性单神经炎	9
视网膜出血	6	新发生的心肌梗死	6		

五、诊　　断

1）临床表现多系统受累：如表现发热、乏力和体重下降等非特异性症状，肺、肾等多系

统受累，此时高度怀疑本病的可能。

2）血清 ANCA 阳性：ANCA 目前已经成为国际上通用的原发性小血管炎的特异性血清学诊断工具。cANCA 阳性合并抗 PR3 抗体阳性和 pANCA 阳性合并抗 MPO 抗体阳性用于诊断 AASV 的特异性可达 99%。

3）肾活体组织检查为少免疫性坏死性肾小球肾炎（金标准）：典型的少免疫沉积性小血管炎病变有助于确诊，如以小血管为中心的肉芽肿形成，小血管局灶节段性纤维素样坏死。肾活体组织检查典型的免疫病理表现为肾小球无或微量免疫球蛋白和补体沉积；光镜下可见肾小球毛细血管袢纤维素样坏死和（或）新月体形成，其特点为肾小球病变轻重不等。肾间质小动脉的纤维素样坏死较为少见。

4）排除其他与小血管炎表现相似的疾病。

六、西 医 治 疗

AASV 的治疗分为诱导期的治疗、维持期的治疗和复发的治疗。

（一）诱导期的治疗

诱导期的治疗主要是应用糖皮质激素联合细胞毒性药物，对于重症患者应采取必要的抢救措施，包括大剂量甲泼尼龙冲击和血浆置换。国内外研究表明糖皮质激素联合细胞毒药物，特别是环磷酰胺可明显提高患者生存率。显微镜下多血管炎的 1 年存活率达 80%～100%，5 年存活率可达 70%～80%；韦格纳肉芽肿病的 1 年存活率可达 80%～95%。

1. 糖皮质激素联合环磷酰胺

此方案是目前治疗 AASV，尤其是伴有肾损害的首选方案。该方案在治疗过程中，临床完全缓解率达 75%，显著缓解率达 90% 以上。

泼尼松（龙）初期治疗量为 lmg/（kg·d），应用 4～8 周，病情控制后，可逐步减量，治疗 6 个月后可减至 10～20mg/d，糖皮质激素的疗程一般为 1.5～2 年。

环磷酰胺口服剂量为 1～3mg/（kg·d），一般选用 2mg/（kg·d），分 2 次口服，疗程 3～6 个月。近年来环磷酰胺静脉冲击治疗在国内得到广泛应用。常用方法为 0.75g/m²（多为 0.6～1.0g/m²），每月 1 次，连续应用 6 个月，其后维持治疗为每 2～3 个月 1 次，整个疗程约为 1.5～2 年。值得指出的是环磷酰胺静脉冲击的累积量约为口服治疗的 1/3～1/2，甚至更低，因而可以减少环磷酰胺高累积量所致的严重副作用。

2. 甲泼尼龙冲击疗法

AASV 患者，尤其是有重要脏器受损的重症患者，如存在小血管纤维素样坏死、细胞新月体和肺出血的患者，在诱导治疗初期，多数学者推荐甲泼尼龙冲击疗法，以达到尽快控制病情的目的。首先采用甲泼尼龙每次 0.5～1.0g，每日 1 次，3 次为 1 个疗程，继以口服泼尼松（龙）治疗，其方法同前。甲泼尼龙强大的免疫抑制作用和抗炎作用有利于疾病的尽快控制，但应注意感染、水钠潴留、血糖升高等副作用。

3. 血浆置换

主要适用于合并抗肾小球基底膜（GBM）抗体、严重肺出血或表现为急性肾衰竭起病时依赖透析的患者。每次置换血浆2～4L，每日1次，连续7天，其后可隔日或数日1次，至肺出血或其他明显活动指标如高滴度ANCA等得到控制。在进行血浆置换治疗的同时，必须同时给予泼尼松（龙）1mg/（kg·d）及环磷酰胺2～3mg/（kg·d）进行免疫抑制治疗，以防止机体在丢失大量免疫球蛋白后代偿性大量合成而造成的疾病反跳。血浆置换液可用白蛋白或新鲜血浆，前者不含补体、纤维蛋白原等，有利于病变的恢复，但较长时间应用白蛋白作为血浆置换液可因凝血因子丢失而导致出血，故宜根据病情需要选用，必要时可用上述两种不同的血浆置换液交替使用。

4. 糖皮质激素联合甲氨蝶呤

甲氨蝶呤是治疗类风湿性关节炎的有效药物，因此有人在韦格纳肉芽肿病患者中应用每周口服小剂量的甲氨蝶呤。目前认为：激素联合甲氨蝶呤诱导期治疗方案可以应用于非致命性的疾病且肾功能正常或接近正常者（血肌酐<177μmol/L），尤其适合于应用环磷酰胺有禁忌者。

（二）维持期的治疗

维持期的治疗主要是长期应用小剂量糖皮质激素联合免疫抑制药物，其中最常用的方案为小剂量糖皮质激素联合环磷酰胺治疗。AASV患者完全停药后容易复发，故目前维持期治疗的疗程可延长至1～4年。

1. 环磷酰胺

维持治疗时，环磷酰胺一般每2～3个月1次，每次0.75g/m²（多为0.6～1.0g/m²），整个疗程约为1.5～2年。

2. 硫唑嘌呤

目前，硫唑嘌呤是在缓解期治疗阶段能够替代CTX的证据最强的药物。常用剂量为2mg/（kg·d）。

3. 吗替麦考酚酯

吗替麦考酚酯虽然是一种新型的免疫抑制剂，但已有应用其成功治疗AASV特别是难治性小血管炎的报道。常用剂量为2g/d。但长期用药的疗效和安全性还有待进一步的研究证实。

4. 来氟米特

作为维持期治疗的药物，已有人成功应用来氟米特治疗韦格纳肉芽肿病患者，用量为20～30mg/d。但关于来氟米特治疗AASV的疗效和长期安全性还有待进一步研究。

抗感染治疗：感染（包括细菌、病毒等）是AASV患者重要的并发症和致死原因，也往往是复发的诱因。研究证实韦格纳肉芽肿病患者鼻部携带金黄色葡萄球菌较不携带菌者复发率高7倍，是韦格纳肉芽肿病复发的重要原因。有研究显示应用复方磺胺甲噁唑清除金黄色葡萄球菌可显著减少韦格纳肉芽肿病的复发。应用磺胺类药物可以预防卡氏肺囊虫的感染，推荐方案为磺胺甲噁唑800mg和甲氧苄啶160mg，每周3次。

（三）复发的治疗

目前缺乏循证医学证据。建议在病情出现小的波动时，可以适当增加糖皮质激素和免疫抑制剂的剂量，而病情出现大的反复时，则需要重新开始诱导期的治疗。

七、中医辨证论治

（一）辨证要点

本病的病位在血络，基本病理是络脉阻滞，病机特点是正虚邪实，正虚主要有气虚和阴血不足两方面，而邪实主要有热（热毒）、瘀、痰（痰热、痰湿）和湿（湿热、湿浊、水湿）等，导致肺、脾、肾三脏受损。多因年老体虚，导致脏腑功能失调；或感受外邪，或内生邪实，邪伏血络，络脉不通导致诸症丛生。疾病过程中有因虚致实，也有因实致虚，最终导致脏腑功能失调，如此反复，使病情迁延，难以治愈。

（二）证治分型

1.外邪侵袭，热毒壅盛证

症见：发热，头痛，咽喉疼痛，关节肿痛，咳嗽咳痰、痰中带血丝，口干，大便干结不爽，小便短赤或排泄不畅，舌质红，苔黄，脉浮数。

证候分析：风热外袭，热毒伤肺，肺失宣降，通调失司。风热袭肺，肺卫受邪，卫气抗邪则发热；风热上扰，咽喉不利则咽喉疼痛；热邪上扰清空则头痛；风热袭肺，肺失清肃，肺气上逆，热邪入里化为热毒，损伤肺络，且炼液成痰，随上逆肺气而咯出则咳嗽咳痰、痰中带血；耗伤津液则口干；津液耗伤，肠道失润则大便干结不爽；热毒下注膀胱，灼伤脉络，尿源不足则小便短赤或排泄不畅；热毒壅盛，流注关节则关节肿痛；舌质红，苔黄，脉浮数为外邪侵袭，热毒壅盛之征。

治法：清热解毒。

代表方：银翘散合五味消毒饮加减。

常用药：金银花、连翘、牛蒡子、淡竹叶、荆芥穗、薄荷、紫花地丁、蒲公英、野菊花。

兼症：血尿者加白茅根、茜草、仙鹤草、生地榆；咽喉肿痛者加板蓝根、桔梗、射干；口干甚者加天花粉、麦冬；口苦者加黄芩、龙胆草、茵陈；大便干者加杏仁、麻子仁、生地黄、枳壳、大黄；关节疼痛者加穿山龙、白花蛇舌草。

2.热毒侵淫，血热妄行证

症见：身热重着，咳嗽咳痰，小便短赤或尿少，水肿，恶心呕吐，口干，烦躁不安，甚至神昏谵语，咯血、呕血、便血、尿血或紫斑，舌红或绛红，苔黄腻，脉弦数或滑数。

证候分析：风湿热邪，蕴积成毒，热毒伤肺，湿毒中困脾胃，下注伤肾，热入血分，血脉受损。风湿热邪入里成毒，里热炽盛，邪正相争则身热重着，热毒伤肺，肺失宣降则咳嗽咳痰；热灼津伤则口干；热邪下注则小便短赤；肺脾肾受损，脾不运湿，肺失通调，肾失气化，水湿内停，泛溢肌肤则尿少、水肿；湿毒蕴结中焦，中焦纳运失司，升降失常则恶心呕吐；热邪上扰清窍则烦躁不安、神昏谵语；热入血分，迫血妄行则咯血、呕血、便血、尿血或紫斑；舌红或绛红，苔黄腻，脉弦数或滑数为热毒侵淫，血热妄行之征。

治法：解毒祛湿，凉血化瘀。

代表方：清瘟败毒饮加减。

常用药：水牛角、赤芍、牡丹皮、生石膏、知母、黄连、黄芩、黄柏、竹叶、连翘、桔梗、藿香、石菖蒲。

兼症：咳嗽伴喘促者加前胡、杏仁、葶苈子、苏子；咽喉肿痛者加金银花、牛蒡子、桔梗、射干；血热妄行者加白茅根、茜草、藕节、生地榆、侧柏叶、三七；水肿甚者加车前子、猪苓、茯苓、大腹皮、木瓜。

本证为小血管炎肾损害的严重阶段，以出血为主要临床表现，失治、误治可致患者死亡。

3. 湿热蕴毒，血脉瘀阻证

症见：全身水肿，身体困重，小便短赤或尿少，腰痛，纳呆泛恶，面色晦暗，舌质暗，舌体胖大，有瘀斑，脉沉涩。

证候分析：湿热与瘀血交阻，健运失司，气化不利。脾主肌肉，湿性重浊，脾为湿困则身体困重；湿热之邪蕴结脾胃，脾失健运，胃失和降则纳呆泛恶；湿热下注则小便短赤；湿热蕴毒，肺脾肾受损，脾不运湿，肺失通调，肾失气化，水湿内停，泛溢肌肤则尿少、全身水肿；热毒阻滞日久，经脉气血运行不畅，气血凝结，而生瘀血，瘀阻血脉，则腰痛、面色晦暗、舌暗有瘀斑；舌质暗，舌体胖大，有瘀斑，脉沉涩为湿热蕴毒，血脉瘀阻之征。

治法：清热化湿，凉血活血。

代表方：甘露消毒饮合四妙勇安汤加减。

常用药：白豆蔻、藿香、茵陈、滑石、石菖蒲、金银花、连翘、黄芩、贝母、射干、薄荷、当归、玄参、甘草。

兼症：热毒壅盛者，去贝母、射干、甘草、薄荷，加牡丹皮、赤芍、紫花地丁、蒲公英、白花蛇舌草；腰痛甚加虎杖、川牛膝；水肿甚加车前子、猪苓、茯苓；肿甚而喘者加杏仁、葶苈子、苏子；脘腹胀满者加川椒目、大腹皮、干姜；大便干者加桔梗、大黄；关节疼痛者加穿山龙；瘀血明显者加丹参、川芎、红花、三七。如邪热壅滞三焦，三焦气机不畅，清阳不升，浊阴不降，发热呕恶不能食，胸胁苦满，大便不畅，改用大柴胡汤合四妙勇安汤加减。

本证为小血管炎肾损害治疗的关键环节，以急性肾衰竭为主要临床表现，关系到肾脏是否能存活。

4. 脾肾衰败，湿浊弥漫证

症见：水肿，尿少，甚至尿量全无，面色暗或㿠白，神疲乏力，气短，大便不通，头晕目眩，恶心呕吐，舌质暗，舌苔白或厚腻，舌体胖大，脉沉细。

证候分析：湿热毒邪，久羁伤正，脾肾衰败，水湿不归正化而成湿浊。肾为先天之本，温养脏腑，气化水液；脾为后天之本，布精微，化水湿。脾肾阳气虚衰，无以温化水液，水湿内停，泛溢肌肤则浮肿、尿少，甚至尿量全无；阳虚气血运行无力，不能上荣于面则面色暗淡或㿠白；脾气虚，水谷精气化生不足则神疲乏力、气短；脾气衰变，肠道传送无力则大便不通；脾为湿困，湿浊内生，中焦受阻，气机升降失常，清阳不升，浊阴不降，头目失养则头晕目眩；舌质暗，舌苔白或厚腻，舌体胖大，脉沉细为脾肾衰败，湿浊弥漫之征。

治法：健脾补肾，和胃降浊。

代表方：香砂六君子汤合旋覆代赭汤加冬虫夏草、淫羊藿。

常用药：人参、白术、茯苓、木香、砂仁、陈皮、生姜、旋覆花、代赭石、半夏、冬虫夏草、淫羊藿。

兼症：二便不通者加大黄、枳壳；四肢抽动者加白芍、木瓜、煅龙骨、煅牡蛎；水肿甚加车前子、猪苓、大腹皮、木瓜；肿甚而喘者加杏仁、葶苈子、紫苏子；脘腹胀满者加川椒目、大腹皮、干姜；大便干者加桔梗、大黄。

本证见于小血管炎肾损害急性活动性病变已缓解，肾功能未恢复，进入慢性肾衰竭阶段。

5.气阴两虚，余邪未清证

症见：水肿渐退，口干咽燥，腰酸膝软，短气汗出，或小便热，五心烦热，或大便干结，或腰部刺痛，关节疼痛，舌质红或少津或有瘀斑，脉细弦或细数。

证候分析：湿热毒邪耗气伤阴，正气未复，余邪尚存。肺失通调、脾失健运、肾失气化，致水液滞留于体内，则仍有浮肿；腰为肾之府，肾主骨生髓，肾虚骨髓失养则腰膝酸软；湿热毒邪，耗气伤阴，蒸腾津液则气短汗出；气阴两伤，津液不足，不能气化上承则口干咽燥；阴不制阳，虚热内生则五心烦热；湿热余邪未清，下移小肠则小便热；津液不足，肠失濡润，传导不利则大便干结；湿热毒邪，蕴结腰府则腰部刺痛；流注关节则关节疼痛；舌质红或少津或有瘀斑，脉细弦或细数为气阴两虚，余邪未清之征。

治法：益气养阴，清利湿热。

代表方：参芪地黄汤合二妙丸加减。

常用药：白人参（或太子参）、黄芪、生地黄、山茱萸、山药、茯苓、泽泻、牡丹皮、黄柏、苍术。

兼症：若咽喉肿痛、关节疼痛伴蛋白尿者加金银花、连翘、桑枝、穿山龙、白花蛇舌草；血尿者加白茅根、茜草、仙鹤草、生地榆；咳嗽咳痰者加川贝母、淡竹茹、半夏、桔梗；乏力者加白术；水肿加车前子、茯苓、大腹皮、木瓜；脘腹胀满者加川椒目、大腹皮。

本证多见于小血管炎肾损害治疗后，病势转轻，进入恢复期，肾功能尚属正常。

八、康复治疗

（一）目标

康复治疗的主要目标：消除或控制慢性肾衰竭患者的症状、病理生理并发症和后遗症；指导和教育患者在日常生活中如何自我管理，所以康复治疗可以认为是临床治疗的延续，是临床医学整体的一部分。

（二）治疗措施

1.生活起居有常，适度运动，充足睡眠，合理饮食

适度规律运动可以提高机体免疫力，增强机体产生特异性抗体的能力，增加杀伤性细胞的数目，运动强度只要心跳加速即可。良好的睡眠可以使体内的 T 淋巴细胞和 B 淋巴细胞数量

明显上升，提高机体免疫力。同时睡眠时，人体会产生胞壁酸睡眠因子，促使肝脏解毒功能增强，从而消灭侵入人体的细菌和病毒。同时，可以通过饮食提高机体免疫力，例如：灵芝多糖可以增强人体免疫力，新鲜萝卜中含有丰富的干扰素诱导剂而具有免疫作用，人参蜂王浆中蜂乳酸具有提高机体免疫力及调节内分泌的能力，香菇所含的香菇多糖可以增强人体免疫力。

2. 调情志，保持心情舒畅

巨大的心理压力会使对人体免疫系统有抑制作用的激素增多，导致疾病侵袭，而乐观的情绪可以维持人体处于最佳生理状态，有益于健康。该病往往病情较重，进展迅速，若救治不及时，容易导致死亡或进展至终末期肾病，给患者带来经济上、精神心理上的压力及身体上的巨大痛苦，患者易产生急躁、悲观情绪，对战胜病痛失去信心。继之极大影响机体的免疫调节功能，影响神经系统及内分泌代谢功能而致失调紊乱，致使患者失眠、纳呆、血压升高、肾血流量灌注减少、代谢产物增加，影响或加重肾脏负担，不利于肾病恢复。因此，医护工作者要重视对肾病患者的情志调护，耐心开导，细心关怀，使其了解疾病的发生发展特点，充分树立战胜疾病的信心，克服急于求成、乱投医的急躁情绪。

3. 穴位贴敷疗法

治疗血尿方案如下：

组方：琥珀 20g，炒蒲黄 20g，穿山甲 10g，羊蹄根 20g，海金沙 15g，水蛭 15g，三七粉 15g，雷公藤 20g，生鳖甲 20g。

功用：抑生毒邪，清热利湿，凉血活血化瘀，疏通肾络。

制法：将上药焙干，碾细过 100 目筛，米醋适量备用。

用法：先将局部用温水擦净晾干，将上药末 50～60g 用米醋调和成糊状，分成两份，分别贴于左右肾区，大小相当于肾脏的面积，用 4～6 层纱布覆盖后，上加一层一次性手术巾（不易外渗并可透气），胶布固定，每 3 日更换 1 次，4 周为 1 个疗程，应用 4～6 个疗程效甚。

4. 中药离子导入

治疗血尿方案如下：

组方：川芎 30g，紫草 30g，三七粉 30g，山苦参 30g，雷公藤 30g。

功用：清热利湿，抑毒内生，活血化瘀止血。

方药制作及用法：将上药凉水浸泡 3 小时，水煎 2 小时，过滤 200ml，分 3 次，每日 1 次，4 周为 1 个疗程，连用 3～4 个疗程。背部双肾区离子导入，每次 30min 以上。

也可将上药研细过 100 目筛，乙醇或米醋调拌成糊状，敷于背部双肾区，分 3 次离子导入，亦可应用 50%乙醇浸泡 7～10 天，制作成酊剂，分 3 次离子导入。

5. 中医足疗法

中医足疗法论治肾病是在中医辨证基础理论指导下，以足及小腿为主要部位进行治疗。它是一种操作简便易行，患者易于接受，无副作用，成本低廉而可靠的中医外治肾系病证的一种疗法。小腿及足部有 60 余个穴位，与五脏六腑有密切联系，足部汇集了身体的一半经络。通过"足部反射区"的药浴及按摩等方法治疗，从而达到肾脏及人身整体的经络疏通，阴阳平衡，气血循行通顺，水液代谢运行正常，调节平衡机体的免疫系统，使人体内环境稳定，病体康复的效果。

参 考 文 献

郭培恒, 2018.中西医结合论治肾系疾病 [M].北京：人民卫生出版社：151-161.

雷燕, 黄启福, 王永炎, 1999.论瘀毒阻络是络病形成的病理基础 [J].北京中医药大学学报, 3 (2)：8-10.

黎磊石, 刘志红, 2008.中国肾脏病学 [M].北京：人民军医出版社：523-555.

鲁盈, 傅文宁, 2019.系统性小血管炎肾损害的中医病因病机与中西医结合治疗 [J].中华肾病研究电子杂志, 8 (4)：155-158.

王海燕, 2008.肾脏病学 [M].3 版.北京：人民卫生出版社：1343-1356.

王丽, 饶向荣, 2009.原发性小血管炎肾损害中医治疗初探 [J].中国中医药信息杂志, 16 (11)：84-85.

中华医学会, 2013.临床诊疗指南：肾脏病学分册 [M].北京：人民卫生出版社：70-73.

（刘庆燕）

第十四节　乙肝病毒相关性肾炎

乙肝病毒相关性肾炎（HBV associated glomerulonephritis，HBV-GN），简称乙肝相关性肾炎，是指由慢性乙型肝炎病毒（HBV）感染导致的免疫复合物性肾小球疾病。HBV 感染人体后，激发人体一系列免疫反应，形成免疫复合物沉积于肾脏，导致肾小球损伤，或 HBV 直接侵袭肾组织而引起肾小球损伤。

据报道，全世界约有 2 亿人感染 HBV，大部分为慢性携带者。我国 HBV-GN 占肾小球肾炎的 17%～30%。儿童的发病率更高。目前国内外学者认为，HBV 感染可与多种病理类型的肾小球肾炎相关，其中最常见的病理类型是膜性肾病（MN），其次为膜增生性肾炎（MPGN）及系膜增生性肾炎（MsPGN）；IgAN、LN 也被认为可能与 HBV 感染有关。

祖国医学虽无本病的病名及记载，但根据 HBV-GN 的发病特点、临床过程，多数中医学者认为其可属中医"水肿""尿血""胁痛""鼓胀"等病范畴。

一、发 病 机 制

HBV 感染后，是否引起肾小球肾炎因人而异，并不是每个人都发生肾炎。这主要取决于宿主的免疫力。HBV-GN 可大致上分为膜性肾病及膜增生性肾炎。其中膜性肾病是 e 抗原的免疫复合物经由原位肾炎的机制在肾小球上皮下沉积所致；膜增生性肾炎则是表面抗原及其免疫复合物经由循环免疫复合物性肾炎的机制在肾小球毛细血管袢内皮下沉积所致。同样是 HBV 感染，为何引发了不同的肾炎？那是因为形成 HBV 相关膜性肾病的条件，是宿主的 T 细胞和 B 细胞的免疫力存在缺陷，无法在 HBV 释放出大量 e 抗原到血液中时相对应地产生足够的高亲和力 IgG 抗体去中和 e 抗原，因此血循环中过剩的 e 抗原可到达肾脏，由于分子量较小可以通过肾小球内皮细胞的孔隙，但通过不了肾小球上皮细胞的裂缝而沉积在肾小球的上皮下。后续产生的高亲和力抗 e 抗原的 IgG 抗体则可以与沉积的 e 抗原结合形成免疫复合物，从而引起 HBV 相关的膜性肾病。此类宿主常见于 1 岁以后到小学生阶段免疫系统尚未完全发育完成的儿童。因为新生儿的 T 细胞和 B 细胞的免疫力尚未发育成熟，产生不了抗 e 抗原的高亲和力的 IgG 抗体，所以不能产生原位肾炎，故而 HBV 相关膜性肾病在垂直感染的新生儿少见。膜增生性肾炎的发病机制却完全不同，主要是因为宿主本身可以产生足够量的抗 HBV 表面抗原的高亲和力的 IgG 抗体，当抗原和抗体结合成免疫复合物后，与红细胞表面的 C3b 受体结合而被单核-吞噬细胞系统清除，清除的过程中存在缺陷，以至于不能有效清除，导致含有大量 HBV 表面抗原的免疫复合物在肾小球被滤过，但因为其颗粒很大，穿过肾小球内皮细胞就沉积在内皮下，从而引起膜增生性肾炎。单核吞噬细胞系统的清除能力下降多见于成年人，因此 HBV 相关膜增生性肾炎多见于成人。

二、临床表现

（一）肾脏表现

HBV-GN 的临床表现多种多样，主要表现为肾病综合征或肾炎综合征。该病起病多隐匿缓慢，伴有不同程度的水肿和疲乏无力。几乎所有患者都可出现镜下血尿或蛋白尿，部分患者以肾病综合征起病，部分患者有大量腹水。约35%～40%患者有血压升高，约20%患者有肾功能不全。肾病综合征主要表现为大量蛋白尿（尿蛋白定量＞3.5g/d）、低蛋白血症（血浆白蛋白＜30g/L）、水肿、高脂血症。肾炎综合征主要以血尿、蛋白尿、水肿、高血压为基本临床表现，可有不同程度的肾功能减退。

（二）肾外表现

大多数患者肝功能正常，部分患者可合并慢性迁延性肝炎、慢性活动性肝炎、重症肝炎甚至肝硬化而出现相应的临床表现。几乎全部患者血 HBV 表面抗原阳性，60%～80%病例 HBV e 抗原阳性。部分患者可有肝功能异常及转氨酶升高等，极少数可出现低补体血症和冷球蛋白血症。

（三）临床过程

乙型肝炎病毒相关膜性肾病 50%可自行缓解，当血清 HBV e 抗原转阴，HBV DNA 的拷贝数下降时，尿常规和肝功能异常也相继缓解。在成人中，HBV-GN 是一种慢性进展性疾病，尤其是 HBV 相关膜增生性肾小球肾炎，可逐渐发展为肾功能不全，最终导致慢性肾衰竭。HBV-GN 的预后与病理类型有关，HBV 相关膜性肾病患者明显好于 HBV 相关膜增生性肾小球肾炎患者。影响肾功能进展的临床因素还包括大量蛋白尿、高血压、发病时即有血肌酐升高等。

三、相关检查

（一）一般实验室检查

部分患者可表现为肾病综合征：尿蛋白阳性且大量蛋白尿（尿蛋白定量＞3.5g/d）、低蛋白血症（血浆白蛋白＜30g/L）、血脂升高，部分患者仅表现为尿蛋白阳性，而血浆白蛋白正常。

可伴有或不伴有隐血，肝功能转氨酶可升高或正常。

（二）病原血清学检查

HBV 感染相关的血清学标志物包括 HBV 表面抗原（HBsAg）、HBV 表面抗体（抗 HBs）、HBV e 抗原（HBeAg）、HBV e 抗体（抗 HBe）、HBV 核心抗体（抗 HBc）和 HBV 核心抗体 IgM（抗 HBc IgM）。HBsAg 阳性表示 HBV 感染；抗 HBs 为保护性抗体，其阳性表示对 HBV 有免疫力，见于乙肝康复及接种乙肝疫苗者；抗 HBc IgM 阳性多见于急性乙肝及慢性乙肝急性发作；血清中很难检测到 HBV 核心抗原（HBcAg），但可检出抗 HBc，只要感染过 HBV，无论病毒是否被清除，此抗体多为阳性。

（三）病理检查

HBV-GN 的病理类型表现多样，其中 HBV 相关膜性肾病最为常见，在儿童患者中此种病理类型尤为多见，其次是 HBV 相关膜增生性肾小球肾炎、系膜增生性肾小球肾炎、IgAN、局灶节段性系膜增生或局灶节段硬化。HBV 相关膜性肾病多为非典型膜性肾病，光镜下除了看到弥漫性肾小球基底膜增厚及钉突形成外，还可见增厚的基底膜常呈链环状，伴较明显的系膜增生；HBV 相关膜增生性肾小球肾炎的病理表现类似于原发性膜增生性肾小球肾炎，但上皮下、基底膜内的免疫复合物沉积更为多见。光镜下可见系膜细胞和基质弥漫性重度增生，广泛系膜插入，基底膜弥漫性增厚伴双轨征形成，常伴重度肾小管间质病变。免疫荧光检查除见 IgG 及 C3 呈颗粒样沉积外，常可见 IgM、IgA 及 C1q 沉积，沉积部位多见于毛细血管壁，也见于系膜区。肾组织中 HBV 抗原 HBsAg、HBcAg、HBeAg 一个或多个阳性，阳性荧光物质之分布与肾炎类型有关，HBV 相关膜性肾病主要见于肾小球毛细血管袢，呈典型的颗粒状荧光；HBV 相关膜增生性肾小球肾炎主要分布于毛细血管袢及系膜区。系膜增生性肾炎主要见于系膜区，呈团块状。电镜检查可见大块电子致密物在上皮下、基膜内、内皮下及系膜区沉积。有时可见病毒样颗粒（30～70nm）及管网样包涵体。

四、诊　　断

诊断标准：目前，在国际上 HBV-GN 并无统一的诊断标准。参照 1989 年"北京乙型肝炎病毒相关性肾炎座谈会"的标准，建议国内试用下列 3 条标准对 HBV-GN 进行诊断：①血清 HBV 抗原阳性；②确诊肾小球肾炎，并可除外狼疮性肾炎等继发性肾小球疾病；③肾切片中找到 HBV 抗原。符合①②③条即可确诊，不论其肾组织病理是何种改变。

其中第③条为基本条件，缺此不可诊断，即使血液中 HBsAg 阴性，亦可诊断。

五、西医治疗

（一）综合治疗

合理的生活方式，适当的营养，定期的医疗随诊，包括使用 ACEI、ARB 类药物降压降尿蛋白以及他汀类药物降脂。肾病综合征者，可用优质蛋白、低盐饮食，予以利尿剂或静脉补充蛋白质等非特异治疗。

（二）抗 HBV 治疗

抗 HBV 药物包括 α 干扰素和核苷类药物（拉米夫定、阿德福韦酯和恩替卡韦等）。

HBV 复制指标阳性，尤其 HBV DNA ≥ 2×10^4IU/ml（相当于 10^5 拷贝/ml）时，即可实施抗病毒治疗。有效的抗病毒治疗后，HBV-GN 病情可随之好转。主要治疗用药如下：

1. 干扰素类药物

可应用 α 干扰素或聚乙二醇 α 干扰素，皮下注射或肌内注射。具有免疫调节、抗增殖及抗病毒作用，其中聚乙二醇 α 干扰素的生物活性比 α 干扰素高，并能延长注射间隔时间。治疗总疗程不宜少于半年。用法：成人 α 干扰素 300～500 万 U，每周 3 次，应用 24 周。在疗程中按患者效应情况予以适当调整。加大剂量和延长疗程可提高应答率。但大剂量时有些患者不能耐受而出现不良反应。

2. 核苷类药物

该类药物有拉米夫定、阿德福韦酯、恩替卡韦、替比夫定等。

拉米夫定是最早用于抗 HBV 治疗的核苷类药物。它的适应证与干扰素类似。但因为其毒性小，因此能用于不能耐受干扰素治疗的患者。用法：成人剂量 100mg/d，儿童剂量 1mg/（kg·d），疗程一般至少 1 年。治疗前谷丙转氨酶（ALT）越高、HBV DNA 越低，治疗效果越好，副作用较少，但长期使用后病毒易发生变异和耐药，若发生耐药则需要及时换用其他核苷类药物。

阿德福韦酯是一种单磷酸腺嘌呤类似物。适应证同拉米夫定，可作为抗 HBV 的一线用药。可用于对其他核苷类药物诱生的耐药变异病毒。阿德福韦酯的耐药率和病毒变异率较低，3 年耐药发生率为 3%，5 年耐药发生率为 11%。一般成人用量为 10mg/d。但该药大剂量使用时具有肾毒性，主要表现为血清肌酐上升和血磷下降，但在一定程度内是可逆的。

恩替卡韦是一种口服的抗病毒药物，为环氧羟碳脱氧鸟苷。适应证同拉米夫定，但疗效优于拉米夫定。恩替卡韦能够强效抑制 HBV DNA 的复制，在组织学改善和 ALT 复常方面优于拉米夫定。而且该药很少发生耐药，据统计 3 年耐药发生率<1%。而且加倍使用恩替卡韦治疗拉米夫定诱导的耐药变异株时，仍然有效，特别是 e 抗原阳性的乙肝患者，疗效更加明显。恩替卡韦的一般推荐剂量，首次是 0.5mg/d，对拉米夫定耐药者首次是 1mg/d。

替比夫定是最新研发的抗 HBV 核苷类似物。其抑制 HBV 复制的活力较拉米夫定强，但两者有交叉耐药。1 年后基因型耐药发生率为 2.7%～4.4%。成人剂量为 600mg/d。肾功能不全患者应用此类药物时应根据肾功能状态调节用药剂量和给药间隔时间。

（三）糖皮质激素

临床表现为肾病综合征，在抗病毒治疗后病毒复制指标阴性，而肾病不缓解的情况下，可谨慎试用糖皮质激素，同时密切随诊患者的 HBV DNA 拷贝数和肝功能。糖皮质激素及免疫抑制剂对 HBV 相关膜增生性肾小球肾炎治疗疗效差，且肾功能坏转快；糖皮质激素及免疫抑制剂治疗 HBV 相关膜性肾病多数疗效也不佳，但肾功能却能较长时间保持正常；病理改变较轻的 HBV 相关系膜增生性肾小球球炎对激素及免疫抑制剂治疗有明显效果。临床上经常选用泼尼松龙（起始剂量可略小）及吗替麦考酚酯，而环磷酰胺具有肝毒性故少用。

（四）免疫抑制剂

一般不提倡使用免疫抑制剂，免疫抑制剂联合抗病毒药物治疗 HBV-GN 的疗效及安全性有待进一步临床研究。

六、中医辨证论治

（一）辨证要点

中医学者认为，HBV-GN 为湿热疫毒深伏于肝，入于血分，形成瘀毒；湿热瘀毒互结，下注于肾，损伤肾络，络损血溢，肾失封藏，从而导致蛋白尿、血尿等，故认为湿热瘀毒蕴结肝肾是本病的基本病机。其病理特点概括为毒侵、正虚、气郁、血阻；病位主要在肝、脾、肾，其病机特征是本虚标实，虚实夹杂，初期为湿热蕴结于肝，下及于肾；中期湿热瘀毒互结；后期则致肝肾阴虚，或脾肾阳虚多见，并形成恶性循环。

（二）证治分型

1. 湿热蕴毒证

主症：面肢浮肿，脘闷腹胀，尿赤有泡沫。

次症：心烦，口干苦而黏，呕恶纳呆，大便黏滞，舌质红，苔黄腻，脉弦滑。

证候分析：先天禀赋不足或后天过劳伤肾，外感湿热疫毒入侵。湿热之邪阻遏气机，阻碍气化，导致肾主水功能失司，湿聚水潴，溢于肌肤，故面肢浮肿；湿热之邪，灼伤肾络，迫血妄行，血溢脉外，故尿赤；湿热之邪，上扰心神，故心烦；湿热蒸腾，扰动肾关，肾失封藏，精微物质下泄，故尿中泡沫；湿热蕴结肝胆，疏泄失职，气机不畅，横逆犯脾，脾胃气机升降失常，纳运失司，故脘闷腹胀、纳呆；胃气上逆，故呕恶欲吐；胃气上逆，胆气随之上溢，故口苦黏腻；湿热蕴脾，交阻下迫，故大便黏滞；舌质红，苔黄腻，脉弦滑为湿热蕴毒之征。

治法：清热解毒，利湿消肿。

代表方：茵陈五苓散合黄连解毒汤加减。

常用药：茵陈、山栀子、茯苓、猪苓、泽泻、黄连、黄柏、虎杖、黄芩、白花蛇舌草、鸡骨草、田基黄等。

兼症：伴有胁肋疼痛、善太息者，加柴胡、川芎、香附、枳壳、芍药，以疏肝解郁，行气止痛；疫毒入血者，加水牛角、生地黄、牡丹皮、紫草、大青叶，以凉血解毒；肿甚者，加桂枝、车前子、王不留行以利水；恶心、厌油腻者，加龙胆草、苦参、金银花、贯众、薏苡仁，以清肝解毒利湿；尿中泡沫明显者，加熟地黄、山茱萸、山药、杜仲、芡实、金樱子，以补肾利湿浊。

2. 肾络瘀阻证

主症：面色晦暗，腰痛固定，尿赤有泡沫。

次症：倦怠乏力，舌质暗，有瘀点瘀斑，脉细涩。

证候分析：湿热黏滞，阻碍气血运行，或热灼津伤，血液浓黏，而致气血凝结，而成瘀血。瘀血不去，新血不生，肌肤失于荣养，故面色晦暗；瘀血损伤肾络，脉络不通，气机不畅，不通则痛，故腰痛固定；脾为湿困，运化失司，水谷精气化生不足，四肢百骸失于濡养，故倦怠乏力；瘀血阻于肾络，阻碍气血运行，致血涌络破，不得循经而行，溢于脉外，故尿赤；肾络瘀阻，肾失封藏，精微物质下泄，故尿中泡沫；舌质暗，有瘀点瘀斑，脉细涩为肾络瘀阻之征。

治法：活血化瘀通络。

代表方：桃仁四物汤加减。

常用药：桃仁、红花、赤芍、丹参、当归、川芎、虎杖、香附、益母草、地龙、僵蚕等。

兼症：兼夹水饮者，常用茯苓、猪苓、泽泻、桂枝、乌药利水化饮；兼夹风邪者，常用全蝎、蜈蚣、广地龙、炙僵蚕搜风解毒；瘀热相搏者，加牡丹皮、紫草、茜草根、生蒲黄、泽兰等以凉血散瘀；气滞血瘀者，加郁金、延胡索、乳香、没药、降香等以行气活血；气虚血瘀者，加三七、苏木、王不留行等益气活血；瘀久成积者，加醋鳖甲、水蛭、虻虫等以化瘀散结。

3. 肝肾阴虚证

主症：头晕耳鸣，腰膝酸痛，尿赤有泡沫。

次症：两目干涩，口干咽燥，下肢浮肿，尿赤有泡沫，心烦，失眠多梦，舌红少津，苔少或无苔，脉细数无力。

证候分析：肝肾同源，肝阴充盛，则下藏于肾；肾阴旺盛，则上滋肝木。先天禀赋不足，或久病失调，以致肝肾阴液亏虚。肝肾阴亏，水不涵木，肝阳上亢，故头晕；肾之阴精不足，耳失充养，故耳鸣；腰为肾之府，肾主骨生髓，肝肾阴虚，腰膝失于滋养，故腰膝酸痛；肝开窍于目，肝肾阴虚，肝血不足，目失所养，故两目干涩；肾之经络循喉咙，挟舌本，肾阴亏虚，失于滋润，虚火内炽，故口干咽燥；久病阴损及阳，肾阳不足，气化功能失司，不能通调水道，水液内停，泛溢肌肤，故下肢浮肿；肾气不足，开阖失度，精微物质下泄，故尿中泡沫；阴虚生内热，热伤肾络，迫血妄行，故尿赤；虚火上扰，心神不安，则心烦、失眠多梦；舌红少津，苔少或无苔，脉细数无力为肝肾阴虚之征。

治法：滋补肝肾。

代表方：杞菊地黄汤加减。

常用药：生地黄、怀山药、山萸肉、牡丹皮、茯苓、枸杞、菊花、女贞子、旱莲草、知母、龟板等。

兼症：阴虚而火旺盛者，加玄参、黄柏以滋阴降火；气虚者加人参、黄芪、淫羊藿以补脾益气；水肿甚者，加车前草、半枝莲、桂枝以利水消肿；尿赤不已者，加茜草、生地榆以凉血止血；尿中泡沫明显者，加杜仲、芡实、金樱子、肉苁蓉，以补肾利湿浊；疫毒入血者，加水牛角、紫草、大青叶，以凉血解毒；肿甚者，加桂枝、车前子、猪苓，以利水消肿；伴有胁痛腹胀者，加柴胡、川芎、香附、芍药，以疏肝解郁，行气止痛。

4. 气阴两虚证

主症：气短乏力，口干咽燥，尿赤有泡沫。

次症：形体消瘦，手足心热，腰酸，下肢浮肿，舌红少苔，脉细数。

证候分析：先天禀赋不足，气阴两虚，或外感湿热，湿热蕴结，耗气伤阴，气阴两虚。中气不足，故气短懒言；气虚，气不摄血，血不能循经而行而溢于脉外，或热伤肾络，迫血妄行，溢于脉外，故尿赤；肾气不足，开阖失度，精微物质下泄，故尿中泡沫；脾气虚，水谷精微化生不足，肌肉不得荣养，故形体消瘦；热邪耗气伤津，津液不足，故口干咽燥；阴虚生内热，故手足心热；腰为肾之府，肾虚腰脊失养，故腰酸；脾肾两虚，水液代谢失常，水湿内停，泛溢肌肤，故浮肿；舌红少苔，脉细数为气阴两虚之征。

治法：益气养阴。

代表方：参芪地黄汤加减。

常用药：太子参、生黄芪、生地黄、怀山药、山萸肉、牡丹皮、茯苓、女贞子、旱莲草等。

兼证：气虚甚者加白术、莲子肉、淫羊藿，以健脾益气；阴虚甚者加枸杞、龟板、鹿角胶，以滋补肾阴；肿甚者，加桂枝、车前子、王不留行，以利水消肿；伴阳虚者加桂枝、肉桂、鹿角胶、枸杞子，以补肾温阳；伴血瘀者加桃仁、红花、丹参，以活血化瘀；伴有胁肋疼痛、善太息者，加柴胡、川芎、香附、枳壳、芍药，以疏肝解郁，行气止痛。

5. 脾肾阳虚证

主症：面浮肢肿，按之凹陷，畏寒肢冷。

次症：神疲乏力，腰膝酸软，脘腹胀满，纳少便溏，面色苍白，小便短少或尿清长，舌质淡胖，苔白，脉沉细无力。

证候分析：脾肾阳虚，无以温化水液，水液代谢失常，泛溢肌肤，故面浮肢肿，按之凹陷；阳气虚衰，不能温煦形体，故畏寒肢冷，面色苍白；脾阳虚衰，运化无力，气血生化乏源，四肢百骸失于充养，故神疲乏力；脾阳虚衰，运化失健，水湿不化，脾为湿困，故脘腹胀满，纳少便溏；腰为肾之府，肾主骨，肾阳虚衰，腰膝失于温养，故腰膝酸软；肾阳虚，温化无力，膀胱气化功能障碍，故小便短少或尿清长；舌质淡胖，苔白，脉沉细无力为脾肾阳虚之征。

治法：温肾健脾，利水渗湿，温阳化气。

代表方：五苓散合真武汤加减。

常用药：肉桂、茯苓、猪苓、泽泻、白术、生姜、牛膝、桂枝、怀山药、山萸肉等。

兼证：脾肾阳虚甚者，加附子、干姜以温阳；伴气虚乏力明显者，加人参、黄芪以健脾益气；伴有瘀血者，加桃仁、红花、水蛭以活血化瘀；有热邪者，加金银花、紫花地丁以清热解毒；肿甚喘促不能平卧者，加葶苈子、椒目、防己以攻逐水湿。腹胀、腹泻者，加苍术、厚朴、陈皮以行气燥湿运脾。

七、康复治疗

（一）治疗目标

康复治疗的主要目标：消除或控制 HBV-GN 患者的症状、病理生理并发症和后遗症；指导和教育患者在日常生活中如何自我管理，所以康复治疗可以认为是临床治疗的延续，是临床医学整体的一部分。

（二）治疗措施

1. 调整心态，保持心情舒畅

中医认为"肝主疏泄，性喜条达而恶抑郁"。就是说，当心情舒畅时，肝之疏泄功能正常，血流顺畅，肝细胞得到充分营养，才可促使病情康复。所以要树立起战胜病魔的坚强意志，培养乐观、开朗、宽容、放松的健康行为模式和品性，经常看看相声小品、听听音乐，以增加生活情趣，做到心情舒畅，精神愉快，生活有规律，这样使周身"气血冲和"，对缩短病程，提高治疗效果大有裨益。

2. 限烟和忌酒

酒精可以直接损害肝脏，加重病情，影响抗病毒药物的治疗效果。尼古丁同样对人体有巨大的损害，故应该尽量不吸烟、喝酒。

3. 生活规律，饮食合理，动静结合

HBV-GN 患者要早睡早起，避免熬夜，注意动静结合，根据每个人的情况可适当散步、打太极拳等，以不感觉疲劳为度。通过适当运动，提高抗疲劳能力和抵抗力。饮食方面既要注意平衡营养，又要反对过度营养而加重病情。平素饮食多吃水果、蔬菜，补充优质蛋白质，如牛奶、鸡蛋、瘦肉、鱼，少食或不食辛辣刺激、煎炸及肥甘油腻类食品。优质蛋白摄入过程中保证每餐摄入均衡。浮肿患者减少液体摄入量。肝脏损害为主者，脂肪类食物当少食；肾脏损害为主者，盐的摄入应有所控制；在食物的烹饪方面，以汤、羹、煲类做法为上，忌煎炸、烧烤类食法。总之补不宜杂、不宜量大，而在乎持之以恒，在于日积月累。

4. 中药黄芪饮片代茶饮

传统中医学认为黄芪具有补益脾肾、益气升阳、行气利水等功效，现代研究证明黄芪可以调节机体免疫力，通过对肝细胞核酸代谢的直接作用，促进肝脏白蛋白合成，提高血浆白蛋白水平。可以通过改善机体对抗原的清除力，促进对肾小球基底膜的修复，改善肾小球足细胞损伤来减少蛋白尿，降低血脂，并且黄芪有直接利尿减轻浮肿的功效。同时黄芪在延缓肾小球硬化、增加肾脏的血液灌注及改善 GFR、保护肾功能方面有积极的作用。黄芪还可以降低血小板的聚集性，增强红细胞的变形能力，缓解高凝状态和抗纤维化、抗氧化等。另外，黄芪具有抗自由基、降低自由基生长、促进自由基清除的作用，从而保护肝、肾细胞。应用时，将黄芪饮片洗净煮水或热水浸泡，每日早晚适当饮用。

5. 艾灸治疗

穴位选取脾俞、肾俞、膀胱俞、三焦俞、神阙、关元、水分、足三里、三阴交，一般选择先阳经穴位，后阴经穴位顺序施灸。温灸对准应灸的腧穴部位，以局部皮肤有明显温热感为佳，每次每个穴位 40min，至皮肤出现红晕为度，每天 1 次，30 天为 1 个疗程。艾炷燃烧时，应认真观察，防止艾灰脱落以免灼伤皮肤或烧坏衣物等。

6. 药膳：黄芪鲤鱼汤

作用：健脾祛湿利水。

制法：鲤鱼 1 条（约 500g），生黄芪 30g，赤小豆 30g，莲子肉 30g，砂仁 10g，生姜 30~50g。

将鲤鱼宰杀洗净，入锅中水煮，煮沸后入药物和调料，煮熟后即可食用。

参 考 文 献

黄琼，曾庆明，景光光，2014. 黄芪制剂在治疗 NS 中的临床应用及作用机制 [J]. 中国中西医结合肾病杂志，3（7）：639-642.

李莲花，张佩青，2020. 浅析张琪教授中医辨治乙肝相关性肾炎的经验 [J]. 中国中西医结合肾病杂志，4（21）：287-288.

刘玉宁，2016. 乙肝相关性肾炎的中西医结合诊治 [C] //2016 年中国中西医结合学会肾脏疾病专业委员会学术年会专题讲座摘要. [出版地不详]：[出版者不详]：190-196.

王海燕，2008. 肾脏病学 [M].3 版. 北京：人民卫生出版社：1508.

赵晰，王耀光，徐冰，等，2017. 中西医结合治疗乙型肝炎病毒相关性肾炎的研究进展 [J]. 辽宁中医杂志，12（44）：2675-2677.

中华医学会，2013. 临床诊疗指南：肾脏病学分册 [M]. 北京：人民卫生出版社：80.

（刘庆燕　马吉芳）

第十五节　肥胖相关性肾病

一、概　　述

肥胖相关性肾病（obesity-related glomerulopathy，ORG）是指肥胖引起的肾脏损害。各年龄肥胖患者均可发生 ORG 其中以青壮年为主，男性更为常见，男女比例为 2.1：1，并且通常隐匿起病，多在体检时发现尿检异常而就诊。临床表现为肥胖、蛋白尿、高脂血症、高血压等，部分患者可缓慢进展至慢性肾功能不全。其病理特征为肾小球体积普遍增大，常伴有局灶节段性肾小球硬化病变。ORG 的肾脏病理形态学改变分为两种类型，即将单纯肾小球肥大称为肥胖相关性肾小球肥大症（obesity-associated glomerulomegaly，O-GM），而将存在局灶节段性肾小球硬化伴肾小球肥大者称为肥胖相关性局灶节段性肾小球硬化症（obesity associated focal and segmental glomerulosclerosis，O-FSGS）。

随着肥胖患者的日益增加，ORG 患者也在逐年增多。目前我国尚无 ORG 确切的发病率资料。

二、病因及发病机制

ORG 的确切发病机制尚未清楚，一些研究提示胰岛素抵抗、肾血流动力学改变、脂肪细胞因子触发的机体炎症反应、脂毒性及氧化应激等均参与 ORG 的发生发展，遗传背景和环境因素也在 ORG 的发病中起重要作用。

三、病　　理

ORG 的病理特征为肾小球体积增大和（或）局灶节段性肾小球硬化（FSGS）。

（一）肾大体标本

ORG 肾组织标本可见肾体积增大，肾周脂肪增多。

（二）光镜

ORG 光镜下最突出的表现为肾小球普遍肥大，目前多采用肾小球直径测定来判定。

1. 肥胖相关性肾小球肥大症

肾小球体积普遍增大，系膜区增宽不明显，尤其缺少节段加重现象。但内皮细胞病变较肥胖相关性局灶节段性肾小球硬化症重，内皮细胞可出现肿胀、成对和泡沫变性等。

2. 肥胖相关性局灶节段性肾小球硬化症

可出现与经典的局灶节段性肾小球硬化相同的组织学改变，受累肾小球系膜区增宽，系膜细胞轻度增生，可有内皮细胞病变。肾小管肥大，可见小灶性肾小管萎缩、纤维化。肾间质可见灶性炎症细胞浸润及血管透明变性。

（三）免疫荧光

免疫球蛋白和补体沉积并无特征性。

1. 肥胖相关性肾小球肥大症

免疫球蛋白和补体沉积常呈阴性。

2. 肥胖相关性局灶节段性肾小球硬化症

肾小球可见 IgM 和 C3 沉积，大多沉积在肾小球节段硬化区，部分患者可表现为 IgM 在肾小球系膜区弥漫沉积。

（四）电镜

内皮细胞胞质丰富，有胞饮现象。足细胞肥大，可出现节段足突融合，但弥漫性改变较少见。足细胞微绒毛化也较少。系膜区病变主要以系膜基质增多常见，电子致密物沉积少见。

四、临 床 表 现

（一）症状与体征

ORG 患者的临床突出表现为蛋白尿，以中等量蛋白尿多见，也可出现肾病范围的蛋白尿，呈持续性，早期由于 GFR 增高出现微量白蛋白尿，而后逐渐出现显性蛋白尿，乃至大量蛋白尿，且尿蛋白量与肥胖程度相关。尿蛋白性质以中分子蛋白为主。临床中虽可出现大量蛋白尿，但是较少出现低蛋白血症及肾病综合征。ORG 患者病史中通常无肉眼血尿发作，部分患者可出现镜下血尿，多数患者起病时合并高血压。某些患者可伴有肾小管功能异常，多与患者合并高血压、动脉粥样硬化等致肾缺血有关。ORG 患者可伴或不伴有肾功能受损，少数患者就诊时已出现肾功能不全，而出现肾功能不全的患者，肾功能损害进展相对缓慢，但也可发展至终末期肾病。

ORG 患者还常伴发其他代谢疾病，如胰岛素抵抗综合征、糖耐量受损、高脂血症（尤以高甘油三酯血症更常见）及高尿酸血症等。代谢紊乱的发生与肥胖程度密切相关。

ORG 可在没有临床肾脏表现的情况下出现，也可叠加其他肾脏疾病，其发展也并不排除其他肾脏病的发展，因此也可发生在 IgA 肾病或其他肾脏疾病上。

（二）实验室检查

1）尿常规及尿微量白蛋白测定：可表现为微量白蛋白尿、显性蛋白尿或大量蛋白尿，也可见到镜下血尿。

2）肾功能：可正常或下降。

3）血脂：可出现异常，甘油三酯升高较为常见。

4）空腹胰岛素：可升高。

5）糖耐量试验：可降低。

6）血糖：可升高或降低。

7）尿酸：可升高。

五、诊　　断

（一）诊断标准

目前尚无统一的诊断标准，需依据临床及病理表现综合分析，排除其他肾小球疾病，如糖尿病肾病及特发性局灶节段性肾小球硬化等才能诊断。其要点如下：

1. 肾脏病变前存在明确肥胖

肥胖定义为体内贮积脂肪超过理想体重的 20%。根据我国的肥胖诊断标准（2002 年），肥胖定义为 BMI≥28kg/m² 和（或）腰围：男性≥85cm，女性≥80cm。超重的标准为 BMI 在 24.0～27.9kg/m²。

2. 合并其他代谢紊乱

肥胖者常伴发多项代谢紊乱，如胰岛素抵抗综合征、糖耐量受损、高脂血症（尤以高甘油三酯血症更常见）及高尿酸血症等。

3. 肾脏损害的临床表现

肥胖症患者出现蛋白尿（＞1g/d）伴或不伴镜下血尿、肾功能不全，肾脏病理表现为单纯肾小球肥大和（或）局灶节段性肾小球硬化改变。

4. 排除其他肾小球疾病

特别注意与特发性局灶节段性肾小球硬化和糖尿病肾病鉴别。

（二）鉴别诊断

1. 与特发性局灶节段性肾小球硬化的鉴别

1）肥胖相关性局灶节段性肾小球硬化症的患者年龄常较大，临床上虽可呈大量蛋白尿，但低白蛋白血症及肾病综合征较少见，虽有脂肪代谢紊乱，但甘油三酯增高常较胆固醇增高明显，虽可出现肾功能不全，但肾损害进展缓慢。

2）病理上有鉴别意义的特点：①球性废弃的肾小球数多；②未硬化的肾小球普遍比特发性局灶节段性肾小球硬化未硬化的肾小球大，甚至比肥胖相关性肾小球肥大症患者的肾小球体积还大；③非节段硬化的肾小球重度系膜区增宽少；④早期脏层上皮细胞病变不明显，尤其是电镜观察脏层上皮细胞足突融合及微绒毛化不突出；⑤肾小球"经典型"病变较多见；⑥间质小动脉及入球小动脉透明变性较特发性局灶节段性肾小球硬化普遍。

2. 与糖尿病肾病的鉴别

鉴别的关键是患者临床症状和实验室检查是否符合糖尿病和糖尿病肾病的诊断标准。两者在肾组织病理上也存在一定的差异。ORG 的肾组织学改变亦需与表现为单纯系膜病变的糖尿病肾病相鉴别。肥胖相关性肾小球肥大症患者系膜区增宽程度轻，呈较均一的轻度增宽，无节段加重趋势，更少见节段系膜区中至重度增宽。

3. 与高血压性肾小球动脉硬化的鉴别

高血压性肾小球动脉硬化好发于中老年，临床可表现为持续性蛋白尿，肾活检可出现继发性局灶节段性肾小球硬化改变。但该类患者常有高血压家族史，肾小管功能损害先于肾小球功能损害，出现蛋白尿前一般已有 5 年以上的持续性高血压，蛋白尿多为轻至中度，尿中红细胞少见，往往有心、脑、眼底等其他靶器官损害表现。肾组织学改变为缺血性肾小球毛细血管袢皱缩及球性硬化。

诊断时还需注意区别肥胖患者患有肾脏疾病，合并有肾小球肥大的情况。

六、西医治疗

ORG 的发病机制尚不明确，治疗主要还是以减轻体重为基础，辅以降压、改善胰岛素抵抗、降脂等措施，从而减少尿蛋白（控制在 1 g/d 以内），延缓肾损害进展。

（一）控制体重、改变生活方式

控制体重、改变生活方式，预防肥胖发生是减少 ORG 的重要措施，肥胖患者减轻体重无疑是治疗 ORG 最根本的措施，而改变生活方式是减轻体重最有效的手段。低脂、富含纤维素的低热量膳食（饮食治疗）及规律的体育活动（运动治疗）是减轻体重的关键。必要时可辅以药物或手术减肥。

饮食治疗是限制饮食所提供的能量，同时给予充足的必需氨基酸、维生素、矿物质等营养素，使摄入能量小于消耗能量，达到减重目的的治疗方法。饮食治疗包括极低热量饮食疗法（VLCD）、低热量饮食（LCD）、低糖饮食（LCH）、低脂饮食（LFD）、高蛋白饮食（HPD）、地中海饮食（MD）及间断性禁食（IF）。VLCD 短期减重效果显著，但长期效果与 LCD 无差异，反弹率高，不良反应多，需在医师指导下进行；LCH 的减重作用优于 LFD 和 MD，但长期效果尚待研究；LFD 能减重，并改善心血管疾病的高危因素，但非最佳方法；HPD 有较好的减重作用且反弹率低，但长期获益不明显；MD 可减重，并能明显改善心血管疾病的危险因素。IF 虽然减重的有效性、安全性仍有待研究，但能明显改善肥胖并发症。IF 减重效果虽不明确，但能使患者在心血管疾病高危因素、血糖等方面获益。

运动治疗方面，肥胖者需坚持中等程度的有氧运动，如走路、慢跑和骑自行车等。长期有规律的运动除有助于减轻体重，还可改善患者体内胰岛素抵抗，改善脂肪代谢紊乱，降低血压。

减重药物包括中枢性减重药安非拉酮、芬特明，二者通过抑制去甲肾上腺素和多巴胺再摄取来抑制食欲及诱导饱腹感；肠道胰酶抑制剂奥利司他，可减少膳食中脂肪吸收，未吸收的则随大便排出，达到减重目的。

目前减肥手术主要包括 3 种方式：Rouxen-Y 胃旁路手术、可调节式胃捆扎术及袖带胃切除术。手术干预能够使体重下降至少 30%，是严重肥胖患者长期减肥最有效的措施。改变生活方式及手术减肥均可以明显缓解尿蛋白，但是后者在长期改善尿蛋白及维持肾功能等方面具有更明显的优势。减肥手术可长期维持蛋白尿缓解，改善 ORG 患者的高滤过状态及肌酐清除率。最新的一篇研究结果显示，对肥胖症的患者行减肥手术后，无论患者发生 CKD 的风险处于中等程度、高等程度还是极高等程度阶段，其肾功能和尿蛋白均有明显改善（23%～78%）。基于以上减肥手术的各项优点，建议在患者条件允许的情况下，治疗 ORG 时减肥方式尽可能选择手术治疗。然而，有研究显示，少数患者减肥手术后可能发生比较严重的并发症，如肾结石、草酸盐肾病以及急性肾损伤，因此减肥术后应警惕患者这些并发症的发生。

（二）纠正肾脏血流动力学异常

可以应用 ACEI 或 ARB 进行治疗。ACEI 或 ARB 不仅是 ORG 患者高血压的首选用药，对血压正常的 ORG 患者也建议使用。应强调如果单纯使用 ACEI/ARB 而不减肥，ACEI/ARB 的降蛋白尿疗效将因体重增加而减弱，因此在使用 ACEI/ARB 的同时应积极减轻体重。

（三）纠正胰岛素抵抗

增强机体对胰岛素的敏感性是治疗 ORG 的重要环节，临床上常用的胰岛素增敏剂有噻唑烷二酮类和双胍类。除此之外，DPP-4 抑制剂、SGLT2 抑制剂（依帕列净、达格列净）、GLP-1 受体激动剂（利拉鲁肽、艾塞那肽）等药物也可改善胰岛素抵抗，同时发挥肾脏保护作用，但这些治疗药物目前仍处于动物实验阶段，还需要大量的临床试验及数据来评估其在人类治疗中的安全性和有效性，因此是比较有潜力的治疗药物。

（四）调脂治疗

ORG 常伴有脂代谢异常。他汀类药物是比较常用的降脂药物，除了可以降脂外，还能改善内皮细胞功能，抑制炎性反应，抑制系膜细胞增生和细胞外基质分泌，从而改善 ORG。线粒体是细胞脂质代谢的重要场所，肾线粒体保护药 SS-31 在近期研究中被发现可在对全身代谢指标无明显影响下，通过抑制足细胞 Wnt/β-联蛋白通路克服肾脏细胞脂毒性，提供肾脏保护，提示肾脏细胞线粒体可作为减轻 ORG 异位脂质作用的新靶向目标。还有研究表明线粒体心磷脂靶向肽（ELAM）可以防止线粒体内心磷脂丢失，减轻脂质过氧化，从而改善线粒体功能，同时最新研究表明 ELAM 也可提高高脂肪饮食诱导的代谢综合征（MS）动物肾脏管周毛细血管内皮细胞中线粒体密度和心磷脂含量，从而改善微血管重塑，保护肾血管内皮功能。

（五）靶向治疗

靶向治疗是 ORG 治疗的新方向。研究者在使用降糖药、降脂药治疗 ORG 的过程中发现，上述药物可能通过作用于各种代谢、炎性通路或者靶细胞器对肾脏产生特异性保护作用，如上述提到的 DPP-4 抑制剂、肾线粒体保护药（SS-31、ELAM），除此之外还有锌剂、GLP-1 受体激动剂、脂氧素 A4 等，大部分都还处于研究阶段。

（六）调节肠道微生物群

调节肠道微生物群也是潜在的治疗方法之一。鉴于微生物群在肥胖诱导的炎症中的假定作用，益生菌可以起到减轻炎症和减缓 ORG 进展的作用。有研究表明，肥胖患者中肠道菌群失调被认为可能参与胰岛素抵抗的发病，并引起 CKD 相关炎症，应用益生菌包括双歧杆菌、乳杆菌和链球菌等治疗，可能延缓 CKD 进展。另外，通过促进肠道健康微生物群的生长，高纤维饮食可以部分改善肾功能障碍。还有研究表明，绿茶多酚对肠道微生物群产生积极影响，并能改善糖尿病肾病的肾功能。目前，粪便微生物群移植被认为是 ORG 的潜在治疗方法。

（七）综合治疗和个体化治疗

ORG 患者常合并多种代谢异常，故应针对不同患者的代谢异常有针对性地进行综合治疗。现在临床上主要针对患者的危险因素而采取相应的治疗措施，以期延缓肾功能恶化。目前 ORG 的治疗已经逐渐从传统的减轻体重、降压、调节代谢，向靶向治疗转变（改善肾脏代谢、抑制炎性通路），迫切需要大规模循证医学研究来评估确切疗效。同时需要注意的是，ORG 是近年来才被认识的一种疾病，单纯蛋白尿的肥胖患者易被误诊为原发性肾炎而误用激素。由于 ORG 的发病主要涉及肾血流动力学异常、胰岛素抵抗和脂代谢异常等非免疫性因素，使用激素不仅无益反而有害，能加重肥胖和代谢异常，故应忌用激素。所以临床医师应提高对 ORG 的认识，避免误诊。

七、中医辨证论治

中医学尚无 ORG 病名的记载，根据其后期临床特点，当归属于"水肿""虚劳""关格""溺毒"等范畴。

（一）辨证要点

现代医学认为，肥胖与人体脂肪含量密切相关。中医将人体正常脂肪称为"脂膏"。脂膏与脾胃密切相关，人体脂肪过度，多由痰湿内蕴而致，脾虚痰湿内生，则脂膏蓄积。《温热经纬》记载："脾气滞而少健运，则饮停湿聚矣。"气机阻滞，则脂浊、脂毒内蕴，导致肥胖。因此，ORG 当以脾肾亏虚为本，痰浊瘀毒为标，属本虚标实之证。其病因病机多为饮食不节，痰湿、血瘀、气虚、阳虚等因素虚实夹杂而致机体气血阴阳的紊乱，水谷精微失于输布，化为膏脂、痰湿，导致精微外泄，引发 ORG。

脾虚为肥胖之根，病久必及于肾。脂浊内停，侵淫肌肤，流注或瘀阻脉络，阻碍脏腑气机，导致脏腑气化失司。肾失开阖，启闭失常，精微失于封藏而外泄则为蛋白尿。痰浊为肥胖之标，疾病久延，痰浊瘀毒侵淫肾脏，致肾络受损，肾小球硬化发生。最终肾气衰败，溺浊内留，可致关格、溺毒等症。

（二）证治分型

目前尚未有比较公认的 ORG 证治分型，而 ORG 首先应控制肥胖，减轻体重，所以这里主要介绍肥胖的证治分型以供参考。

1. 脾虚湿阻证

主症：肥胖，浮肿，肢体困重，尿少，纳差食少，大便溏薄。

次症：疲乏无力，脘腹胀满，舌质淡红，舌苔薄腻，脉沉细。

证候分析：脾虚运化失常，水湿停聚，留于体表则浮肿，停于四肢则肢体困重，清阳不升，浊阴不降，则尿少；水谷不能运化，故见纳差食少，脘腹胀满，大便溏薄；脾虚气血生化之源不足，故见疲乏无力。

治法：健脾化湿。

代表方：六君子汤、防己黄芪汤等加减。

常用药：黄芪、党参益气健脾，茯苓、白术健脾利水消肿，陈皮、半夏理气健脾燥湿，炙甘草、生姜、大枣补脾和胃兼调和诸药。

兼证加减：兼浮肿，加薏苡仁、赤小豆、冬瓜皮以利水消肿；小便不利，加猪苓、泽泻以通利小便；胸闷痰多，加杏仁、白豆蔻、枳壳以理气化痰。

2. 胃热湿阻证

主症：形体肥胖，消谷善饥，口臭口干，口渴喜饮，大便秘结。

次症：头胀眩晕，肢重怠惰，舌质红，苔腻微黄，脉滑小数。

证候分析：胃中火热炽盛，腐熟功能亢盛，则消谷善饥；火热沿经上炎，则见口臭；热盛伤津故见口干，口渴喜饮，大便秘结；湿与热上蒸于头部，则见头胀眩晕；湿留于四肢故见肢重怠惰。

治法：清热化湿通腑。

代表方：小承气汤加减。

常用药：枳实破气消积，化痰除痞，厚朴行气燥湿消积，两者相合可行气破结，大黄泻热通便，炙甘草调和诸药。

兼证加减：胃热炽盛，加石膏、知母以清热泻火；肝火亢盛，加龙胆草、栀子、夏枯草以清泻肝火；心火亢盛，加黄连、竹叶以清心泻火；头痛头胀，加钩藤、菊花、石决明、桑叶以平肝清热；口苦口臭，加黄连、黄芩以清泻胃火。

3. 肝郁气滞证

主症：肥胖，胸胁苦满，女性可见月经不调或闭经。

次症：胃脘痞满，失眠，多梦，舌质暗红，舌苔白或薄腻，脉细弦。

证候分析：肝气郁结，气机不畅，则见胸胁苦满；肝气不疏，横犯脾胃，胃失和降，故见胃脘痞满；肝气郁久化火，上扰心神，则见失眠，多梦；肝郁气滞，疏泄失常，故见月经不调或闭经。

治法：疏肝理气解郁。

代表方：柴胡疏肝散或逍遥散加减。

常用药：柴胡疏肝解郁，香附理气疏肝，白芍柔肝缓急，茯苓健脾益气，枳实、陈皮理气解郁，薄荷疏散郁遏之气，透达肝经郁热，甘草调和诸药。

兼证加减：心烦易怒，加牡丹皮、栀子、龙胆草以清泻心肝之火；大便溏泻，加白术、白扁豆以健脾益气；头痛头胀，加桑叶、菊花、钩藤以平肝清热；两胁胀痛，加郁金、延胡索、川楝子以理气止痛。

4. 脾肾两虚证

主症：形体肥胖，虚浮肿胀，食少纳差，腰膝冷痛，大便溏薄，或五更泄泻，阳痿。

次症：疲乏无力，少气懒言，动而喘息，头晕畏寒，舌质淡，苔薄白，脉沉细。

证候分析：脾肾两虚，气不化水，水邪泛滥，则见虚浮肿胀；腰为肾之府，膝为筋之府，肾主骨生髓，膝须髓养，肾气不足，不能温煦濡养，则见腰膝冷痛，阳痿，甚则命门火衰，不能熏蒸脾胃，脾胃虚寒，迟于运化，以致出现五更泄泻；脾虚运化无力，则见食少纳差、大便溏薄；阳虚不能温煦，故见畏寒；气虚故见疲乏无力、少气懒言，动而喘息，头晕。

治法：温阳化气利水。

代表方：金匮肾气丸或济生肾气汤加减。

常用药：熟地黄滋阴补肾，填精益髓，山茱萸补养肝肾兼涩精，山药补脾益肾，茯苓淡渗脾湿，泽泻利湿泄肾浊，牡丹皮清泻虚热，附子、肉桂温补肾阳，化气利水，牛膝补益肝肾，车前子利水通淋，渗湿止泻。

兼证加减：腰膝冷痛，加杜仲、菟丝子以温补肾阳；大便溏薄，或五更泄泻，加肉豆蔻、补骨脂、芡实以补肾止泻；阳痿，加淫羊藿、巴戟天、阳起石、蜈蚣以温阳通络。

5. 气滞血瘀证

主症：形体肥胖，两胁胀满，月经不调或闭经。

次症：胃脘痞满，烦躁易怒，口干舌燥，头晕目眩，失眠多梦，舌质暗有瘀斑，脉弦数或细弦。

证候分析：气机郁滞，滞于肝胆则两胁胀满，烦躁易怒，滞于脾胃则胃脘痞满；血随气行，气行则血行，气机不畅，久则形成瘀血，瘀血内阻，故见月经不调或闭经，津不上承，故见口干舌燥，脉络阻塞，清窍失养，故见头晕目眩，日久化火，火扰心神故见失眠多梦。

治法：疏肝理气，活血化瘀。

代表方：血府逐瘀汤加减。

常用药：生地黄、当归、赤芍、川芎清热凉血，滋阴养血，补血活血兼行气，枳壳、桔梗一升一降，宽胸行气，且桔梗可载药上行，柴胡疏肝解郁，使清阳得升，与桔梗、枳壳同用，可理气行滞，使瘀血得散，牛膝入血分，善下行，可祛瘀通脉，并可引瘀血下行，使瘀热不上扰，甘草调和诸药。

兼证加减：两胁胀满，加青皮、橘叶、香附以疏肝止痛；胃脘痞满，加青皮、陈皮以理气消胀；烦躁易怒，加牡丹皮、栀子以清肝泻火；女子月经不调或闭经、加丹参、益母草、三七以活血化瘀。

6.阴虚内热证

主症：肥胖，头昏眼花，五心烦热。

次症：头胀头痛，腰痛腿软，低热，舌尖红，舌苔薄，脉细数微弦。

证候分析：阴虚故见五心烦热，低热；阴液不足，清窍失养则见头晕眼花；肾阴不足故见腰痛腿软；虚火上扰则见头胀头痛。

治法：滋阴补肾。

代表方：杞菊地黄汤加减。

常用药：枸杞子、山茱萸、女贞子补益肝肾，麦冬养阴生津，清心除烦，生地黄滋阴清热，山药补脾益肾，茯苓、泽泻健脾利湿，牡丹皮退虚热，五味子滋肾生津。

兼证加减：阴虚火旺，加黄柏、知母以清泻虚火；大便干结，加火麻仁、何首乌、肉苁蓉以温润通便；腰痛腿软，加杜仲、桑寄生以补肾健腰；头昏眼花，加桑椹子、菊花以滋阴明目；头胀头痛，加菊花、桑叶、钩藤以清热平肝。

八、康复治疗

ORG 是由肥胖引起的疾病，控制体重是最根本也是最基本的治疗措施，除了药物与手术治疗之外，康复疗法是相对简便、经济又实用的辅助治疗方法，对于疾病的控制有非常重要的作用。

（一）起居饮食宜忌

ORG 患者需要坚持一定强度的体力活动和体育锻炼，尽量将体重维持在标准体重之内，可以选择游泳、做广播体操、打太极等方式。除此之外，还可以尽量抓住平日锻炼的机会，比如爬楼梯，少乘坐电梯，或者多走路、少坐车等来减轻体重。对于同时存在高血压的患者，就不适合选择强度较大的运动，并且对于中度以上的肥胖患者，不建议选择跳绳、打羽毛球、跑步等这些对关节压力较大的运动，而对于已经进展到终末期肾病的患者，更需要注意运动量不能过大。总之，选择什么活动和运动量大小，要根据患者的年龄、病情，特别是心脏的功能好坏来决定。

ORG 患者总体上在饮食方面需要注意以下几点：①主食及淀粉含量高的食物，如粉条、土豆、红薯等要限量，糖果、甜点心、巧克力等食品要严格限制；②蔬菜、水果、洋粉、果胶、魔芋食品等低热量食品，原则上可自由选择进食；③含饱和脂肪酸及胆固醇高的食物，如肥肉、动物油脂、动物脑及内脏应加限制；④少食盐腌及过咸食品；⑤以动物蛋白为主，包括鸡蛋白、牛奶、鱼肉等食物，少吃豆制品，保证优质、低蛋白饮食；⑥同时有高尿酸血症的患者，避免高嘌呤食物的摄入，比如海鲜、菌菇类、老火靓汤等；⑦每餐不可过饱，提倡七成饱和少食多餐，更不可暴饮暴食；⑧戒烟限酒。

对于不同体质的患者，还有各自不同的饮食宜忌，如对于痰湿体质的患者，更需注意少食肥甘厚味，酒类也不宜多饮，且勿过饱。一些具有健脾利湿、化痰祛湿作用的食物，更应多食之，如白萝卜、荸荠、紫菜、海蜇、洋葱、枇杷、白果、大枣、扁豆、薏苡仁、红小豆、蚕豆、包菜等；对于气虚体质的患者，则需注意可常食粳米、糯米、小米、黄米、大麦、山药、籼米、油麦、马铃薯、大枣、胡萝卜、香菇、豆腐、鸡肉、鹅肉、兔肉、鹌鹑、牛肉、狗肉、青鱼、鳙鱼。若气虚甚，当选用人参莲肉汤补养；对于阳虚体质的患者，应多食有壮阳作用的食品，如羊肉、狗肉、鹿肉、鸡肉。根据"春夏养阳"的法则，夏日三伏，每伏可食附子粥或羊肉附子汤一次，配合天地阳旺之时，以壮人体之阳，最为有效；对于血瘀体质的患者，则可常食桃仁、油菜、慈菇、黑大豆等具有活血祛瘀作用的食物，可多吃醋，山楂粥、花生粥亦颇相宜。

（二）心理治疗

肥胖患者，包括ORG的患者，常常会因为压力、沮丧或者抑郁而过度进食，并引发罪恶感而陷入恶性循环中，这时候就需要医务人员能识别干扰减重管理成功的心理或精神疾病，并请专科医师进行治疗。在医疗活动中，肥胖患者，包括ORG的患者可能会因为各种心理社会原因而拒绝寻求减重帮助。应对患者表达充分尊重，仔细倾听并建立信任，通过健康教育提高其对肥胖加重疾病危险性的认识，不应忽略任何细微进步，给予及时、适当的奖励和称赞，这对于肥胖儿童，包括ORG的患儿的管理都尤其重要。

（三）饮食疗法

ORG患者可以通过食疗的方法达到控制体重的目的，从根本上解决问题，祖国医学中有许多治疗肥胖的食疗、药膳方剂，现列举如下，以供参考。

1）冬瓜粥：鲜冬瓜（带皮）100g，粳米60g。先将冬瓜切成小块，同粳米一并煮粥服食，或用鲜冬瓜子30g煎水，去渣后同米煮粥。此法有利尿、消水肿、清热毒、止烦渴之效，适用于肥胖症，水肿胀满，小便不利者。

2）什锦乌龙粥：生苡仁30g，冬瓜籽仁30g，红小豆20g，干荷叶、乌龙茶适量。上药洗净，合在一起，放入锅内加水煮至豆熟，再放入用粗纱布包好的干荷叶及乌龙茶再熬7～8min，取出纱布即可食用。此法可健脾祛湿，适用于脾虚湿阻型肥胖者。

3）芡实荷叶粥：芡实40g，山药200g，粳米50g，鲜荷叶2张。将芡实去皮与山药共研末，取30g与粳米50g共煮粥，并加入鲜荷叶，供用。此法可补肾健脾，适用于脾肾虚胖患者。

4）山楂银菊茶：山楂15g（打碎），金银花10g，杭菊12g。将上药煎水取汁代茶。此法可化瘀清热，适用于肥胖而并有高血压、高脂血症的热性患者。

5）三花减肥茶：玫瑰花、代代花、茉莉花、荷叶各2g，川芎0.5g。每日1包，开水冲泡代茶。此法有宽胸理气、祛痰逐饮、利水消肿、活血养胃、降脂提神之效，适用实证型肥胖患者。

6）竹荪汤：竹荪1g，银耳10g，鸡蛋、盐、味精适量。将竹荪洗净，银耳浸泡，洗净，去蒂，鸡蛋打碎搅匀，清水煮沸后，倒入鸡蛋糊，加竹荪、银耳，文火烧10min，加盐、味精适量，任意食。此法有养阴清热之效，适用于腹型肥胖属阴虚内热者。

（四）针刺疗法

通过针刺的方法能够减轻患者的体重，有利于ORG的治疗，方法如下，供参考。

1. 体针

（1）脾虚湿阻证

主穴脾俞、胃俞、足三里、三阴交、丰隆、中脘。尿少浮肿者，加阳陵泉；健忘、嗜睡者，加百会、人中。针用平补平泻法，可加灸。

（2）胃热湿阻证

主穴内庭、曲池、上巨虚、胃俞、合谷、三阴交。便秘者，加天枢、支沟；消谷善饥者，加中脘、梁丘。针用泻法。

（3）肝郁气滞证

主穴太冲、期门、肝俞、支沟、三阴交。胸胁胀满者，加膻中、中脘。针用泻法。

（4）脾肾两虚证

主穴肾俞、脾俞、命门、三阴交、关元、太溪。尿少浮肿者，加阳陵泉；阳痿早泄者，加中极。针用补法，加灸，或温针灸。

2. 耳针

主穴肺、脾、胃、肾、内分泌、大肠、小肠、神门、三焦。心慌心悸，加心穴；小便不利，加尿道穴等。每次选 3～5 穴，毫针浅刺，中强刺激，留针 30min，每日或隔日 1 次；或用王不留行籽贴压，留置和更换时间视季节而定，其间嘱患者餐前或有饥饿感时自行按压穴位 2～3min，以增强刺激。

3. 皮肤针疗法

取肥胖局部阿是穴，用皮肤针叩刺，实证重力叩刺，以皮肤渗血为度，虚证中等力度叩刺，以皮肤潮红为度。

（五）推拿疗法

对于不能接受针刺疗法的 ORG 患者，推拿疗法不失为一种有效的替代手段。

1. 取穴

中脘、神阙、天枢、气海、关元、中极、脾俞、胃俞、肝俞、大肠俞、肾俞、臂臑、曲池、承扶、风市、委中、承山、梁丘、足三里、丰隆。

2. 主要手法

摩、揉、按、擦、拿、振、推等手法。

3. 操作方法

（1）腹部操作

患者取仰卧位，医生掌摩全腹，顺时针与逆时针方向各 2min；一指禅推或指按揉腹部任脉、胃经、脾经穴位各 1min；顺时针揉全腹 2min；按揉中脘、天枢、气海、关元、中极穴各半分钟；摩神阙穴 2min；提拿腹部数次，以患者能忍受为度；掌振法作用于小腹部 1min。

（2）背部操作

患者取俯卧位，医生掌擦督脉及两侧足太阳膀胱经，以透热为度；按揉脾俞、胃俞、肝俞、肾俞、大肠俞，每穴各半分钟；由下向上捏脊 3～5 遍。

（3）上肢部操作

患者取仰卧位，医生拿揉手三阳经及手三阴经穴位各 3～5 遍；按揉臂臑、曲池穴各半分钟。

（4）下肢部操作

患者取仰卧位，医生拿大腿外侧及前侧脂肪组织，并按揉风市、梁丘、足三里、丰隆穴各1min；患者再取俯卧位，医生掌推大腿后侧及内侧脂肪组织，并按揉承扶、委中、承山等穴位，每穴1min。

4. 辨证加减

（1）胃热湿阻证

按揉内庭、曲池、上巨虚穴，每穴各1min。

（2）脾虚痰湿证

按揉中脘、丰隆、阴陵泉穴，每穴各1min。

（3）脾胃气虚证

按揉中脘、气海、关元、足三里穴，每穴各1min；掌擦法作用于督脉，以透热为度。

（4）肝郁气滞证

按揉太冲、期门、合谷穴，每穴各1min；掌擦胁肋部，以透热为度。

（5）脾肾阳虚证

按揉肾俞、命门、太溪穴，每穴各1min；掌擦肾俞、命门及督脉，以透热为度。

（六）中药足浴

取熟附片10g，麻黄10g，肉桂6g，桂枝10g，细辛3g，泽泻10g，大腹皮10g，茯苓皮15g等，或者金银花10g，蒲公英20g，白头翁10g，赤芍10g，生地黄10g，牡丹皮10g，大小蓟各12g，升麻10g，玄参10g，白花蛇舌草15g，半枝莲12g等，加水适量，水煎至沸腾，5～8min后倒入足浴盆内，待药液温度降到40～50℃时开始足浴，双足以没入踝关节部为准，浸泡30min，每日2次，连用15天为1个疗程。其中第一个方温阳化气，利水消肿，第二个方清热解毒，凉血止血，适用于与之相应的ORG患者。

（七）贴敷疗法

选用新鲜生姜切片，固定贴于内关、足三里，上下肢左右交叉贴敷按摩，如右侧内关配左侧足三里，左侧内关配右侧足三里，按摩约10min，生姜干后可再换新鲜生姜，同样适用于属于脾肾阳虚型且伴有蛋白尿或水肿的肥胖患者。

（八）灌肠疗法

取大黄30g，丹参30g，蒲公英50g，牡蛎50g，炒薏米50g，加水适量，煎取200ml，盐水清洁灌肠后，用此药保留灌肠半小时至1小时后排出，同样也适用于ORG肾功能不全的患者。

参 考 文 献

顾奎勤，高永瑞，2000.老年食养食疗［M］.北京：金盾出版社.

郝玉杰，田力铭，2014.肥胖相关性肾病中西医结合诊疗探讨［J］.新中医，46（1）：242-244.

贺丹丹，张雅茹，贾俊亚，等，2019.肥胖相关性肾小球病治疗研究进展［J］.实用医学杂志，35（7）：1181-1184.

李颖，夏天，2014.肥胖相关性肾病的研究进展［J］.天津医科大学学报，20（2）：165-169.

漆柏安，张学英，蔡柳洲，2015.中药足浴治疗慢性肾病［J］.中医临床研究，7（21）：51-52.

沈焕玲，张莹，2018.肥胖的饮食和药物治疗的研究现状［J］.医学综述，24（10）：1998-2003.

宋柏林，于天源，2016.推拿治疗学［M］.北京：人民卫生出版社.

王丹，张志明，陈美慧，等，2018.中西医结合对肥胖相关性肾病的思考与认识［C］//中国中西医结合学会肾脏病专业委员会.中国中西医结合学会肾脏疾病专业委员会2018年学术年会论文摘要汇编.重庆：中国中西医结合学会肾脏病专业委员会.

王海燕，2009.肾脏病临床概览［M］.北京：北京大学医学出版社.

王玉川，2008.中医养生学［M］.上海：上海科学技术出版社.

温蕊，周广宇，赵圆圆，等，2019.肥胖相关性肾小球病诊治进展［J］.中国实验诊断学，23（5）：927-931.

杨阳，杨宗璐，柯亭羽，2020.肥胖相关性肾病的治疗进展［J］.医学综述，26（7）：1283-1287.

中国超重/肥胖医学营养治疗专家共识编写委员会，2016.中国超重/肥胖医学营养治疗专家共识（2016年版）［J］.糖尿病天地（临床），10（10）：451-455.

中华医学会，2013.临床诊疗指南：肾脏病学分册［M］.北京：人民卫生出版社.

中华中医药学会，2008.中医内科常见病诊疗指南：西医疾病部分［M］.北京：中国中医药出版社.

宗慧敏，王霞，刘春蓓，2019.肥胖相关性肾病的研究进展［J］.中国全科医学，22（17）：2030-2035.

D'AGATI V D，CHAGNAC A，DE VRIES A P J，et al，2016. Obesity-related glomerulopathy: clinical and pathologic characteristics and pathogenesis［J］.Nat Rev Nephrol，12：453-471.

（蔡 荔 唐 杰）

第十六节 尿 路 感 染

由多种病原微生物导致的尿道组织或者黏膜的急慢性炎症称为尿路感染（urinary tract infection，UTI），该病在我国的发生率约为1%。细菌是导致UTI最常见的病原微生物，真菌、支原体、衣原体、病毒等也能够引起UTI。革兰氏阴性菌是最为常见的致病菌，其中大肠埃希菌占60%，除此之外还有异变形杆菌、肺炎克雷伯菌。革兰氏阳性菌主要见于葡萄球菌和肠球菌。念珠菌引起的真菌性UTI相对少见，多见于较长时间留置导尿管并使用抗生素的糖尿病患者。较少见的还有衣原体引起的UTI。UTI大部分都是由单一菌引起的，混合的不多，还应该除外标本污染。

中医称UTI为"淋证"，《黄帝内经》最先提出"淋没""淋""淋满"之名称，《六元正纪大论》篇有"淋閟"之说，汉代张仲景于《金匮要略·消渴小便不利淋病脉证并治》中描述了本病的症状，即："淋之为病，小便如粟状，小腹弦急，痛引脐中。"

一、临 床 表 现

1.急性肾盂肾炎

（1）泌尿系症状

泌尿系症状有尿频、尿急、尿痛等膀胱刺激征，肾区压痛及叩痛，腰痛，肋脊角叩击痛或压痛，输尿管点痛，血尿，下腹部疼痛。

（2）全身症状

全身症状有发热、寒战、头痛、恶心、呕吐、食欲下降，血沉加快，血白细胞升高。

2. 急性膀胱炎

急性膀胱炎的临床表现：尿频、尿急、尿痛、尿道烧灼感、会阴部不适、膀胱区不适等膀胱刺激征；血尿，混浊尿，尿里有白细胞；尿频较重者可见急迫性尿失禁。一般无明显全身症状，体温正常或者低热。

3. 复杂性 UTI

复杂性 UTI 的临床表现有很大差异，常伴有增加获得感染或治疗失败风险的其他疾病，可伴或不伴有临床症状（如尿频、尿急、尿痛，排尿困难，腰背部疼痛，脊肋角压痛，耻骨上区疼痛和发热等）。复杂性 UTI 常伴随肾功能衰竭和糖尿病等其他疾病；复杂性 UTI 导致的后遗症比较多，最严重及致命的情况包括肾功能衰竭及脓毒血症，肾衰竭可分为急性和慢性、可逆和不可逆等。

4. 无症状菌尿

无症状菌尿多见于老年女性及妊娠期妇女，属于隐匿性 UTI，患者无任何 UTI 症状，发病率随年龄增长而增加。

二、实验室检查

1. 尿细菌学检查

有意义的细菌尿：清洁中段尿定量细菌培养 $\geq 10^5$/ml。真性细菌尿：临床需有 UTI 症状，若无症状，则要求连续培养 2 次，细菌计数 $\geq 10^5$/ml，并且 2 次为同一菌种。

2. 尿常规检查

肉眼观察尿色清澈或者浑浊，急性膀胱炎者可见肉眼血尿；尿蛋白阴性或者微量；急性 UTI 可见镜下血尿，红细胞 2~10 个/HPF；尿沉渣镜检白细胞大于 5 个/HPF，此为 UTI 诊断中较敏感的指标。

3. 血常规检查

急性肾盂肾炎患者血常规示白细胞轻中度增加，中性粒细胞增多，血沉加快。

4. 尿路 X 线检查

尽早发现尿路结石、梗阻、反流、畸形等引起 UTI 的因素。

三、分　　类

UTI 按照感染部位，有上 UTI 和下 UTI 之分，上 UTI 主要指肾盂肾炎，下 UTI 主要指尿道炎及膀胱炎。UTI 炎症反应分以下三步：①上皮细胞被激活导致生成炎症因子；②感染部位受天然免疫细胞影响；③破坏局部，细菌侵入。

按照基础疾病的有无，有单纯性 UTI 和复杂性 UTI 之分。复杂性 UTI 多见于糖尿病、冠心病、高血压等所致免疫力低下患者以及多囊肾、慢性肾炎等肾实质病变患者和尿路梗阻等患者。复杂性 UTI 比单纯性 UTI 的发病率要高出 10 余倍。

四、容易引起 UTI 的危险因素

1. 泌尿系结石

泌尿系结石主要为尿道结石、输尿管结石、肾结石和膀胱结石，在我国 90%以上的泌尿系结石是上尿路结石。泌尿系结石最常伴发大肠埃希菌，进而引起 UTI。

2. 糖尿病

UTI 是糖尿病最为常见的并发症之一，糖尿病患者常常伴有自主神经病变，引起膀胱无力收缩进而尿潴留，最终引起 UTI。

3. 留置导尿

因手术或尿潴留等原因留置导尿管，很容易使细菌繁殖于导尿管的内外两面，并且导尿管的留置操作会损伤尿路黏膜，最终导致 UTI 的发生。

4. CKD

CKD 由于尿流动力学改变以及减少尿量等原因容易导致大量细菌繁殖，加上 CKD 患者免疫力下降，使白细胞功能障碍，最终导致 UTI。

5. 重症感染

重症感染患者往往使用大量抗生素，并且多种抗生素联合应用，使得多重耐药菌繁殖，增加 UTI 发生概率，尤其是真菌引起的 UTI 增多。

6. 前列腺增生的老年男性

前列腺增生会增加排尿阻力，导致尿潴留，进而引起 UTI。

7. 围绝经期女性

围绝经期女性由于雌激素急剧下降，导致尿路上皮萎缩，尿液排出受阻，加之女性雌激素水平下降导致免疫力下降，本来保护性的乳酸菌转化为大肠埃希菌，大大增加了 UTI 发生的概率。

8. 妊娠

无症状的细菌尿在妊娠妇女中高达 10%，而经产妇和大龄产妇的 UTI 的发生率则更高，大概 50%是有症状的 UTI。原因在于：在妊娠期，尿液产生了更有益于细菌生长繁殖的化学成分；妊娠后增多的黄体素使输尿管平滑肌松弛，并减慢了其蠕动；妊娠后增大的子宫压迫膀胱，使得尿液引流不畅。

五、感 染 途 径

1. 上行感染

大部分感染是细菌经过尿道上行到膀胱、肾盂，最终导致感染。

2. 血行感染

血行感染比较少见，少于 3%，感染灶的细菌通过血流侵入尿路和肾脏等部位引起感染。

3. 淋巴感染

淋巴感染较为罕见，有学者认为，盆腔炎、结肠炎、阑尾炎患者可能通过淋巴感染尿路。

六、诊 断

典型 UTI 有尿路刺激征，伴或不伴感染中毒症状、腰部不适等，结合尿液分析和尿液细菌学检查，诊断并不困难。符合下列指标之一者，可诊断 UTI：①新鲜中段尿沉渣革兰氏染色后用油镜观察，细菌>1 个/视野；②新鲜中段尿细菌培养计数≥10^5/ml；③膀胱穿刺的尿培养阳性。凡是真性菌尿者，均可诊断为 UTI。无症状性细菌尿的诊断主要依靠尿细菌学检查，要求 2 次细菌培养均为同一菌种的真性菌尿。

1. 定位诊断

真性菌尿的存在表明有 UTI，需进行定位诊断，区分是上 UTI 还是下 UTI。

（1）根据临床表现定位

上 UTI 常有发热、寒战等症状，甚至出现毒血症的症状，伴明显腰痛，输尿管和（或）肋脊点压痛、肾区叩击痛等。下 UTI，常以膀胱刺激征为突出表现，一般少有发热、腰痛等表现。

（2）根据实验室检查定位

出现下列情况提示上 UTI：①膀胱冲洗后尿培养阳性；②尿沉渣镜检有白细胞管型，并排除由免疫活动所致者（如间质性肾炎、狼疮性肾炎等）；③尿 N-乙酰氨基葡萄糖苷酶升高、尿 β_2 微球蛋白升高；④尿渗透压降低等。

2. 确定病原菌

根据细菌学检查确定。清洁中段尿培养结合药敏试验，不仅可明确诊断，也能够指导治疗。

3. 明确潜在致病因素

对于反复发作的 UTI，应积极寻找是否存在泌尿系畸形、梗阻，糖尿病或其他导致机体抵抗力下降的因素。

4. 慢性肾盂肾炎的诊断

除反复发作 UTI 病史之外，还需要结合影像学及肾功能检查。①肾外形凹凸不平，且双肾大小不等；②静脉肾盂造影可见肾盂肾盏变形、缩窄；③持续性肾小管间质功能损害。具备上述第①、②条的任何一项再加第③条即可诊断慢性肾盂肾炎。

隐匿性细菌尿指没有 UTI 症状的真性细菌尿。常常是由症状性 UTI 转化而来，并且可以持续多年，常常是出现和复现交替出现，尿常规常常无异常。

七、鉴 别 诊 断

1. 尿道综合征

尿道综合征主要表现为尿频、尿急、尿痛、排尿不适等尿路刺激症状，容易与 UTI 混淆，但尿道综合征患者往往没有细菌尿和脓尿。

2. 腹部器官炎症

有的 UTI 没有明显的尿频、尿急、尿痛等尿路刺激症状，仅表现为腹痛、发热、恶心、呕吐等，容易误诊为阑尾炎、胃肠炎、附件炎等，通过尿常规、尿细菌培养可予以鉴别。

3. 发热性疾病

尿路刺激症状不明显的急性 UTI 发热患者，容易与疟疾、流行性感冒、败血症等发热性疾病混淆，通过仔细询问病史及尿常规、尿细菌培养可予以鉴别。

4. 肾结核

肾结核可有如下表现：①膀胱刺激征，但服用抗生素治疗无效；②脓尿，但尿细菌培养阴性；③尿镜检有红细胞；④晨尿结核杆菌（+），尿沉渣有抗酸杆菌；⑤前列腺、精索、附睾结核。

八、西 医 治 疗

1. 首选抗生素

尿细菌培养和药敏试验未出结果之前，一般先用消灭革兰氏阴性菌的抗生素，复方磺胺甲噁唑、氧氟沙星可适用于病情较轻的患者，病情较重的患者则需要住院系统治疗，一般使用阿米卡星、头孢替坦、哌拉西林、他唑巴坦、亚胺培南等。无症状性菌尿患者可以短期服用抗生素，复发性 UTI 可以长期低剂量使用复方磺胺甲噁唑、氧氟沙星、环丙沙星等抗生素。

2. 一般治疗

大量饮水，注意休息，多排尿。

3. 碱化尿液

增强抗生素的效果，减轻膀胱刺激征，可以口服碳酸氢钠片 1g，1 日 3 次。

九、中医辨证论治

（一）辨证要点

据说古代根据发病原因不同，对于淋证有五淋、七淋、八淋之说。《外台秘要》将淋证分为"五淋"，即"石淋、气淋、劳淋、膏淋、热淋也"。《诸病源候论》将淋证分为七种，即石淋、劳淋、气淋、血淋、膏淋、寒淋、热淋。《中藏经》将淋证分为八种，即冷淋、热淋、气淋、劳淋、膏淋、砂淋、虚淋、实淋。唐代巢元方认为肾虚膀胱湿热是造成淋证的主要原因，提出"劳伤肾气，而生热成淋也"。下焦是淋证的病位，肾气亏虚，湿热邪毒于下焦蕴结，而膀胱气化不利，最终导致淋证，故历代医家皆认为湿热是导致淋证的重要原因，但也有虚实夹杂和纯实的不同，也有人指出心肾不交、气血郁滞也是淋证的病因。

（二）治疗原则

根据淋证肾虚膀胱湿热的病机特点,历代医家多以清热利湿法来治疗淋证,佐以提升正气、补益肾气、培补脾肾、温阳化气、宣通气机、调和气血、滋阴降火、交通心肾等法。张景岳认为"凡热者宜清,涩者宜利,下陷者宜升提,虚者宜补,阳气不固者宜温补命门"。《临证指南医案·淋浊》中徐灵胎认为"治淋之法,有通有塞,要当分别,有瘀血积塞住溺管者,宜先通,无瘀积而虚滑者"。

（三）证治分型

饮食不节、外感湿热、七情内伤是淋证的主要原因,淋证病位主要在肾和膀胱,与肝、心、脾有密切关系,大致分为热淋、石淋、膏淋、血淋、劳淋、气淋等,患者体质主要分为阴虚质、阳虚质、阳盛质、气虚质、痰湿质。以虚实为纲,根据淋证的病位、病因和体质情况,淋证分为以下几种:

1. 实证

急性期:

（1）下焦湿热证

主症:小便频数黄浊,短涩疼痛,点滴而下,急迫灼热;或小便带血,血色鲜红;或尿有沙石,小便涩滞刺痛。

次症:伴腰痛拒按,或小腹胀痛,或大便秘结,或发热恶寒,口苦呕恶。舌红苔黄腻,脉滑数。

证候分析:阴虚或阳盛体质,感受湿热之邪,蕴结膀胱所致。火性急迫,故尿频、急迫灼热、短涩疼痛;热灼血络,迫血妄行,故小便带血,血色鲜红;湿热蕴结日久化石,故尿有沙石,小便涩滞刺痛。湿热下行伤肾,故腰痛拒按;湿热阻滞,下窍不利,故小腹胀痛;热甚至大肠,故便秘;湿热内蕴,正邪相争,故发热恶寒,口苦呕恶;舌红苔黄腻,脉滑数,为湿热互结之证。

治法:清热利湿,解毒通淋。

代表方:八正散加减。

常用药:车前子、萹蓄、瞿麦、大黄、滑石、栀子、甘草。

兼症:若发热恶寒,口苦呕恶,加黄芩、柴胡;若便秘,加槟榔、枳实,重用大黄;血淋尿血,加小蓟、白茅根、蒲黄;石淋,加金钱草、海金沙、冬葵子、鸡内金。

（2）肝经湿热证

主症:小便滞涩疼痛,余沥难尽,淋沥不畅。

次症:胁痛口苦,寒热往来,舌红苔微黄,脉弦数。

证候分析:常见于气滞体质,容易受湿热侵袭,病位涉及膀胱、肝、胆。肝脉绕阴器,过少腹,肝胆湿热下注,影响膀胱气化功能,故小便滞涩疼痛,余沥难尽,淋沥不畅;湿热犯及肝胆,少阳枢机不利,故胁痛口苦,寒热往来。舌红苔微黄,脉弦数,是肝胆湿热之征。

治法:清利肝胆湿热。

代表方:龙胆泻肝汤加减。

常用药：龙胆草、黄芩、生地黄、车前子、栀子、柴胡、泽泻、石韦、当归、甘草、川楝子。据具体情况酌情加减。

兼症：血瘀，加赤芍、红花、牛膝；气滞重，少腹胀满，加乌药、沉香、小茴香。

2. 虚证

慢性期：按劳淋分为以下几种证型。

（1）气阴两虚，膀胱湿热证

主症：尿频，倦怠乏力，手足心热，尿色黄赤。

次症：遇劳加重或复发，小腹不适，舌质红、少津和（或）脉沉细或弦数或滑数。

证候分析：本证多见气虚、阴虚体质，易感湿热为病，病位在脾、肾与膀胱。脾虚不运，尿液乏源，膀胱气化失司，则见尿频；脾不运化水谷，中焦虚弱，中气不足则倦怠乏力、小腹不适；阴虚而湿热留恋，湿热损伤络脉，则见尿色黄赤；阴虚则内热，故见手足心热；舌质红、少津和（或）脉沉细或弦数或滑数，为脾虚阴虚日久，膀胱湿热之象。

治法：益气养阴，清利湿热。

代表方：清心莲子饮加减。

常用方：黄芪、党参、石莲子、茯苓、麦冬、车前子、柴胡、黄柏、地骨皮、甘草等。

（2）肾阴不足，膀胱湿热证

主症：尿频、尿急、尿痛或小便淋沥不畅，或尿有沙石，或小便带血，反复发作。

次症：伴眩晕耳鸣，腰膝酸软，时有低热，或五心烦热，潮热盗汗，咽干口燥，舌红苔少，脉细数。

证候分析：本证多见阴虚体质，易感湿热为病，病位在肾与膀胱。膀胱有湿热之邪，气化失权，故见尿频、尿急、尿痛或小便淋沥不畅；湿热久蕴成石，则见尿有沙石；湿热损伤络脉，则见小便带血；肾阴不足，髓海空虚，故眩晕耳鸣；肾虚腰失所养，故腰膝酸软；阴虚则内热，故见时有低热，或五心烦热，潮热盗汗；阴虚津不上承，故咽干口燥；阴虚而湿热留恋，故病反复发作；舌红少苔，脉细数为阴虚有热之象。

治法：滋补肾阴，清利湿热。

代表方：知柏地黄丸加减。

常用药：知母、黄柏、生地黄、熟地黄、山茱萸、山药、茯苓、牡丹皮、泽泻、车前子、瞿麦、萹蓄等。

兼症：石淋者，加海金沙、鸡内金；血淋者，加小蓟、白茅根、阿胶；热退者，加银柴胡、地骨皮、青蒿；盗汗重者，加牡蛎、浮小麦。

（3）阴阳两虚，湿热下注证

主症：遇冷、劳累则尿频、尿急、小便淋沥涩痛，或尿如脂膏。

次症：腰膝酸软，少腹拘急，畏寒肢冷，甚者身面眼睑浮肿，舌淡暗苔薄白腻，脉沉弱或沉缓。

证候分析：本证多见阴阳两虚体质，易感湿浊为病，病位主要在肾与膀胱。肾阳亏虚，水液不能正常布散，湿浊留恋，膀胱失于温养，则见尿频、尿急、小便淋沥涩痛，或肾失封藏固摄，则尿如脂膏；肾阳不足，温养不利，则腰膝酸软，少腹拘急，畏寒肢冷；阳虚水犯，出现身面眼睑浮肿。舌淡暗苔薄白腻，脉沉弱或沉缓，为阴阳两虚，湿热下注之象。

治法：滋阴助阳，清利湿热。

代表方：肾气丸加减。

常用药：熟地黄、山茱萸、枸杞子、山药、巴戟天、淫羊藿、制附子、车前子、瞿麦、萹蓄、薏苡仁、败酱草等。

兼症：膏淋者，加芡实、莲子、生龙骨、生牡蛎、萆薢；劳淋者，加黄芪、人参、仙鹤草、扁豆等。

十、病程经过和预后

大部分的急性非复杂性 UTI 在使用抗生素后可以治愈，剩下的 10%可复发或者转变成持续性 UTI。而复杂性 UTI 则很难治愈，极易复发，复发率超过半数。

复杂性 UTI 常发展为急性肾盂肾炎，部分合并急性肾乳头坏死，若感染灶穿破肾包膜则会导致肾盂积脓或肾周脓肿，最终导致革兰氏阴性菌败血症、急性肾衰竭等。

十一、淋证中医体质

中医各家对体质类型各抒己见，最早记载体质分类的文献是《灵枢·阴阳二十五人》。《中医淋病文献和证治规律研究》按照气血阴阳津液的质量和比例的差异，将淋证分成 6 种体质：气虚质、气滞质、阳虚质、阴虚质、阳盛质、痰湿质等。现将其表现特点表述于下。

（一）气虚质

"气行则水行，气滞则水停"，气虚质易引发水液代谢失调，湿邪内阻，常因肾与膀胱不能正常气化，发为淋病。表现为平素身体乏力，疲倦，面色淡白，劳则气喘，心悸汗出，或食少便溏，喜温怕冷。易感风寒等外邪，病变多影响肺、脾、心、肾等脏，而以脾、肺为主。临床表现：肺虚证，体倦乏力，气短懒言，咳喘痰多；脾虚证，食少腹胀，大便溏泻；心肾气虚证，或心悸自汗、精神疲惫，或头晕嗜睡，腰膝酸软，男子滑精早泄，女子崩漏白带；中气亏虚证，见脱肛、阴挺、脏器下垂；气不摄血证，见各种出血、皮肤紫斑。舌淡苔白，脉虚弱。

（二）气滞质

平素性情急躁，易激动，或精神抑郁，胸胁不舒，时欲太息，或胃脘不适，泛酸嘈杂。易伤于七情，病变多影响肝、心、胃肠，而以肝为主。临床表现为胸胁、乳房、脘腹胀痛，烦躁易怒；或头胀痛，眩晕昏仆；或咽中梗阻，如有异物；或女子月经不调，经来腹痛。脉多弦。易发气淋，或气郁化热引发热淋，气郁日久变生劳淋。

（三）阳虚质

病因在于脾肾阳虚，水液不运，膀胱气化不利。平素形寒喜暖，四肢欠温，面色淡白，精神不振，口不渴，喜热饮，小便清，大便稀，厌恶寒冷与冬天。临床表现为恶寒，四肢厥冷，或腹痛拘急，喜温喜按；或身面浮肿，小便不利或腰脊冷痛，下利清谷；或阳痿滑精，宫寒不孕；或胸背彻痛，咳喘心悸；或夜尿频多，小便失禁。舌淡胖，苔白滑，脉沉迟。易感寒湿阴邪为病，病变可影响五脏，而以脾、肾为主。

（四）阴虚质

病因在于津液乏源，阴虚热扰，膀胱气化不利。平素形体略瘦，口燥咽干，心情烦躁，手足心热，小便短赤，大便常干，厌恶炎热与夏天。易感温热暑邪为病，病变多影响肺、心、肝、肾、胃等脏腑，而以肝、肾为主。临床表现为形体消瘦，潮热盗汗，颧红口干，五心烦热，或干咳少痰，咽痛音哑或心悸健忘，失眠多梦；或腰膝酸软，眩晕耳鸣，男子遗精，女子经少；或胁痛眼涩，视物模糊；或饥不欲食，口渴便秘。舌红少苔，脉细数。

（五）阳盛质

病因在于热迫膀胱，气化不利，或高热伤津，尿液乏源，以及热伤血络，迫血妄行，易出现热淋、血淋。平素身体壮实，喜冷怕热，声高气粗，面赤时烦，口渴饮冷，小便时黄，大便时干，面部或肢体易生疮疖，厌恶夏天。易感受温热火邪，病变多影响心、肝、肺、胃等脏腑，而以心、肝为主。临床表现为高热恶热，汗出烦渴；或目赤肿痛，口舌生疮；或口臭便秘，牙痛龈血；或疮疖肿疡，皮肤斑疹；或胁痛黄疸，小便痛热；或胸痛咳嗽，痰黄腥臭；甚至神昏谵语，痉厥。舌红苔黄，脉洪数。

（六）痰湿质

"同气相感"易于感邪生湿成淋病，由于湿性黏滞，缠绵难愈，患者感淋也是病程日久，反复发作。平素身体肥胖，嗜食肥甘，嗜睡恶动，口中黏腻不爽。易伤于生冷饮食，易感于寒湿之邪，可以影响脾、肺、心、肾，而以脾、肺为主。临床表现为胸脘痞闷，咳喘痰多，食少腹泻；或眩晕耳鸣，恶心呕吐；或肢体浮肿，小便不利；或头身重困，关节疼痛重着，肌肤不仁；或妇女白带过多。舌苔厚腻，脉滑或濡。

十二、UTI 的康复治疗

临床上 UTI 常常迁延难愈，反复发作，可以持续多年，所以该病的积极康复治疗如饮食疗法，可以减轻患者痛苦，缩短病程，减少复发率。

（一）UTI 患者的饮食原则

UTI 患者通过饮食调整，能够健脾利湿、清热解毒、补肾利尿、降压，以达到提高机体免疫力的作用，进而预防 UTI 的发生并减少复发。

1）多喝水，多排尿，每日饮水量需达到 1000～2000ml，大量排出尿液能够冲洗泌尿道，如肾、输尿管、尿道、膀胱、肾盂等，进而抑制细菌繁殖，使肾乳头部及肾髓质高渗性降低。

2）食用各种富含维生素的新鲜蔬菜、瓜果，如胡萝卜、丝瓜、冬瓜、番茄、西葫芦、荠菜、苹果、西瓜、梨等，不仅利于尿路上皮细胞修复，还能加速炎症消除。

3）食用增强免疫力的食物，如大枣、茯苓、黄芪、桑椹、银耳、百合、芡实等。

4）UTI 有发热症状时，食用利于消化吸收的流食或半流食，烹饪方式选用汤、粥、汁、羹、饮、煲、糊等，经常变换菜品种类，增进患者食欲。

5）慎用刺激辛辣食物，如胡椒、辣椒、韭菜等，减少尿路刺激。

6）少吃富含草酸、钙盐的菠菜，防止增加尿中草酸钙盐结晶，导致结石形成。

7）忌羊肉、兔肉、狗肉等温热食物，忌烟、酒，少食煎炸、油腻食物。

8）UTI 伴水肿及肾小球肾炎者，不宜大量饮水，可服用菊花、冬瓜、芦根等清热利水的药食。

（二）根据淋证中医体质进行适当的营养支持

1. 气虚质

发病症状：小腹胀满，小便急但滴沥难下，全身乏力，气短懒言，语声低微，或有自汗，舌淡胖，边有齿痕，脉细弱。

日常调理：饮食要营养丰富，易于消化，多吃山药、鸡、鱼、蛋、奶等食品，避免过饥过劳。忌食寒凉、辛辣、油腻和饮用烈酒等刺激之品。起居有规律，保证充足睡眠；适当参加体育运动和保健活动，如气功、太极拳等，以增强体质。药食两用的山药、大枣、扁豆、薏苡仁多食有益。

2. 气滞质

发病症状：情志不畅，小腹胁肋胀痛。小便急迫疼痛，但滴沥难出。或伴情志急躁，精神抑郁等现象。舌红苔薄白或薄黄，脉弦。

日常调理：平时应调节精神情志，避免过度忧愁愤怒。饮食以清淡易消化为宜，多食纤维和维生素丰富的食物，如萝卜、芹菜、藕、茼蒿等，少食黏腻食品。积极参加体育锻炼和劳动，以使气血流通。

3. 阳虚质

发病症状：小便量少、频数，尿时涩痛，面色晦暗，畏寒肢冷，食少便溏，病情缠绵，反复难愈，舌淡苔白厚腻，脉沉细。

日常调理：饮食宜辛温助阳之品，如羊肉、狗肉、牛肉、韭菜或动物肾脏等，但发病后要减少食用，不可饮酒，忌辛辣刺激食品，忌食寒凉生冷食物。尽量避寒保暖，适当进行体育锻炼，以使阳气生发，要防止过劳伤阳。

4. 阴虚质

发病症状：小便频急、排尿疼痛艰涩、尿色黄量少，或者尿中带血，易心情急躁，手足心热，舌红少苔，脉细数。

日常调理：饮食宜清淡，忌食辛辣、煎炸、炙烤之物，多食水果、蔬菜、牛奶等制品。多食药食两用之品，如百合、藕、山药等。起居有常，避免过劳汗出。

5. 阳盛质

发病症状：小便急迫，难以排出，量少色黄，尿道涩痛，舌尖易红赤疼痛，情绪易急躁易怒，大便干结，舌红苔黄，脉数。

日常调理：饮食宜清淡，多食水果、蔬菜，忌食膏粱厚味、大辛大热之品。坚持体育锻炼和适当的情志宣泄。药食两用之清茶、天葵、车前草、淡竹叶等较适合。

6. 痰湿质

发病症状：小腹坠胀，小便淋沥难出，尿道涩痛。病情缠绵难愈，且反复发作，患者多体态偏胖，咳吐痰浊，舌苔厚腻，脉滑。

日常调理：饮食以清淡为主，少食甘甜油腻厚味之物，少饮酒，多运动。药食两用之品以茯苓、薏苡仁、陈皮、瓜蒌等为宜。

（三）UTI 的心理治疗

UTI 常常迁延不愈，反复发作，其尿频、尿急、尿痛症状反复发作，容易使患者丧失自信，意志消沉，产生焦虑、孤独、抑郁等心理障碍，因此需要医务人员对 UTI 患者进行心理疏导，鼓励患者，解除思想顾虑，尤其是反复发作并且年老体弱的患者，向患者介绍心理治疗知识，减轻心理压力，对患者进行心理护理与健康教育，使患者消除顾虑，增强信心，对生活充满希望。也应避免纵欲过劳，保持良好心态，以提高机体免疫力。

（四）运动康复

根据患者个人体质选择合适的运动康复治疗，如慢跑、竞走、游泳等，还可以练习八段锦、太极拳、五禽戏等提高机体免疫力，提高生活质量。

（五）推拿治疗

1）先用手掌按摩小腹部，以水道、气海、中极穴为主，然后用拇指揉按三阴交、肾俞穴，最后手掌按摩腰背部，以膀胱俞、气海俞为主。该推拿手法主要适用于气虚淋。

2）先使用拇指和示指提拿小腹部肌肉，然后用手掌按摩，用拇指揉按三阴交、肾俞、阳陵泉、太溪、肺俞、膀胱俞穴，最后用手掌按摩背部，以足三里、腰骶部、膀胱俞穴为主。此法主要适用于热淋。

（六）针灸治疗

针灸是中医保健最常用的一种方法，它的双向良性调节作用可以调节机体特异性和非特异性免疫功能，改善肾脏泌尿功能和微循环，从而防止 UTI，治疗可以选取大敦、行间、太冲、气海、关元、中极、太溪、昆仑、肾俞、三阴交等穴位进行针刺治疗。

参 考 文 献

安金龙，2009.滋肾通关胶囊治疗肾虚湿热淋证临床研究及作用机制探讨［D］．南京：南京中医药大学.

陈孝平，2011.外科学［M］.2 版.北京：人民卫生出版社：830-832.

牛素平，陈炜，赵磊，等，2015.危重症患者尿路感染大肠埃希菌的耐药性分析［J］.中华医院感染学杂志，25（2）：315-317.

王海燕，2008.肾脏病学［M］.3 版.北京：人民卫生出版社：1247.

颜平，2008.中医淋病文献和证治规律研究［D］.济南：山东中医药大学.

叶任高，张仕光，李惠群，等，1986.尿路感染诊断的研究［J］.中华内科杂志，25：400.

占永立，2013.非复杂性、再（复）发性尿路感染的中西医结合治疗［J］.中国社区医师，29（27）：5.

张晓蕾，2012.补肾中药联合抗生素治疗女性绝经后复发性泌尿系感染的疗效观察［J］.现代中西医结合杂志，
　　（17）：1861-1862.

ALLAN R M D, 2002. The etiology of urinary tract infection: traditional and emerging pathogens［J］.The American
　　Journal of Medicine，113（1）：14-19.

NIELUBOWICZ G R, MOBLEY H, 2010. Host-pathogen interactions in urinary tract infection［J］.Nature Reviews
　　Urology，7（8）：430-441.

SONG J，ABRAHAM S N, 2010.Innate and adaptive immune response in the urinary tract［J］.European Journal of
　　Clinical Investigation，38（2）：21-28.

STAMM W E，WAGNER K F，AMSEL R，et al，1980.Causes of the acute urethal syndrome in women［J］.N Engl
　　J Med，303（8）：409-415.

VOOIJS G P，GEURTS T，1995. Review of the endometrial safety during intravaginal treatment with estriol［J］.Eur
　　J Obstet Gy-necol Reprod Biol，62：106.

（周　旋）

第十七节　泌尿系结石

一、西医对肾结石的认识

泌尿系结石简称尿石症（urolithiasis），欧洲泌尿系结石每年的发生率为（100～400)/10万人，我国是世界上结石性疾病的三大高发国家之一，泌尿系结石发生率为1%～5%。临床中将结石部位在肾和输尿管的称为上尿路结石，结石部位在膀胱及尿道的则称为下尿路结石。其中，肾脏是泌尿系统中最易形成结石的部位，肾结石是指发生在肾盏、肾盂、肾盂与输尿管连接部的结石，以发生于肾盂肾盏内为多见。该病病因复杂，其发生与年龄、性别、职业、饮食习惯、代谢异常、用药等多方面因素有关。我国的临床治疗中通常更多的是如何除去结石，而往往忽略了结石形成的原因，但因为肾结石复发率较高，并且肾结石在疾病发展中，会出现梗阻后肾功能受损进而发展至尿毒症这样的严重并发症，危害较大，因而治疗中除了结石本身外，我们更应该多多关注影响结石形成的原因，这也是我们在后面要重点谈到的。

肾结石患者中，男性的发病率比女性高，这是因为女性尿道宽而短，不容易发生尿滞留，同时，男性的尿酸、尿钙以及草酸的排泄比女性要多，而这几种物质都是形成结石的重要成分。另外，枸橼酸易于与钙形成可溶性物质，会减少结石的形成，而女性雌激素的分泌可以使枸橼酸在尿中的排泄增多。也是因为这个原因，女性结石患者的发病有两个高峰，我们都知道，绝经后女性的雌激素分泌减少，这一方面减少了枸橼酸的排泄，另一方面也导致了因骨骼的重吸收增加而引起的尿钙的增高。

结石的形成与气候、地理环境等自然环境也有一定的关系。比如炎热的夏季，由于人体出汗较多，尿量减少，使尿中结石成分的浓度升高，当超过其溶解度时，即析出而形成结石。从这个角度，我们也就理解了为什么热带以及夏季日照时间长的国家结石的发生率要高。当然，日照时

间长，增强了体内维生素 D 的活性，使钙在肠道的吸收增加，而钙在肠道的浓度升高又影响了草酸盐的吸收，进而使尿中排出的草酸以及钙均增多，也是增加结石形成概率的原因。

二、病 因

（一）代谢异常

1. 尿液酸碱度

人体尿液的正常 pH 值为 5.0～7.0，尿液酸碱度对不同成分的结石影响不同。含有钙的结石易形成于中性的尿液中，碱性的尿液易形成感染性结石，酸性环境容易形成尿酸性成分的结石。

2. 高草酸尿症

大部分肾结石是含钙结石，而这种结石多以草酸钙的形式存在。高草酸尿症是指 24 小时尿中排泄草酸量大于 50mg。草酸富含于某些水果、蔬菜、坚果以及巧克力中，此外，前面提到的维生素 C 也可以转化形成，肝代谢亦可产生。

3. 高尿酸尿症

高尿酸尿症是指女性的 24 小时尿尿酸排泄量超出 750mg，男性超出 800mg，或者在 3 次检查中，有 2 次超过 600mg 亦可诊断。海鲜、动物内脏、鱼籽等高嘌呤饮食均可引起体内尿酸浓度升高。有研究显示，严格的无嘌呤饮食可以使血中尿酸水平减少 20%。高尿酸尿症主要由内源性嘌呤代谢紊乱引起，与多种基因异常以及代谢酶的异常有关。另外，红细胞增多症、慢性溶血性贫血、心肌梗死、过度运动、吸烟等多种因素均可增加嘌呤代谢，进而增加尿尿酸的排泄。

4. 高钙尿症

由于高钙尿症而形成结石的情况在肾结石患者中占 30%～60%，故值得重点关注。血中钙的异常增多会影响尿钙的排泄，因而针对引起血钙增多的原发性因素进行纠正，比如切除甲状旁腺腺瘤进而纠正甲状旁腺功能亢进，以达到纠正高血钙的目的。类似情况还有皮质醇增多等。另外尿中钙的排泄增多与肾小管的功能缺陷也有关。

（二）其他原因

1. 感染

除前面提到的几种成分外，还有几种特殊成分的结石，比如尿酸铵、碳酸磷灰等，均与尿路感染有一定的关系，也因此称之为感染性结石。尿路中的致病菌常常可以分泌可作用于尿素形成铵离子的酶，铵离子与镁及磷酸根作用形成磷酸铵镁，其超过溶解度析出即是结石。促使感染性结石形成的另一主要的危险因素是碱性的尿液环境，即尿中 pH≥7.2。

2. 尿路梗阻

尿液中的有形成分若不能顺畅排出，也就是尿路有梗阻，同样可以促使结石的形成。临床中常见的尿路梗阻原因有膀胱颈部狭窄、输尿管畸形、肾囊肿造成压迫等，而神经源性膀胱引起的功能性的尿路梗阻也一样可以影响尿液的顺畅排出，从而促进肾结石的形成。而尿路梗阻又可以引起尿路感染反复发作，使其缠绵难愈，而这又进一步增加了形成结石的机会。

3.药物因素

上述因素以外，药物也会影响肾结石的形成。比如，硅酸镁等可以诱发形成肾结石，而有些药物因在尿液中溶解度较低，而易于析出形成结石，氨苯蝶啶就是这种情况。

三、临 床 表 现

（一）疼痛

肾绞痛常常是肾结石患者的首发表现。患者的疼痛常为阵发性，多为剧烈疼痛，难以忍受。疼痛的性质常为痉挛性，患者在疼痛发作时，常面色苍白、全身冷汗，另外可同时伴有腹胀、恶心呕吐。在肾绞痛缓解后，患者多伴有多尿，而持续数天并伴有腰部的隐痛。

（二）血尿

血尿在肾结石患者中也较为常见。可以是肉眼血尿，也可是镜下血尿，前者更为多见，约占肾结石患者的 2/3。当肾结石在尿路中下行活动，其对尿路产生的刺激以及对尿路黏膜的损伤是患者产生血尿的原因。

（三）肾功能不全

如果尿路梗阻，进而形成肾结石，就会逐渐影响肾功能而出现肾功能不全，最终发展为肾衰竭。

四、诊　　断

（一）病史和体检

与活动有关的疼痛和血尿、典型的肾绞痛、肾结石家族史及既往史有助于诊断。询问病史时，需要询问泌尿系统疾病，是否有解剖结构的异常，并了解对结石形成构成影响的因素。体检时需要排除引起腹部疼痛的其他疾病，如急性胰腺炎、异位妊娠、胆石症等。

（二）实验室检查

尿常规检查能见到肉眼血尿或镜下血尿，伴有感染时可见到脓尿。如果考虑结石的形成与代谢相关时，需要测定血和尿的尿酸、草酸、钙、磷等成分。

（三）影像学检查

1.B超

B超检查经济，无创，操作简单，易为患者所接受，可以发现 2mm 以上的结石，临床应用中作为常规检查手段。在 B 超下，结石常显示为特殊声影。B 超可以评价肾积水引起的肾脏萎缩情况，发现泌尿系平片不能显示的小结石和透 X 线结石。对于孕妇、肾功能不全、造影剂过敏等不适宜行尿路造影的患者，B 超是必要的诊断手段。另外，临床上 B 超可作为内镜诊断及治疗中的辅助手段。

2. X 线检查

用以确定结石是否存在，结石的解剖形态，是否需要治疗以及选择合适的治疗手段。临床上，通过 X 线检查可以发现 95% 以上的结石。但结石过小或钙化程度达不到等情况下，则不显示。排尿性尿路造影用于判断是否有形成结石的尿路异常因素存在，以及是否有结石所致的肾脏结构以及肾功能的改变。CT 平扫不作为首选，可以辅助了解有无肾脏畸形，鉴别不透光的结石、肿瘤等。

3. 放射性核素肾显像

放射性核素肾显像用于判断治疗前后的肾功能情况。

4. 内镜检查

内镜检查用于上述手段确诊有困难时。

五、治　疗

（一）饮食疗法

当肾结石<0.5cm 时，部分患者可以通过调摄饮食起居而达到一定的治疗效果。患者可以大量饮水，以每日尿量达到 2000ml 以上为度，配合适当运动（如跳绳、跑步等），再辅助一些排石药物，促使结石排出。如果患者居住在炎热干燥的环境或者经常进行体育锻炼，需要饮用更多的水以保证产生足够的尿液。在饮水方面，尤其要注重夜间大量补充饮水，这是因为，常人的夜间排尿量会减少，常存在尿液浓缩、尿液滞留的问题，这也就是为什么肾结石患者常常会在夜间发作肾绞痛的原因。

在饮食对结石形成的影响上面，有一些共性的问题，我们需要知道。肾结石的发展过程以及流行病学研究均证实，其发生与生活富裕相关，也就是与高蛋白饮食有关。这是因为，摄入过多的动物蛋白会增加尿液中草酸、尿酸以及钙的排泄，同时会减少枸橼酸的排泄，并使尿的 pH 值降低，因而要减少动物蛋白的摄入。但这里需要注意的是，应当适当限制蛋白质的摄入，不能过分，因为蛋白质的每日摄入量为 20g 时，会影响儿童的发育。糖类会增加肠道内钙的吸收，进而增加草酸的吸收。纤维素的摄入可以缩短食物在肠道的停留时间，减少食物中各种不利成分的吸收。如果脂肪不能充分消化吸收，会增加草酸盐的吸收。维生素的过多摄入也会带来不利影响。以维生素 C 为例，一方面，它增加了尿中尿酸的排出，另一方面，它还是内源性草酸的重要来源。反过来，维生素 B_6 有利于结石患者，这是因为，维生素 B_6 可以促进草酸的代谢，从而减少了结石形成的不利因素。同时有研究提出减少纤维素的摄入量也会增加肾结石的发生概率，因为这会使肠道中食物停留时间延长，从而进一步增加了食物中促使结石形成的成分的吸收。饮酒后尿钙会增多，并排泄出更多的乳酸，使尿液酸化，易形成结石。影响结石形成的尿液的 pH 值也可以通过饮食进行调整，比如，肉食人群的尿液多偏酸性。再有，镁能够促使磷酸和钙的溶解。

在饮食调养方面，总的来说要注意各类成分的搭配食用，少食多餐，减少调味品以及刺激性食物的食用，减少蛋白质、脂肪、糖的食用，增加水果与蔬菜的摄入，增加粗粮与纤维素饮食，减少维生素 C 的摄入，要限制摄入钠盐。再有，可以进一步分析结石成分指导制定个体化的饮食方案，因人而异，效果更佳。

1. 尿酸结石

前面提到了，高嘌呤饮食会增加体内的尿酸，因而应当忌食动物内脏、沙丁鱼，忌饮酒，减少海鲜以及肉类的摄入，增加蔬菜水果的食用，谷类应当以细粮为主，可以适当食用鸡蛋、牛奶，还可以服用碳酸氢钠碱化尿液。

2. 草酸钙结石

首先是限盐，不能超过 5g/d。另外，我们知道，大部分肾结石是以草酸钙形式存在的，因而要减少草酸含量高的食物，如坚果、大豆制品、巧克力、茶，蔬菜如菠菜、竹笋、扁豆、芹菜、西红柿、马铃薯、青椒、芝麻、萝卜等，水果如草莓、芒果等，宜多进食柑橘，可以口服镁剂以及维生素 B 以预防结石复发。

3. 胱氨酸结石

胱氨酸的溶解度与尿 pH 值关系密切，因而多饮水，服用枸橼酸钾、碳酸氢钠等碱化尿液，是胱氨酸结石患者治疗与预防的重要环节。饮食上，还应减少瘦肉、鱼、蛋、奶等的食用，而多食柑橘以及饮用果汁则是有益的。

还要补充说明的是，很多人都知道，结石患者应当适当减少钙的摄入，但容易被忽视的是，钙的过度限制，将促进人体吸收草酸，同样不利于结石患者。

（二）药物治疗

由于结石成分复杂，对于含钙结石，目前尚无特别有效的溶石药物，现有的药物只是预防性治疗，对于非钙性结石，药物疗法既可作为预防性治疗，也可用作直接溶石治疗，其中 90%的尿酸结石可被彻底溶解，磷酸铵镁结石和胱氨酸结石只能部分溶解。

1. 高尿钙结石

吲哒帕胺（2.5～5.0mg/d）被认为是治疗特发性高尿钙相关结石的最佳药物，大剂量使用副作用较小。口服枸橼酸钾，增加尿液中枸橼酸盐的排泄，减少结晶聚集。对于难治性结石和特发性高尿钙，联合使用钙结石树脂（磷酸钠纤维素）和噻嗪类利尿药。

2. 高草酸盐结石

如前所述，增加液体摄入量，碱化尿液，治疗原发病，限制高草酸盐食物，增加摄钙量。碳酸钙（3.0～6.0g/d）可结合饮食中的草酸，枸橼酸可结合钙离子，对多数钙结石有治疗作用，枸橼酸钾（2.0～3.0g/d）碱化尿液，联合葡萄糖酸镁（0.5～1.0g/d）效果较好。维生素 B_6 替代治疗可减少内源性草酸盐的产生。

3. 高尿酸结石

治疗包括足量饮水，低嘌呤饮食，可予以别嘌醇（100mg，每日 3 次）抑制尿酸形成，补充枸橼酸钾（2.0～3.0g/d）碱化尿液（pH 值 6.5～7.0）。

4. 磷酸铵镁结石

持续或反复 UTI 可引起感染性结石，如含尿素分解酶的细菌如变形杆菌、某些克雷伯菌、沙雷菌、产气肠杆菌和大肠杆菌，能分解尿中尿素生成氨，尿 pH 值升高，促使磷酸铵镁和碳酸磷灰石处于过饱和状态。另外，感染时的脓块和坏死组织也促使结晶聚集在其表面形成结石。在一些肾结构异常的疾病如异位肾、多囊肾、马蹄肾等，可由于反复感染及尿流不畅而发生肾结石。感染尚作为其他类型肾结石的并发症，两者互相因果。根据药敏试验，选用敏感抗生素抑制细菌尿和解脲酶竞争性抑制剂乙酰氧肟酸（250mg，每日 2 次）。

5. 胱氨酸结石

此类结石治疗目的为增加尿液中胱氨酸的溶解性，每日饮水 4L 以上，低钠饮食，应用排钾性利尿剂和碱化尿液的枸橼酸钾（2.0～3.0g/d），使尿 pH 值维持在 7.4 以上。α-巯基丙烯甘氨酸或α-巯基丙酰氨基甘氨酸（MPG，硫普罗宁）的作用机制与 D-青霉胺相似，且副作用较小，有报道将此药灌注在肾结石部位，可使结石溶解，口服则可防止结石形成。这类结石体外震波碎石效果不好，因而有时需要正规手术治疗予以解决。

（三）溶石疗法

较小的肾结石可以选择药物排石。该方法适用于结石直径小于 0.6cm，表面光滑且结石以下尿路无梗阻，未引起尿路完全梗阻，停留于局部少于 2 周。另外特殊成分的结石，如尿酸结石和胱氨酸结石，推荐采用排石疗法，同时也可作为肾镜取石术（PNL）、输尿管镜碎石术（URL）、体外冲击波碎石术（ESWL）术后辅助治疗。因为尿酸和胱氨酸在碱性环境中溶解度大大提升，因而碱化尿液是该治疗的关键环节，常用碳酸氢钠和枸橼酸钾配合碱化尿液，还可以口服别嘌醇降低尿中尿酸的浓度，或者口服 D-青霉胺降低尿胱氨酸的水平，从而促使结石的排出。另外，保持尿量＞2000ml/d，配合解痉药物及适度运动，可有效促进结石排出。

（四）手术治疗

当保守治疗效果不理想时，可考虑手术治疗，目前临床多采用体外冲击波碎石术，经皮肾镜取石术，输尿管软镜、腹腔镜取石术以及开放性手术等手段，其中开放性手术仅适用于特殊病例。应当根据结石所在位置，选择损伤相对小，并发症发生率低的手段治疗。

六、中医对肾结石的认识

尽管随着医学的发展，西医开展体外碎石治疗，且外科治疗手段日益提升，但是祖国医药在肾结石的预防与治疗中仍发挥了不可替代的作用。对于结石比较小，同时不伴有严重的尿路梗阻的患者，或者年老不适宜选择手术等治疗手段的患者，中医治疗因人制宜，经过辨证施治，遣方用药，可以避免手术过程中对肾组织的损伤，促使肾积水的吸收，很好地保护肾功能，对肾功能已受损的可以一定程度上使其有所恢复，有独特的优势，为越来越多的患者所接受。

（一）辨证要点

在辨证上面，本病为本虚标实证，其病位在肾与膀胱，《诸病源候论·诸淋病候》有云："诸淋者，由肾虚而膀胱热故也。"肾主水，且肾与膀胱相表里，故而肾气虚致使膀胱气化不利，水液代谢失常，水湿内停，日久化热，煎熬津液而砂石自成。本病本虚而标实，针对湿热之标实的治疗乃临床常用之法，而在治疗过程中过用清利之法，或湿热之邪重，耗损阴阳，进一步加重肾虚。有形砂石内阻，气机不畅，血行不利，气血瘀滞。故而湿热、血瘀、肾阳不足是其基本病理因素。治疗中当辨证施治，标本兼顾。

（二）辨证分型

1. 气血瘀滞证

主症：腰痛以绞痛、刺痛或胀痛为主，痛引少腹，或有恶心、呕吐，小便不利或出现血尿，舌紫暗或有瘀点，脉弦紧。

证候分析：气滞血瘀，不通则痛，故腰痛，气滞可见胀痛，血瘀可见刺痛，砂石移位引起绞痛；血行瘀滞，气机不利，胃气上逆而恶心呕吐；气机不利，膀胱气化失常故而小便不利；砂石已成，伤及血络而出现血尿；舌质紫暗或瘀点，脉弦紧皆为气血瘀滞之外象。

治法：活血化瘀，行气止痛。

代表方：血府逐瘀汤加减。

常用药：红花、桃仁、枳壳、厚朴、当归、地龙、川芎、赤芍、三棱、莪术、牛膝、乌药、枳壳、益母草。

兼症：尿血加小蓟、三七、白茅根，尿黄量少加海金沙。

针灸：膀胱俞、中极、阴陵泉，毫针泻法，留针20min。

食疗：郁金15g，粳米50g，三七6g，煮粥。

2. 湿热内蕴证

主症：腰痛，排尿频急涩痛，或出现血尿，小腹坠胀，可伴恶心呕吐，发热，舌红苔黄腻，脉滑数。

证候分析：湿热蕴结腰府故而腰痛；湿热下注，膀胱气化失司而出现尿路刺激症状，尿频、尿急、尿痛；湿热内蕴，下焦气机不利，则小腹坠胀；热伤血络，血不循经，溢出脉外而见血尿；湿热犯胃，胃气上逆则恶心呕吐；湿热内蕴故发热；舌红苔黄腻，脉滑数均为湿热内蕴之征。

治法：清利湿热，排石通淋。

代表方：石韦散加减。

常用药：石韦、鸡内金、车前子、冬葵子、滑石、瞿麦、泽泻、王不留行、栀子、金钱草、海金沙。

兼症：疼痛严重者加用延胡索、杭白芍，发热加柴胡、蒲公英，血尿者加用白茅根、小蓟，肾积水者加用茯苓、猪苓。

针灸：京门、肾俞、膀胱俞，毫针泻法，留针20min。

食疗：冬瓜 250g，赤小豆 50g，粳米 50g，煮粥。金钱草 60g，代茶饮。

3. 肾阳虚证

主症：腰部隐隐作痛，畏寒，神疲倦怠，便溏，小便清长，尿有余沥，舌淡胖而有齿痕，脉沉弱。

证候分析：肾阳不足，不能温煦腰府故而腰痛；阳虚失于温煦则畏寒；阳气不足，心神失于充养则神疲，气虚而倦怠无力；肾阳不足，不能暖土，脾失健运则便溏；肾阳虚，气化不利则小便清长，尿有余沥；舌淡胖有齿痕，脉沉弱为肾阳虚之征。

治法：补肾助阳。

代表方：金匮肾气丸加减。

常用药：熟地黄、山茱萸、泽泻、菟丝子、山药、茯苓、牡丹皮、桂枝、附子、肉苁蓉。

兼症：自汗出者加黄芪。

针灸：中脘、天枢、足三里、脾俞、肾俞、关元，毫针补法，留针 30min。

食疗：核桃 50g，杜仲 30g，熬汤。

4. 肾阴虚证

主症：腰膝酸软，五心烦热，耳鸣，潮热盗汗，头晕，舌红少苔，脉细数。

证候分析：腰为肾之府，肾主骨生髓，肾阴不足，腰膝失养则腰膝酸软；肾开窍于耳，肾虚耳窍失养则耳鸣；肾阴虚，虚火上炎可见五心烦热，潮热盗汗；肾虚头窍失充则头晕；舌红少苔，脉细数均为肾阴不足之征。

治法：滋阴补肾。

代表方：六味地黄汤加减。

常用药：熟地黄、山茱萸、川牛膝、牡丹皮、三七粉、女贞子、桑寄生、茯苓、泽泻、益母草、制首乌。

兼症：气血虚者加黄芪、当归、党参。

（三）康复治疗

由于手术、体外碎石对小结石和泥沙样结石效果差或无效，随着现代社会很多人对提高生活质量的进一步追求，中医未病先防以及治未病的理念越发深入人心，同时随着研究的深入以及疗效的显现，很多康复治疗手段日益引起重视。

1. 耳穴压豆

耳穴压豆可以增强输尿管平滑肌的蠕动，同时可以提高 GFR，改善肾小管的分泌以及重吸收功能，并通过增加尿量促使结石排出。

取穴：肾、输尿管、膀胱、内分泌、皮质下、耳轮压痛点。肾绞痛发作加交感；继发感染加耳尖；按放射痛部位加腰、腹、尿道等穴。

耳穴压豆期间在穴位上用手指压迫刺激，每日 4～5 次。

2. 运动配合

配合适当的运动以及恰当的体位选择，可以增加小结石通过震动发生分离并排出体外的概率。具体方法如下：指导结石部位在肾上盏、肾盂的患者行原地跳跃，每次 5～10min，并保证足后跟先落地，中间间隔 1 小时，重复上述跳跃运动，每日 10 次以上，同时，需要患者在跳跃的间歇期大量饮水，促进输尿管蠕动并通过尿液的冲刷力，进一步促进结石排出。结石部位在肾中盏的患者，指导其取侧卧位，使患侧在上，轻轻敲击患侧肾区。结石部位在肾下盏的患者，指导其取头低位，并使臀部抬高。该方案的设计是根据人体的尿路走行特征及结石下行的受力特点，科学指导患者促使结石排出。

3. 拔罐

取穴为双侧三焦俞、肾俞、膀胱俞。恶心呕吐者加胃俞；伴寒战发热者加大椎。高龄体虚或疼痛日久、饮食减少、一般状态不佳者加关元。

参 考 文 献

巢元方，2016.诸病源候论［M］.北京：北京科学技术出版社：153-156.

蒋毓柏，2013.泌尿系结石微创治疗进展［J］.中国当代医药，20（6）：18-20.

张桂华，陈开平，刘福太，等，2015.耳穴埋豆预防肛门疾病术后尿潴留 200 例[J].河南中医，35（5）：1152-1153.

（栾智杰）

第十八节　多囊肾病

一、概　　述

多囊肾病（polycystic kidney disease，PKD）是一种遗传性疾病，包括常染色体显性遗传多囊肾病（autosomal dominant polycystic kidney disease，ADPKD）和常染色体隐性遗传多囊肾病（autosomal recessive polycystic kidney disease，ARPKD），其中 ADPKD 的发生率约为 1/400～1/1000，病理特征主要表现为双肾囊肿进行性增多，最终破坏肾脏的结构及功能，60 岁以上的患者有一半以上进入到终末期肾病，除累及肾脏外，还可引起肝囊肿、胰囊肿、脑动脉瘤、心瓣膜病等病变，是一种系统性疾病。ARPKD 为一种罕见病，新生儿的发生率为 1/20 000，在此不作过多赘述。

根据多囊肾病的临床表现，其可归属于中医"腰痛""虚劳""关格""水肿""积聚""癥瘕"等范畴。

本节主要介绍 ADPKD。

二、病因及发病机制

1. 病因

本病约 60% 为遗传上代的致病基因，而余下的 40% 无家族遗传史，为自身基因突变所致。目前已知的突变基因有 *PKD1* 和 *PKD2*，分别位于第 16 染色体短臂和第 4 染色体长臂，二者的蛋白表达产物分别为多囊蛋白1（polycystin 1，PC1）和多囊蛋白2（polycystin 2，PC2），PC1是一种糖蛋白，分布在细胞膜上，PC2也是一种膜蛋白，分布在细胞膜和内质网膜上。PC1为膜受体，PC2为非特异性阳离子通道，PC1激活PC2，使钙离子内流，并激活G蛋白结合部位，使信号传导至细胞核，从而维持肾小管正常形态的发生和分化。若 *PKD1* 或 *PKD2* 发生基因突变，则引起PC1或PC2结构及功能异常，导致信号传导异常，正常肾小管形态不能维持，进而发生肾囊肿。

2. 发病机制

囊肿基因在感染、毒素等环境因素的作用下，发生"二次打击"，使多囊蛋白丧失功能，细胞周期调控和细胞内代谢异常，上皮细胞增殖，形成微小息肉，阻塞肾小管腔，液体积聚。基底膜成分异常，顺应性差，易扩张形成囊肿，且新生血管增多，为增殖的细胞提供营养，囊肿进行性增大，最终导致疾病进展和肾功能丧失。

三、病　　理

双侧肾脏增大、变形，可不对称，肾脏皮质及髓质内充满大小不等的球形囊肿，小者肉眼几乎看不到，大者直径可达数厘米。肾脏体积大小与肾脏功能及并发症密切相关，一般每侧肾脏平均重0.5~1.0kg，最大者可重达4kg以上，当一侧肾脏超过500g时即可出现临床症状，超过1kg时即出现肾功能不全，当肾脏长径大于15cm时易发生血尿、高血压。显微镜下，囊与囊之间存在多少不等的正常肾脏组织，此点可与囊性发育不良相鉴别。肾盂、肾盏发育正常，但受囊肿压迫，可扩张或变形，因囊肿挤压，还可以观察到肾小球硬化、肾小管萎缩、间质纤维化及上皮增生，肾功能正常或早期肾衰竭患者，当硬化累及入球小动脉和叶间动脉时，间质有巨噬细胞和淋巴细胞等炎症细胞浸润，囊肿壁靠近髓质处通常较薄，而皮质部分的较厚，常被纤维化的结缔组织包绕。

经分析证实肾囊肿起源于肾单位或集合管的任一节段，可分为非梯度性囊肿及梯度性囊肿，非梯度性囊肿所含囊肿液成分与近端小管液相似，提示其可能起源于近端小管，梯度性囊肿所含囊液与血浆相比，钠离子及氯离子浓度较低，而钾离子、氢离子、肌酐、尿素浓度高于血浆，与远端小管液相似，囊肿分泌囊液的速度为每日0.1~1ml。

在电镜下，囊肿壁由单层上皮细胞构成，其下的基底膜厚薄不均，偶见分层，绝大多数衬里上皮细胞表现为分化不良的原始细胞形态，仅有极少部分的衬里上皮细胞具有类似正常小管上皮细胞的形态。衬里上皮细胞又分为两种类型，位于非梯度性囊肿的表面光滑，细胞边缘不清，呈扁平或低柱状，腔膜面微绒毛稀疏，线粒体和溶酶体数量较少，位于梯度性囊肿的表面呈卵石样，边界清晰，呈高柱状，微绒毛、线粒体、溶酶体均较丰富。囊肿衬里上皮细胞增生，包括息肉样增生、非息肉样增生和微腺瘤，即便增生病变及微腺瘤常见，但肾细胞癌发生率并不增加，随着上皮细胞增殖，细胞凋亡率也增加。

四、临　床　表　现

此病为全身性疾病，可累及多个脏器，临床表现包括肾脏表现、肾外表现及并发症。亦有许多患者可能终身无明显临床症状，最后通过尸检而诊断。

1. 肾脏表现

（1）结构异常

结构异常即囊肿形成，肾脏可出现多发性液性囊肿，囊肿直径从数毫米至数厘米不等，囊肿的大小、数目会随着病程的进展而逐渐增加，随着囊肿不断增多、增大，肾脏体积逐渐增大，两侧肾脏大小可不对称，肾脏的大小与肾功能成反比，在肾脏同样增大的前提下，男性较女性肾功能受损更为严重。囊液黄色澄清，创伤或合并感染时可为巧克力色。

（2）腹部肿块

当肾脏增大到一定程度，可在腹部扪及，可触及单侧或双侧增大的肾脏，触诊肾脏质地较坚实，表面可呈结节状，随呼吸移动，合并感染时可伴有压痛。

（3）疼痛

最常见的早期症状为背部或胁腹部疼痛，随着年龄及囊肿的增大发生率增加，女性更为常见，疼痛性质为钝痛、胀痛、刀割样或针刺样，可向上腹部、耻骨上放射。慢性疼痛为增大的肾脏或囊肿牵拉肾包膜和肾蒂、压迫邻近器官或间质炎症引起，急性疼痛或疼痛突然加剧提示囊肿破裂出血、结石或血块引起尿路梗阻（伴明显绞痛）或合并感染（常伴发热）。

（4）出血

可为肉眼血尿或镜下血尿，多为自发性，也可发生于创伤或剧烈运动后，一般均有自限性，发生频率随高血压程度加重、囊肿的增大而增加，与肾功能恶化速度成正比。引起血尿的原因有囊肿壁血管破裂、感染、结石、癌变等，外伤引起的囊肿破裂肾周出血较为少见，CT 有助于诊断。

（5）感染

感染包括泌尿道感染和囊肿感染，是患者发热的首要病因，主要表现为膀胱炎、肾盂肾炎、囊肿感染和肾周脓肿，女性多见，致病菌多为大肠杆菌、克雷伯菌、金黄色葡萄球菌和其他肠球菌，逆行感染为主要途径，囊肿感染和肾周脓肿可导致败血症。

（6）结石

约 1/5 的患者合并肾结石，大多数结石成分为尿酸和（或）草酸钙，尿 pH 值、枸橼酸盐浓度降低可诱发结石。

（7）蛋白尿

蛋白尿一般为持续性，男性多于女性，24 小时尿蛋白定量多小于 1g，极少数患者可见肾病范围蛋白尿，经肾活检证实可合并局灶节段性肾小球硬化、微小病变型肾病、膜性肾病等原发性肾小球病变，尿蛋白量大者较轻度蛋白尿或无蛋白尿者平均动脉压更高、肾脏体积更大、肌酐清除率更低、病程进展更快。

（8）其他尿液检查

尿液检查常见白细胞，但尿细菌培养多为阴性，60%患者尿中可出现脂质体。

（9）贫血

当患者病情未进展至终末期肾病时通常无贫血，有持续性血尿者可有轻度贫血，约有 5%的患者因缺血刺激肾间质细胞产生促红细胞生成素增加而引起红细胞增多症，即便患者进展至终末期肾病，其贫血亦较其他病因的肾衰竭患者出现的晚且程度轻。

（10）高血压

高血压是最常见的早期临床症状之一，是引起肾脏病进展和心血管事件的主要因素，血压的高低与肾脏大小、囊肿多少成正相关，且随着年龄的增大不断上升。高血压发生的机制主要包括钠潴留、肾血管张力增加、肾素-血管紧张素-醛固酮系统活性增加、心房肽升高、遗传因素。

（11）慢性肾衰竭

慢性肾衰竭是患者死亡的主要原因，一旦 GFR＜50ml/（min·1.73m^2），其下降速度约为每年 5.0～6.4 ml/（min·1.73m^2），从肾功能受损到终末期肾病的时间约为 10 年，但有较大的个体差异。早期肾功能损害表现为肾脏浓缩功能下降，并随着年龄增长逐渐下降，此被认为与肾脏结构受损有关，加之肾髓质尿素浓度梯度下降，提示肾脏分泌尿素功能下降。研究证实肾内血管和肾小球进行性硬化、间质纤维化与肾功能恶化直接相关，此病进展至终末期肾病的患者存在广泛的全球性肾小球硬化，提示肾组织缺血，有观点认为囊肿压迫、取代正常肾组织是病情进展的主要原因，但手术去除囊肿后，肾功能不能恢复，亦有观点认为高灌注、高滤过是病情进展的主要因素，但行单肾切除的患者进展至终末期肾病并未加速，故肾小球硬化机制尚不明了。

对肾衰竭进展速度起决定性作用的因素主要包括遗传性和非遗传性，如基因型、遗传方式、种族、性别、高血压、血尿、囊肿大小及数目、尿路感染、妊娠、性激素、发病时间等。具体为 *PDK1* 基因突变者较 *PDK2* 基因突变者早 10～20 年进入终末期肾病，男性患者由母亲遗传致病基因的进入终末期肾病较早，黑种人较白种人发生终末期肾病早 10 年，女性较男性肾衰竭发病时间晚 5 年。但若合并多囊肝时发病时间提前，合并高血压者较血压正常者早 19 年发生肾功能恶化，有肉眼血尿或镜下血尿病史的患者肾功能受损较重，囊肿大者较囊肿小者肾功能差，男性尿路感染与肾功能不全有关，女性则无此关联，虽目前尚无资料证实妊娠会加速病情进展，但妊娠 4 次以上且合并高血压的女性通常预后不良，睾酮可促进囊肿增大，与肾功能恶化有关，发病早者预后不良。

2. 肾外表现

可累及消化系统、心血管系统、中枢神经系统、生殖系统等，肾外病变可分为囊性和非囊性两种，囊肿多累及肝、胰腺、脾、卵巢、蛛网膜、松果体等器官，以肝囊肿发生率最高，是最常见的肾外表现，肝囊肿随着年龄的增长而逐渐增多。多次妊娠、口服避孕药或雌激素替代治疗的患者，多囊肝发生更早，但肝囊肿极少影响肝功能，亦无明显临床症状，但囊肿体积过大可引起疼痛，直接由占位效应引起的症状有呼吸困难、端坐呼吸、早期饱腹感、胃食管反流、腰痛、子宫脱垂、肝静脉流出梗阻等。若肝囊肿破裂出血可导致急性肝区疼痛、黄疸、转氨酶升高、腹腔出血、急性腹膜炎等。囊内感染和肿瘤少见，但若出现囊内感染可表现为局部疼痛、发热、白细胞增多、血沉及碱性磷酸酶升高。胰腺囊肿、脾囊肿、甲状腺囊肿、附睾囊肿等也时有发生。

非囊性病变主要有心脏瓣膜异常、结肠憩室、颅内动脉瘤等，约 26%的患者患有二尖瓣脱垂，表现为心悸和胸痛，主动脉瓣和二尖瓣出现黏液瘤性变，表明存在基质代谢紊乱，合并结肠憩室的患者发生肠穿孔的概率明显升高。在所有肾外表现中，颅动脉瘤的危害最大，是导致患者早期死亡的主要原因之一，家族史阳性的患者发生率更高，多数患者无症状，少数可出现血管痉挛性头痛，随着动脉瘤的增大，动脉瘤破裂危险增加，扩大的动脉瘤压迫局部可能造成脑神经麻痹、癫痫等。冠状动脉、腹主动脉、肾动脉和脾动脉等也可有动脉瘤发生，偶见胸主动脉瘤和颈静脉夹层。动脉瘤破裂发生率随动脉瘤增大而增加。

3. 临床表型的异质性

PDK1 基因和 *PDK2* 基因突变引起的病变在临床表现上有较大差异，其中前者更为严重。在患者死亡、进入肾衰竭、发生终末期肾病的平均年龄的对比中，*PDK1* 突变者较 *PDK2* 突变者均提前发生，此外，*PDK1* 突变者高血压、尿路感染、血尿的发生率明显高于 *PDK2* 突变者。少数 *PDK1* 及 *PDK2* 基因同时突变者较单一基因突变者的病情更重。临床表型的异质性可能是由于同一基因的不同突变，或不同基因的突变，或由多种环境因素及作用在主要致病位点上的遗传因素相互作用所致。

五、诊断及鉴别诊断

在过去，因多种因素限制，大多数患者在出现明显临床症状后才就诊，随着影像学技术的发展和分子遗传学研究的进步，对此病的诊断已达到症状前和产前诊断水平，诊断方法的进步使早诊断、早治疗、改善预后成为可能。

症状前诊断是在尚无临床表现但其直系亲属患有此病的人群中筛查，来判断其是否为患者，诊断时首选 B 超，具有灵敏度高、无创、价廉的优点。对于 *PDK2* 基因突变者在 14 岁以下时不推荐 B 超作为常规检查，而 30 岁以上者则应首选 B 超，小于 30 岁的可疑者可选用 CT、MRI，若仍不能明确诊断，可采用分子诊断。

产前诊断是在婴儿出生前运用分子诊断法确定其是否患病，从而决定其是否出生。过去需等至妊娠 10～12 周，通过羊膜穿刺取得胚胎绒毛膜细胞或取胎儿脐静脉血细胞进行诊断，而现在已经提前至胚胎植入前诊断，即从体外受精发育的胚胎中取出细胞进行基因分析，正常者植入母体子宫内继续妊娠，患病胚胎终止妊娠，对于优生优育、提高人口素质具有重大意义。

1. 诊断标准

诊断标准分为主要诊断标准和次要诊断标准，只要符合主要诊断标准和任意 1 项次要诊断标准就可诊断为 ADPKD。

（1）主要诊断标准

①肾皮质、髓质布满多个液性囊肿；②明确的 ADPKD 家族史。

（2）次要诊断标准

①多囊肝；②肾功能不全；③腹部疝；④心脏瓣膜异常；⑤胰腺囊肿；⑥颅内动脉瘤；⑦精囊囊肿。

2. 诊断方法

（1）家族史、症状和体检

多数患者可有明确的家族史，无家族遗传史者需做影像学检查和分子诊断。

（2）影像学检查

1）超声：为首选的诊断方法，具有敏感度高、无放射性、无创、经济、简便等优点，可发现直径 1.5～2mm 的微小囊肿。肾脏体积明显增大、肾内无数个大小不等的囊肿和肾实质回声增强是此病常见的 3 个主要表现。中等以下的囊肿多表现为零乱、边界不齐的液性区，囊肿出血和囊肿钙化均在超声上有相应的改变。彩超显示在各囊壁间有花色血流，分布杂乱，肾动脉血流下降与肾实质血供减少。可通过峰值血流速度、血管阻力指数和血流量等血流动力学参数来评估肾脏病变，其较 GFR 更为敏感，为监测疾病进展、预测疾病转归提供了新方法。

2）腹部平片：可见双侧肾脏增大，外缘呈分叶状、波浪状，腰大肌轮廓消失，严重者肾脏可填满整个腹腔，肾脏增大明显时可推移积气的肠道，有时可见囊壁钙化、肾结石。

3）排泄性尿路造影：双侧肾盏移位不规律、增大、延长、分开、奇异状变形，肾盂形态和轮廓可无明显改变，肾盏间的囊肿常使相邻的肾盏分开，肾盏颈部变得细长，呈现"蜘蛛样"形状。

4）逆行性肾盂造影：应用较少，当患者肾功能严重损害，行排泄性尿路造影显影不佳时，可行此项检查。因囊肿一般不与肾盂、肾盏相连，故囊肿不会直接显示，但当囊肿破入肾盏时，囊肿可显影。

5）肾动脉造影：肾内动脉受囊肿挤压可发生变形，随着肾功能恶化，肾动脉主干可变细。囊肿显影为许多大小不等的圆形或卵圆形透光区，呈蜂窝状，多为双侧受累，可程度不一。

6）CT：双侧肾脏增大，肾内充满大小不等的囊肿，多囊肾边缘清楚，囊肿间隔厚薄不等，互不相通，肾盂受压变形，同时可见其他部位伴发的囊肿，增强后囊肿间隔强化明显，若囊肿内容不均一，囊壁不规则增厚则提示囊肿伴发感染。

7）MRI：双侧增大的肾脏呈分叶状，囊肿信号可能不一致，可能是囊内出血或含有较多蛋白所致。CT 和 MRI 可检测出 0.3～0.5cm 的囊肿，但胎儿和幼儿禁忌。

（3）分子诊断

此技术已越来越广泛地被应用于症状前诊断及产前诊断，主要方法为基因连锁分析和直接突变基因检测，基因连锁分析法简便易行，但需家族中至少 2 名患者的 DNA 样本，且父母必须是杂合子。直接突变基因检测法灵敏度高，检出率达 95%以上，特异性强、成本相对较低，是近年来较为成熟、应用最普遍的分子诊断方法。

3. 鉴别诊断

（1）非遗传性肾囊肿性疾病

1）多囊性肾发育不良：是婴儿最常见的一种先天性肾囊肿性疾病，双侧受累者不能存活，故单侧受累最常见，病变一侧肾脏布满囊肿，呈葡萄串样改变，无泌尿功能，对侧肾脏无囊肿，常有代偿性肥大或因输尿管梗阻而出现肾盂积水。

2）单纯性肾囊肿：发病率随年龄增加而升高，无家族史，可单发或多发，单侧发病多见，肾脏大小正常，不伴有肾外表现，患者一般无症状，通常不需治疗。

3）获得性肾囊肿：见于长期血液透析患者，随透析时间延长发生率进行性升高，无家族史，一般无临床症状，肾脏大小可正常或缩小，需警惕并发恶性肿瘤的可能。

4）多房性囊肿：是一种罕见的单侧受累疾病，特征为囊肿被分割成多个超声可透过的房隔。在正常肾组织中存在孤立的、被分隔为多房的囊肿，有恶变可能，主要临床表现为腹部不适、腹部肿块，偶见血尿。

5）髓质海绵肾：通常非家族性发病，髓质集合管扩张形成囊肿，造影后的典型表现为肾盏前有刷状条纹或小囊肿，常见症状为反复发作性肉眼血尿或镜下血尿、尿路感染等。

（2）遗传性肾囊肿性疾病

1）常染色体隐性遗传多囊肾病：患者为纯合子，父母携带致病基因，隔代发病。一般发病较早，多见于婴幼儿，合并先天性肝纤维化，导致门脉高压、胆道发育不全等，主要表现为腹部肿块、尿路感染、尿浓缩功能下降及酸化功能减退。多数早年夭折，很少能存活至成年。

2）结节性硬化症：是一种常染色体显性遗传性神经皮肤综合征，除肝、肾囊肿外，还表现为皮肤及中枢神经系统损害，临床主要表现为面部皮脂腺瘤、癫痫发作、反应迟钝等，基因检测有助于鉴别。

3）髓质囊性病：发病率较低，为常染色体显性遗传，多成年起病，肾囊肿仅限于髓质，肾脏体积缩小，B超及CT有助于诊断。

4）Ⅰ型口-面-指综合征：为X连锁显性遗传病，男性不能存活，女性肾脏表现不易于区分，但肾外表现可供鉴别。此病患者有口腔异常表现，如舌带增宽、舌裂、腭裂、唇裂、牙齿排列紊乱；面部异常表现为鼻根增宽、鼻窦、颧骨发育不良及手指异常。

5）希佩尔-林道病：常染色体显性遗传，双肾多发囊肿，常伴有肾脏实体瘤、视神经和中枢神经肿瘤，易于鉴别，对于不伴有实体瘤的需检测突变基因进行鉴别。

六、治　疗

至今此病仍无有效干预措施和治疗药物去阻断囊肿增大或消除囊肿，治疗重点在于治疗并发症，缓解症状，保护肾功能，提高患者生活质量。

1. 一般治疗

戒烟戒酒，不吃巧克力，不喝咖啡、浓茶等含有咖啡因的饮料，体内外实验证实咖啡因可刺激囊肿增大，因咖啡因可促进囊肿内衬细胞环磷酸腺苷介导的液体分泌。避免使用非甾体抗炎药和肾毒性药物，注意休息，低蛋白饮食没有延缓肾功能恶化的作用，但病程晚期仍推荐低蛋白饮食。当囊肿较大时，应避免剧烈体力活动和腹部受创，以免囊肿破裂出血，避免腰带过紧。有巨大囊肿时，可用布兜托起，女性应控制妊娠次数，定期于医院检查。

2. 对症治疗

（1）疼痛

疼痛可分为急性疼痛和慢性疼痛，急性疼痛常由囊肿出血、感染、结石所致，应首选病因治疗，剧烈疼痛可用麻醉止痛剂，局部麻醉药与类固醇联合阻断内脏神经，能延长疼痛缓解时间。慢性疼痛多为肾脏体积增大所致的结构扭曲所致，常采取保守治疗，一些患者疼痛为一过性，可观察，若疼痛持续或较重首选非阿片类止痛药，避免长期使用止痛药和非甾体抗炎药，以防肾损害。若疼痛严重、止痛剂不能缓解且影响患者生活，可在 B 超引导下穿刺引流后注入无水酒精硬化治疗，囊肿数量较多者可考虑囊肿去顶减压术甚至肾脏切除术。

对于囊肿直径大于 5cm 者可行囊肿穿刺硬化治疗，小于 5cm 或囊肿位于肾盂旁不宜行囊肿穿刺术。囊肿去顶减压术能去除囊肿生长的内源性因素，缓解囊肿对肾组织的压迫，改善肾缺血且对肾功能无明显损害。开放手术中尽量不用电刀，防止局部高温对残存的肾组织造成损害。年龄大、血压控制不佳、伴有心脑等重要脏器损害或肾功能难以恢复者不宜手术，现多采用腹腔镜进行去顶减压术，减少了手术创伤，扩大了手术适应人群。

（2）囊肿出血和血尿

在临床表现上，若出血的囊肿不与集合系统相通，则仅表现为季肋部疼痛，无肉眼血尿；若出血的囊肿与集合系统相通，则可出现肉眼血尿。囊肿出血或肉眼血尿多为自限性，保守治疗效果较好，包括卧床休息、止痛、适当饮水，以防止血凝块阻塞输尿管。若囊肿出血破入后腹膜，引起大量出血则需住院输血治疗。保守治疗无效者经 CT 检查或血管造影后行选择性肾动脉栓塞治疗或肾切除。血透患者出现反复发作性血尿，应选用小分子肝素或无肝素透析，并考虑经导管选择性肾动脉栓塞术，但肾内感染时禁用。

（3）高血压

严格控制血压可延缓肾功能减退，降低死亡率，其降压目标值为 130/80mmHg。早期患者应限盐，保持适当体重及适量运动。当以上措施无效时需考虑药物治疗，首选 ACEI、ARB、CCB，其中前两种药物可抑制过度活跃的肾素-血管紧张素-醛固酮系统，并能降低肾小球毛细血管内压，在疾病早期疗效尤为明显。对于药物仍不能有效控制血压者，可考虑肾囊肿去顶减压术或肾脏切除术。

（4）泌尿道和囊肿感染

当出现膀胱炎和无症状性菌尿时，应及时治疗，防止病菌进一步逆行感染引起肾盂肾炎或囊肿感染。CT 或 MRI 检查可发现感染的囊肿，对于发热、季肋部疼痛、影像学提示为囊肿感染的患者，应在 B 超或 CT 引导下行囊肿穿刺术，对抽出的囊液行细菌培养和药敏试验，并根据培养结果选择抗生素。过去的抗菌治疗失败率较高，难以控制病情。近年来研究证实脂溶性抗生素可经紧密连接进入梯度性囊肿，而水溶性抗生素通过弥散途径进入非梯度性囊肿，甲氧苄啶磺胺甲噁唑和氟喹诺酮属于亲脂药物，对于梯度性囊肿和非梯度性囊肿均有较强穿透力，故为首选药物，氯霉素对于顽固性囊肿感染有效。抗生素治疗 1～2 周后仍发热，应行感染囊肿引流术。如感染反复发作，则应检查有无梗阻、肾周脓肿、结石等并发症存在，若排除并发症的存在，应延长治疗时间，有时需治疗数月来彻底根除感染。

（5）结石

可通过 CT 检查和静脉尿路造影确诊，鼓励患者多饮水，若出现临床症状可采取体外震波碎石或经皮肾切开取石术。

（6）多囊肝病

无症状者无需治疗，若囊肿导致肝脏体积过大，可引起呼吸困难、端坐呼吸、胃食管反流、子宫脱垂甚至肋骨骨折。治疗上主要是减少囊肿和减小肝脏体积，包括侵入性治疗和非侵入性措施，非侵入性措施包括戒酒、避免肝毒性药物。H_2 受体阻滞剂、生长抑素能降低胰泌素和囊肿衬里上皮细胞分泌，可适量使用。女性禁用口服避孕药，停经后禁用雌激素替代治疗，因雌激素可促进囊肿生长。当非侵入性措施无效时，可考虑侵入性治疗，如经皮肝囊肿穿刺硬化治疗、腹腔镜下去顶减压术或开放手术去顶减压术甚至肝部分切除。肝囊肿的并发症有出血、感染，极少出血囊肿破裂，若怀疑肝囊肿感染时，可在 B 超引导下行囊肿穿刺抽液，同时抗生素治疗，首选甲氧苄啶＋磺胺甲噁唑或氟喹诺酮。

（7）颅内动脉瘤

磁共振血管造影可确诊，多数患者无症状，瘤体大压迫脑神经者可引起晕厥。动脉瘤越大，破裂的危险越大。对于 18～35 岁有动脉瘤家族史的患者，应行 MRI 或血管造影。若无阳性发现，则 5 年后再复查，如有阳性结果，应再行血管造影确定动脉瘤大小。对于直径小于 5mm、无症状的动脉瘤可暂缓处理，每年随访 1 次。动脉瘤直径在 6～9mm 的，是否需手术治疗现仍有争议。直径大于 10mm 的动脉瘤需手术治疗，发现有高度手术风险或手术治疗困难者，用附着性铂螺栓血管内介入治疗。

3. 肾脏替代治疗

60 岁以上患者约有一半进入终末期肾病，男性进展速度较女性快，更早进入替代治疗。因患者贫血程度较其他病因所致者轻，故血液透析更适合，腹膜透析也可选用，但增大的肾脏使有效腹膜透析面积下降，影响腹膜透析效果。有的患者囊肿过大压迫下腔静脉，血液透析时要预防低血压的发生。肾移植也可选择，移植后肾存活率及并发症发生率与其他肾移植人群相似。但感染（尿路感染最常见）是肾移植后主要并发症之一，故移植后应对感染尤其是尿路感染仔细监测并及早治疗。肾移植前切除囊肿肾的指征包括囊肿感染、反复囊肿出血、严重高血压及巨大肾突入盆腔。

4. 探索性治疗

目前的一些新药物，如血管加压素 V_2 受体拮抗剂（托伐普坦）、mTOR 抑制剂（西罗莫司）、生长抑素类似物（奥曲肽）等，临床应用初步观察具有延缓病情进展的作用，但其远期疗效及安全性尚需观察研究。

七、中医辨证论治

多囊肾病在中医文献中无记载，但根据本病的特点，如双肾同时患结块，有腹胀、尿血等症状，其常归属于中医之"积聚""癥瘕""虚劳""关格"等范畴，婴幼儿及青壮年患此病，多为先天禀赋不足，肝肾精气造化错构偏异，为本病的基本病机。

《素问·六元正纪大论》云："大积大聚，其可犯也，衰其大半而止。"此段话对本病的治疗具有一定的启示作用，通过辨证论治对改善患者预后、延缓肾功能不全进展有积极意义，故治疗过程中应注重顾护正气，对于邪实，应根据病情不同阶段及本虚标实的具体情况，治实勿忘其虚，补虚当顾其实，掌握攻补分寸。初期腹部肿块不大，仅感觉腰酸痛，间有血尿，正气尚未大虚，治宜养血止血，行气化瘀；临床期腹部肿块渐大，腰痛重，间断血尿，邪气日盛，肾气渐亏，治宜攻补兼施，化瘀散结，滋肾平肝；晚期肿块巨大，形体消瘦，邪盛正衰，治宜扶正固本，通腑降浊为主。

（一）病因

1. 先天禀赋不足

本病多因先天不足，禀赋有异，肝肾精气造化错构偏异，以致肾气亏虚，脉络瘀阻，气血失和。肾乃先天之本，受五脏六腑之精而藏之，张景岳《类经附翼·求正录·真阴论》提出："水亏其源，则阴虚之病叠出；火衰其本，则阳虚之证叠出。"说明先天禀赋不足为发病之主要病因。

2. 情志不舒

情志不畅，急躁易怒，忧思悲伤，都可导致病情加重。

3. 过度劳伤

过度疲劳，伤及脾气，气虚不摄，或跌打损伤"肾积"之位，可导致血尿，加速病情进展，影响肾之气化。脾肾俱虚加之调养不当致浊邪内停，肾开阖失司，当泻不泻，湿浊内停，而成危重之候。

4. 饮食不节、不洁

过食膏粱厚味、辛辣温燥之品会耗伤阴津，痰湿瘀血互结，而致肝肾气化不利，加重病情。

（二）病机

1. 病位

病位主要在肾肝，常累及脾、肺等。

2. 病性

本病为以本虚为主，邪实为辅的虚实错杂之证。本病主要为先天禀赋不足，精之造化错构，肾为先天之本，藏精生精主水液，肝主疏泄，脾主运化，三脏气化功能失常，气化不畅以致水湿、痰浊、瘀血内滞，从而形成标实之证，如淫邪外侵可致湿热犯肾，加重肾与膀胱病证的进展。

3. 病机转化

本病病本在肝肾，因先天禀赋不足而致病，若误治不愈而渐进，常会累及脾脏，运化失常，三焦气化失司，气血水湿搏结，蕴结于肾体而成此病。如有外感湿热淫邪、情志不遂、饮食不节、过度劳倦、跌打损伤等，又可进一步影响脏腑气化功能，阻碍气血运行和水液输布排泄，以致形成顽疾。

（三）辨证要点

1. 家族遗传史

多数于 30～50 岁之间显现，也可发生于婴幼儿，但年幼即发病者病情多凶险。

2. 进展缓慢

本病大多数进展缓慢隐匿，特别是疾病早期阶段，可无特殊症状，随着病情的进展，脏腑功能逐渐衰减，抗病能力下降，易感外淫内侵，或饮食不节，渐致邪毒内蕴，出现一系列症状。

3. 腹部包块

随着病情的逐渐发展，腹腔可扪及积聚包块，质地坚硬，固定不移，腰困胀痛。

4. 尿液异常

可有尿血、尿浊、尿短少或清长、夜尿增多等。

5. 全身表现

全身表现有头晕目眩、耳鸣、耳聋、身体酸困、倦怠、面部及肢体轻度水肿，久之可致关格之表现。

（四）证治分型

1. 先天不足，瘀血阻滞证

主症：腰膝酸软，困倦乏力，尿赤。

次症：双胁下包块，舌质暗，苔薄白，脉沉细。

证候分析：先天禀赋不足，肝肾亏虚，肝失疏泄，气血瘀阻，伤于肾络，血溢脉外故见腰酸乏力、间断血尿，舌质暗为血瘀之象，脉沉细为肾虚之象。本证多见于 ADPKD 患者。

治法：行气化瘀，养血止血。

代表方：茜根散加减。

常用药：方中茜草根凉血止血，郁金行气化瘀，当归、红花养血活血，瓜蒌行气，蒲黄、侧柏叶、琥珀、三七止血化瘀，生地黄凉血养血。

兼症：腰膝酸软、腰痛者可加杜仲、川断、淫羊藿以补肾强腰；伴尿灼热、尿频者，加瞿麦、萹蓄、黄柏、败酱草以清热利湿；腹部有包块者，可加牡蛎、夏枯草、丹参、莪术以活血化瘀，软坚散结。

2. 肾虚肝旺，痰瘀互结证

主症：腰痛重着，腹部肿块，尿少尿闭。

次症：腹部胀，纳呆呕恶，下肢浮肿，舌质淡暗，苔黄或腻，脉弦细。

证候分析：肾气亏虚日久，肾虚肝旺，肾络痹阻日久，痰瘀结聚成块可致腹部胀、腰痛重着。因痰瘀结聚于肾故肿块不移、腰痛重着。肝阳上亢故头晕头痛，肾络痹阻，血溢于外故见间断尿血，舌脉为病在血分、瘀血内结之征象。

治法：滋阴潜阳，化瘀散结。

代表方：膈下逐瘀汤加减。

常用药：方中当归、桃仁、红花、赤芍活血化瘀，生龙骨、生牡蛎、鳖甲滋阴潜阳，陈皮、延胡索、枳壳、茯苓理气化痰。适用于本病腹部肿块明显、腰痛者。

兼症：腰痛久治不愈者，加杜仲、桑寄生、淫羊藿以补肾强筋骨；头晕头痛者加川芎、夏枯草以清热祛风止痛；伴血尿者加旱莲草、白茅根、三七粉以凉血止血。

3. 脾肾虚衰，痰浊壅盛证

主症：面色萎黄，神疲乏力，腰痛重着，纳呆呕恶，尿少尿闭，下肢浮肿。

次症：唇甲苍白，腹部胀，肿块巨大，舌质淡暗，苔黄或腻，脉沉细弦。

证候分析：此型多见于本病晚期患者。正虚邪实结聚于肾，故腹部肿块巨大、腹部胀。腰为肾之府，故腰痛重着。肾气虚衰，肾病及脾，脾运失司，湿浊内停，上逆故呕恶，肾气虚衰，气化失常，开阖失司则尿少尿闭，肾虚不能主水，脾虚不能制水，水液代谢失常，水湿内停以致下肢水肿，脾胃亏虚，气血生化乏源故见面色萎黄，舌脉为脾肾虚衰之象。

治法：温补脾肾，化瘀降浊。

代表方：大黄附子汤合温胆汤加减。

常用药：方中大黄荡涤湿浊兼化瘀，附子温阳补肾，半夏、陈皮、茯苓、枳实、竹茹健脾燥湿、和胃止呕，细辛温阳散寒，甘草、大枣调和诸药。

兼症：痰热重、心烦口苦者，加黄芩、黄连以清热解毒；腹胀痛者加白芍、桂枝以缓急止痛；气虚甚者加黄芪、党参以补中益气；肿块巨大者加鳖甲、穿山甲、莪术以软坚散结。

（五）中成药

对肾囊肿有一定的疗效，可缓解临床症状，亦可使囊肿稳定或缩小（轻者）。常用的有肾炎康复片、肾炎四味片、肾炎温阳片、肾复康胶囊、肾保康胶囊、血尿康胶囊、大黄䗪虫丸、五苓丸、鳖甲煎丸等，可通过辨证分析选用上述药物治疗。

八、康　复　治　疗

（一）起居饮食宜忌

1. 生活调摄

避免剧烈运动和重体力劳动，腰腹部防止挤压碰撞，腰带勿束之过紧，以防囊肿破裂出血；女性注意外阴卫生，预防尿路感染；有高血压者需限盐；肾功能不全者需限制蛋白质摄入量；调情志，防急躁易怒，保持心情舒畅，提高抗病能力，保护肾功能。

2. 饮食注意事项

因多囊肾病患者先天不足，故后天养护十分重要，特别要注意饮食有节，不可过食盐腥之品、勿过饥过饱、过冷过热，以免伤及脾气。肾囊肿患者宜食含优质蛋白的食物，注意维生素食物的补充，选择低脂肪、适量糖类饮食，五谷杂粮、新鲜的蔬菜和水果、牛羊猪的瘦肉、禽蛋类、牛奶、鱼虾等均可食用。

如尿酸、血压高者，应进食低嘌呤、低脂饮食，忌食动物内脏及高脂肪饮食，后期出现肾功能衰竭时要注意控制蛋白质的摄入量、油腻类食物，进食低磷食物。

忌食含盐量高的食物（包括腌制类）、辛辣刺激类食物（如辣椒、酒等）、被污染的食物（如腐烂变质、剩饭剩菜等）、烧烤类食物等。保持大便通畅，戒烟酒。

3. 预防病情恶化

（1）预防感冒

反复感冒会使肾损害加重，加速病情进展。

（2）控制饮食

合理饮食对控制病情非常重要，低盐饮食，以每日 2～3g 为宜，少食含钾、含磷高的食物，低蛋白低脂饮食，多食富含维生素与植物粗纤维的食物，保持大便通畅。

（3）预防外伤

随着囊肿不断增大，囊内压不断增高，双肾体积不断增大，腹腔内压加大，此时任何一点轻微的外伤，如碰伤、扭伤、跌伤等均会加大腹内压，或外伤外力直接对肿大的肾囊肿造成冲击，促使高内压的囊肿破裂、出血，易诱发感染。

（4）控制血压

大多数患者在肾功能受损之前即有高血压，高血压的出现会加速肾功能损害，故控制好血压对延缓肾功能恶化、防止并发症至关重要。

（二）心理治疗

因此病为终身性遗传病，伴随患者终身，故患者内心常非常痛苦，即便格外注意、家人体贴照顾再多，亦无法阻止囊肿继续增大的客观事实，故做好心理疏导十分重要，多与患者沟通，对其进行疾病知识宣教。由于本病的治疗是长期的过程，不同时期治疗有所不同，使患者了解疾病，注重精神调养，对配合治疗很有好处，也可增加患者战胜疾病的信心，必要时可给予心理治疗，对抑郁焦虑表现明显者可配合药物治疗，可用中药辨证及酌情配合抗抑郁西药治疗。

（三）饮食疗法

1. 黄芪炖羊肉

取黄芪、羊肉各 25g，姜、盐适量，将黄芪洗净切片，加水适量熬取浓汁，羊肉洗净切块，倒入黄芪汁中文火炖 2～3 小时，加盐调味即可。

2. 决明子山楂茶

决明子、生山楂各 15g，冲泡代茶饮，适用于伴有高血压者。

3. 益母草白茅根仙鹤草煲鸡汤

鸡 1 只，洗净，益母草、白茅根、仙鹤草各 10g，生姜 5g，一同放入锅内文火煲 2 小时，去药渣，食鸡饮汤，用于血尿后的调养。

4. 人参核桃饮

人参 3g 切片，核桃肉 3 个瓣成两块，放入锅中，加水适量，武火烧沸，文火熬煮 1 小时即可，可代茶饮常服，有补肾益气之功，肾衰竭患者禁用。

5. 双瓜饮

西瓜皮 100g，冬瓜皮 30g，洗净后加水 1000ml 煮沸，去渣代茶饮，每日可服 1000ml，此法具有清热利尿消肿之作用。

（四）针灸疗法

针刺：取肝俞、肾俞、京门、志室、曲池、足三里、脾俞、三焦俞、气海俞、内关、三阴交，腰痛者可加大肠俞，背痛者加阿是穴、膏肓。皮肤常规消毒，选用毫针，针刺得气后留针40min，留针期间每 5min 行针一次，按辨证选补泻法，每日 1 次，半个月为 1 个疗程，可间隔 2～3 天后继续第 2 疗程。

艾灸：一组，肝俞、肾俞、命门；二组，中脘、关元、足三里、三阴交；每天灸 1 次，两组交替施灸，每穴灸 3 壮。

（五）灌肠疗法

方药为大黄 30g、丹参 30g、蒲公英 50g、煅牡蛎 50g、刘寄奴 20g、藿香 20g，将上方用凉水浸泡 2 小时以上，煎煮 2 小时，过滤 600ml 备用，先清洁灌肠，再将上药 200ml 缓慢灌入，不宜过快，保留时间尽量要长，药液温度保持在 38℃ 左右，每日 1 次，适用于肾功能衰败、湿浊壅盛者。

（六）耳穴压豆

选取肾、肝、皮质下、交感、肾上腺，每次单侧耳穴，两耳交替。

（七）足浴疗法

方药组成为三棱、莪术、大黄、地龙、川芎、白芥子、鳖甲、桂枝各 50g，将上方凉水浸泡 2 小时以上，煎煮 2 小时，过滤后放入电控足浴盆中，加水至可淹没小腿 2/3 处，水温控制在 38～40℃，每日 1 次，每次半小时，10～15 天为 1 个疗程。

（八）穴位贴敷

方用人参、车前子、茯苓、当归、红花等量，研为细末，加入适量生理盐水制成膏状，放于贴敷胶布上，贴于肾俞、肝俞、足三里等穴位，每日换药 1 次，每次贴敷 4～6 小时。

九、预　后

影响预后的因素有多种，如基因型、性别、年龄、发病时间、高血压、血尿、蛋白尿、尿路感染、肾脏及囊肿大小、妊娠、激素等，对于其中的可变因素，我们应积极预防、治疗，同时辅以饮食、支持治疗，预防、治疗各种并发症，从而延缓病程进展，改善预后。

参 考 文 献

郭培恒，2018.中西医结合论治肾系疾病［M］.北京：人民卫生出版社：518-527.

侯建全，2009.实用泌尿外科学［M］.北京：人民卫生出版社，131-133.

胡丽萍，龚妮容，林建雄，2018.实用肾脏疾病健康管理［M］.广州：广东科技出版社：122-126.

李顺民，2019.现代肾脏病学［M］.北京：中国中医药出版社：753-768.

梁庆伟，2015.360 度家庭自疗全方案丛书：肾病［M］.北京：中国医药科技出版社：186-189.

刘伏友，孙林，2019.临床肾脏病学［M］.北京：人民卫生出版社：498-504.

王海燕，2008.肾脏病学［M］.3 版.北京：人民卫生出版社：1746-1762.

JOHN T D，2015.慢性肾病治疗手册［M］.王力，丁建东，主译.北京：人民卫生出版社：626-633.

（张雪枫　张春燕）